乳腺影像病例点评 150 例

Breast Imaging Case Review

注 意

病 例 点 评 系 列

Case Review Series

乳腺影像病例点评 150 例

Breast Imaging Case Review

主　编 Emily F. Conant

Cecilia M. Brennecke

译　者 薛利芳　张久宏

北 京 大 学 医 学 出 版 社

Peking University Medical Press

图书在版编目（CIP）数据

乳腺影像病例点评 150 例 /（美）科南特（Conant，E. F.），（美）布伦内克（Brennecke，C. M.）著：薛利芳 张久宏译.—北京：北京大学医学出版社，2008

书名原文：Breast Imaging Case Review

ISBN 978-7-81071-647-5

Ⅰ. 乳… Ⅱ. ①科… ②布… ③薛… ④张… Ⅲ. 乳房疾病—影像诊断 Ⅳ. R655.804

中国版本图书馆 CIP 数据核字（2008）第 073327 号

Breast Imaging Case Review
Emily F. Conant, Cecilia M. Brennecke.
ISBN-13: 978-0-323-01746-6
ISBN-10: 0-323-01746-0

Authorized Simplified Chinese translation from English language edition published by the Proprietor.
978-981-259-940-7
981-259-940-1

Elsevier (Singapore) Pte Ltd.
3 Killiney Road, #08-01 Winsland House I, Singapore 239519
Tel: (65) 6349-0200, Fax: (65) 6733-1817
First Published 2008
2008 年初版

乳腺影像病例点评 150 例

译　　者：薛利芳　张久宏
出版发行：北京大学医学出版社（电话：010-82802230）
地　　址：（100083）北京市海淀区学院路 38 号　北京大学医学部院内
网　　址：http://www.pumpress.com.cn
E – mail：booksale@bjmu.edu.cn
印　　刷：北京佳信达艺术印刷有限公司
经　　销：新华书店
责任编辑：李海燕　　**责任校对：**杜　悦　　**责任印制：**郭桂兰
开　　本：889mm×1194mm　1/16　**印张：**20.5　**字数：**504 千字
版　　次：2008 年 6 月第 1 版　2008 年 6 月第 1 次印刷
书　　号：ISBN 978-7-81071-647-5
定　　价：88.00 元

谨以此书献给所有给予我持续不断教诲的患者。正是因为他们，我才懂得了医疗关键之所在。

EFC

谨以此书献给 Green Spring Station 医疗小组，献给 Mark、Ben 和 Eli。正是由于他们的努力，才使此书得以面世。

CMB

译者前言

专业外语书籍中有许多极为实用、精炼、便于理解和掌握的优秀书籍，如果能把这些异域盛开的奇葩翻译过来，无异于将奇葩移植于中华医坛，将是一件多么有意义的事啊！

机缘巧合，我有幸翻译了北大医学出版社的《轻松急诊超声检查》，已于今年 4 月份出版，一经发行，便得到许多同行的赞誉。《乳腺影像病例点评 150 例》是我们翻译的第 2 本译著，经过近半年的努力，也完成了翻译工作。

本书精心遴选了 150 例病例影像，根据难易程度分为基础篇、提高篇和挑战篇三个等级，统一按影像、问题、解答、参考文献、相关参考文献和点评的编排格式，详细解析每一病例。所涵盖的各个知识点，由浅入深，为读者提供了一个分析问题和解决问题的清晰思路，是一部值得一读的好书。适合于广大从事医学影像和乳腺专科的医生及技术人员。

在整个翻译过程中，我得到了许多同行专家及友人的无私帮助。特别要感谢赵振国、韩晓东教授和我院病理科孙昆昆医师，以及我的好友王慧琴女士、阚志勇先生和我的女儿刘旭。在此，对他们给予的热诚帮助，表示衷心的感谢！

再次感谢北京大学医学出版社对我们的信任。虽尽全力，限于水平，难免疏漏，望有识者匡正。

薛利芳
北京大学人民医院

丛书前言

在教授医学生、住院医师、同事、放射科执业医师和临床医师的过程中，我发现在各种教学方法中他们更喜欢病例研讨。我希望这不是因为我的讲课水平高，而是因为在遇到困难（或其他人遇到困难）时，他们能够思路清晰，对可能遇到的问题保持更多的警觉。在我所承担的几十门继续医学教育科目中，病例研讨几乎总是最受欢迎的课程之一。

此《病例点评》系列丛书是应住院医师、同事们及放射科实习医师准备从业考试或附加资格认证（certificate of additional qualification，CAQ）考试之需而编写的。许多人提出在考试时遇到没见过的病例，就会非常焦虑。住院医师、同事们以及放射科执业医师都非常希望能够模拟考试的形式，囊括所有考试时可能遇到的病例，并且进行准确的描述。另外，书中对于某一疾病的实例描述部分，能够帮助已获得从业认证的放射科执业医师提高技能。因此，我和 Mosby 商定整套丛书都使用这种病例点评格式，相信这种格式能提高读者的理解力。把各个病例按这种格式串接起来，就不会显得零乱。读者可以在轻松的氛围中阅读这些书，可以依据自己的喜好，一次读一个病例。

根据点评的难易程度和病变的罕见程度，每卷的内容分为三篇。对于 " 基础篇 " 中的病例，放射科住院医师掌握起来可能没有太大难度。“提高篇”中的病例需要深入研究，但大多数医师应能提出可能的鉴别诊断。最后一篇是“挑战篇”。大多数放射科医师或接受培训将成为放射科医生的实习医师可能会对这些具有挑战性的病例提出鉴别诊断，但在对 Mark McGwire 的比赛中，谁也不应梦想永远会有“本垒打”。安排“挑战篇”的目的实际上就是为了吊那些人的胃口，吸引他们阅读，检测他们的才智。在每一篇中，病例的选择都是完全随机的，就像人们随时随地（在办公室或在 Louisville）可能想到的那样。

对于丛书的许多病例，我们期望的并不是作出某一种特定诊断——鉴别诊断的质量和分析鉴别诊断的内涵才最为重要。让读者掌握如何进行鉴别诊断（在问题、答案和点评部分讲述）是各卷病例点评作者想要达到的目标。阅读此系列丛书的最佳方式就是看图，提出疑似诊断，澄清疑问，然后查阅后面的答案。如果在同一页中有两个病例，那就同时分析 2 个病例。别偷看答案噢！

我和 Mosby（通过 Liz Corra 的大力支持）邀请了 THE REQUISITES——《必备》丛书（医学博士 James Thrall 编辑）的大部分作者，为他们所属的专业学科撰写《病例点评》。为了满足某些分支专业的需要，并保证各篇之间的连贯性及实用程度，有的专业可能会有多卷丛书（如超声、介入和血管放射学以及神经放射学）。同时，我们会把《必备》系列丛书中生动的笔触和强调以放射科内容为基础的风格沿用到《病例点评》系列丛书中。在很多情况下，为把新的方法和进展融入入选病例中，《必备》的作者邀请了新的合作作者。这么多作者参加编写《病例点评》系列丛书，我想这是他们致力于教育事业的具体体现。我希望《必备》的成功也会降临到《病例点评》系列丛书。就像《必备》丛书一样,《病例点评》系列丛书 涵盖每一个医学分支的精华部分，并且成功地迎合了市场的需求，我希望《病例点评》系列丛书能够成功地满足市场对实用的、备受关注的病例点评的热切渴求。

David M. Yousem，MD，MBA

序　言

乳腺影像学已从最初的乳腺静电照相或 X 线平片成像勃然兴起为多种诊断学技术，包括超声的应用、核医学、PET 成像和 MRI。现在介入技术在乳腺影像时代占主导地位，能够在病患的诊治中提供更有价值的临床信息。放射科医师希望遏制乳腺癌在世界范围内的增长趋势，故而乳腺影像领域创新技术一直极为活跃。

在选择本版作者时，妻子极为推崇 Peggy Brennecke 医生，因为他极有才能、富有同情心而又细心周到，是一位技艺精湛的乳腺影像医师，我听取了妻子的意见。我以前的一位同事——宾夕法尼亚大学的 Emily Conant 也加入进来，他有着活跃的理论实践能力、以研究为导向的思维方式和富于同情心的特质。Conant 和 Brennecke 医生精心采集了精彩的乳腺影像病例，共同打造出新一本病例点评丛书，我认为所有人都会深受教益。

这套病例点评系列丛书的基本原则是以一种具有挑战性的互动方式来解析每一专业。其中每本书均以难度分级，这样读者就能够检验自己的熟练程度，能够自我评估以指导下一步的学习。因为每个病例都截然不同，所以你可以在职业生涯每一天的任何时候随意拾起翻看。

我很荣幸地欢迎乳腺影像病例点评加入病例点评系列丛书大家族。这个大家族包括 Gautham Reddy 和 Robert Steiner 编著的心脏影像，Suresh Vedantham 和 Jennifer Gould 编著的血管和介入影像，Rob Ward 和 Hans Blickman 编著的儿科影像，Harvey A. Zeissman 和 Patrician Rehm 编著的核医学，William D. Middleton 编著的普通和血管超声，Joseph Yu 编著的肌肉骨骼影像，Al Kurtz 和 Pam Johnson 编著的妇产科影像，Brian Bowen 编著的脊柱影像，Phil Boiselle 和 Theresa McLoud 编著的胸部影像，Ron Zagoria，William Mayo-Smith 和 Glenn Tung 编著的泌尿生殖系影像，Peter Feczko 和 Robert Halpert 编著的消化道影像，Laurie Loevner 编著的大脑影像，以及 David M. Yousem 和 Ana Carolina B. S. da Motta 编著的头颈部影像。

David M. Yousem，MD，MBA

著者前言

乳腺影像是一种永无止境的挑战，也意味着永无止境的遗憾与回报。在一个人发现了早期乳腺癌，尤其是细微发现时，所产生的那种感觉交织着成就与遗憾。一方面，能够发现最早期乳腺癌是令人振奋的；而另一方面，作为病人，却要面对改变一生的诊断。

作为乳腺影像医师，还涉及对病人方方面面予以管理。他们要告知病人、检查病人、介绍下一检查步骤、取活检、做超声。他们要决定做何治疗。在每个乳腺 X 线片报告中，放射科医生都要作出诊断和治疗计划。

作为乳腺影像医师要达到很高的标准。我们不仅关注诊断成功病例，而且还追踪失误病例、假阳性病例和假阴性病例。我们要对我们自己负责，对病人负责，甚至要对联邦政府负责，以最高水准实施检查，以期在最早期发现肿瘤。

本书会引领你了解乳腺影像的方方面面，旨在以图解的方式介绍各种乳腺影像工具，并提供多种乳腺病症的处理办法。我们衷心希望你能找到对你有用的信息，最终对寻找和发现乳腺癌更加自信。

Emily F. Conant，MD
Cecilia M. Brennecke，MD

我已经认识 Dave Yousem 很久了，20 年前我们同在 Johns Hopkins 医院做住院医生。当他请我写这本书时，我拒绝了。我猜你已经看出今天谁是赢家了。这本书已经在这里了。Dave 是我认识的人当中最有能力、最富激情，也最精明强干的一个。

我每天都仰仗着 Wendie Berg 博士的专长、慷慨和友谊。我有幸与她分享这些经验。我还非常感谢 Nagi Khouri、Lisa Mullen、Bruce Copeland 和 Susan Harvey。我的研究助理 Cindy Neorr 也给予我极大的帮助。如果没有 Stephanie Jackson 领导的乳腺 X 线技术小组，还有 Green Spring 研究院 Johns Hopkins/ 美国放射协会全体人员的才干，我无法想像这本书会面世。

我的合作者——Emily Conant，是一位思维非常敏捷的乳腺方面的学术专家，是对我临床经验的绝妙补充。尤其要感谢她对细节的注重——在放射学实践和著书过程中这都是举足轻重的。同时，还要感谢 Elsevier 的 Meghan McAteer 和 Peggy Gordon。

在著书过程中，我的家庭也是首当其冲。当至少需要一位父母出现时，我丈夫 Mark Hyman 总是代替我，没有他，我根本无法写作。还有我的孩子 Ben 和 Eli，他们一直都在支持鼓励着我。无论怎样，感谢你们三个。

Cecilia M. Brennecke，MD

像我的合作者 Peggy 一样，当 Dave Yousem 问我是否有兴趣写这本书时，我说："决不。"他再次找我时我说："不，谢谢！"。大概 1 年以后，当他再次找到我时，我最后回答："也许……"。最后，我同意了。我之所以答应写这本书，主要是为了把过去类似的教学文件（就是那些杂乱无章堆在我办公室的旧胶片）转化成有数字目录的乳腺影像病例（现在这项工作依赖于计算机了）。这本书部分看来像是一种奖励。但现在看到这些病例分析完成了，对这个结果我极其满意，十分感谢 Dave 一直以来的坚持。Dave，你有一个伟大的著书团队，尤其是 Elsevier 的 Meghan McAteer 和 P.M. Gordon 研究院的 Peggy Gordon。很荣幸能与他们合作，感谢他们的辛勤工作。

Peggy Brennecke——我从你在书中的病例和点评中学到了许多。谢谢你，作为一名患者合作伙伴，你很优秀，感谢上帝，我们只相隔一站地。但愿多年以后我们还可以再来一次合作！

还要特别感谢 Rose DiCicco，你总是认真倾听然后记录下我的病例录音带的内容。你太令人惊奇了，没有你，我可能什么也做不了。再加上你总能令我在宾夕法尼亚大学实验室进行日常基础研究时保持理智，我们真是一对绝佳的搭档。

我的家庭跟这本书的出版也是密不可分的。从一开始，我的丈夫 Joh 和我的孩子们 Hannah、Alice 还有 Sam，就都对我能努力写好这本书确信无疑。在过去的 1 年中，我们分享着在厨房餐桌旁、床上、还有客厅地板上四散的胶片和写着问题的纸张。尽管如此杂乱，他们却给予了充分的理解，给了我足够的时间和空间，这让我深怀感激。我知道，此书最终的出版一定会令他们引以为傲。

回顾我短短 17 年的职业生涯，何其有幸，我拥有像 Rosalind Troupin、Igor Laufer 和 Wally Miller 这样的良师益友。在我职业生涯的早期，这 3 位杰出的放射学医师把我带入到影像学解读和教学的挑战中来。因为他们极富感染力和充满激情的教学，使得我无法想像有比放射科医师更适合我的职业。我以能接受你们的训练、能与你们共同工作和从你们那里持续不断得到灵感而引以自豪。

我必须要答谢所有那些我有幸能够给他们讲解病例的住院医师们。正是他们不停的提问和挑战，才促使我用新方法来思考和教学。Wally Miller 曾解释说："对教者最大的回报就是看到他的学生又去教授其他人"。每天我们教授这些住院医师、研究生，他们每天从我们这里学到好的和更好的经验，以期青出于蓝而胜于蓝。看到我们的学生能够乐于去传授其他人并进一步发扬光大，就是对我最大的回报。

最后，我还要感谢亲爱的父亲和母亲。在我多年的追求当中，无论是想成为滑雪者、艺术家、医生、教师、作家（?），还是成为最重要的妻子和母亲，你们都给予了一贯的支持。你们真是当代父母的楷模。但愿我能够继续享受你们给我生命所带来的这种平衡，继续发现彼此生命中的美好。

Emily F. Conant, MD

基础篇

提高篇

挑战篇

目　录

基础篇

病例 1

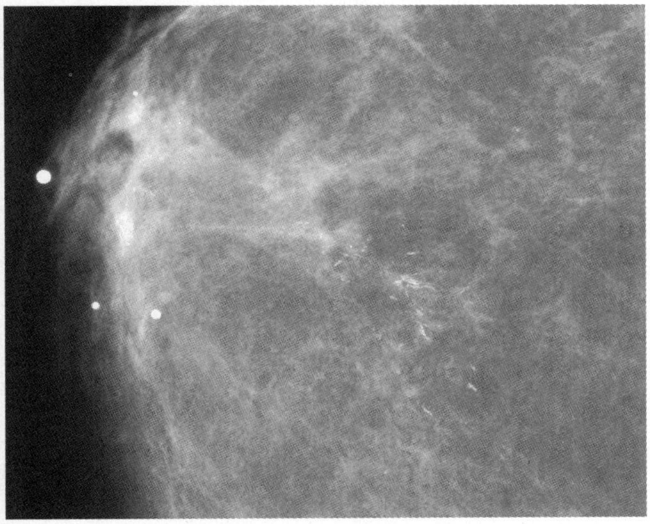

女，40 岁，基础筛查乳腺 X 线片，头尾位（CC）放大图像，显示导管内原位癌（DCIS）内有微小钙化灶。

1．筛查性人群指的是哪一部分人群？
2．诊断性人群指的是哪一部分人群？
3．何谓流行病学筛查？在这些人群中，癌的检出率约为多少？
4．何谓发病性筛查？在这些人群中，癌的检出率是多少？

病例 1

发病率和患病率

1．筛查性人群是指无乳腺癌症状和体征的人群。
2．诊断性人群是指有症状或体征的乳腺癌疑似人群，以及筛查有异常而被召回进行其他影像检查的人群。
3．患病率（流行病学）筛查是第一轮筛查，人群之前未接受过摄像检查。癌的检出率为 6‰～10‰。
4．发病率筛查是再次进行的筛查。癌的检出率较低，约为 2‰～4‰。

参考文献

Bassett LW, Jackson VP, Jahan R, Fu YS, Gold RH: *Diagnosis of Diseases of the Breast*, Philadelphia, 1997, Saunders.

相关参考文献

Ikeda, *Breast Imaging: THE REQUISITES*, p 37.

点 评

筛查性乳腺 X 线照相是指对没有乳腺癌症状或体征的人群所进行的常规影像检查。一般来说，所有 40 岁以上女性每年都要进行这种常规筛查性检查。在一些高危人群，筛查开始得更早。筛查性研究常常在乳腺中心进行。如果筛查发现有病变或可疑异常，则需改天行诊断性乳腺 X 线照相和超声检查。因此，诊断性人群是指筛查（“召回”）或乳腺检查（乳腺包块、局部增厚、乳头溢液等）有乳腺癌症状或体征的人群。诊断性研究也是在乳腺中心进行，依据患者的实际情况针对性选择适当的检查。通常，诊断性乳腺 X 线照相研究常采用非常规成像方法，例如 90° 侧位片、局部点压和 / 或局部放大成像。由在场的一名放射科医生对诊断性人群的图像进行分析。

依据被筛查人群的不同，筛查性乳腺癌的检出率亦随之不同。在从未接受过乳腺 X 线照相检查的平均危险性人群中，其平均检出率或癌的患病率约为 6‰～10‰。从未接受过筛查的人群癌的发生率要高于先前接受过常规筛查的人群。人群乳腺癌的发生率指的是每年新发现癌的数量，这些癌是以前未发现的（或至少乳腺 X 线照相检查未发现），其发生率约为 2‰～4‰。换言之，患病率是指在任何给定的时间内估计乳腺癌发生的人数。发病率指的是每年新诊断的病例数。

病例 2

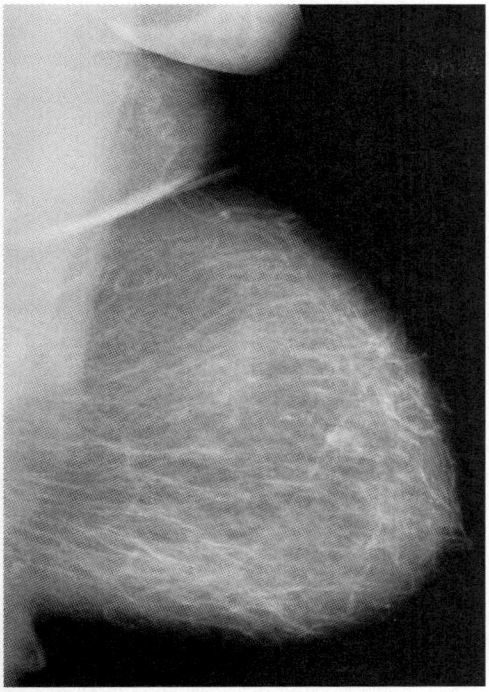

基础筛查片

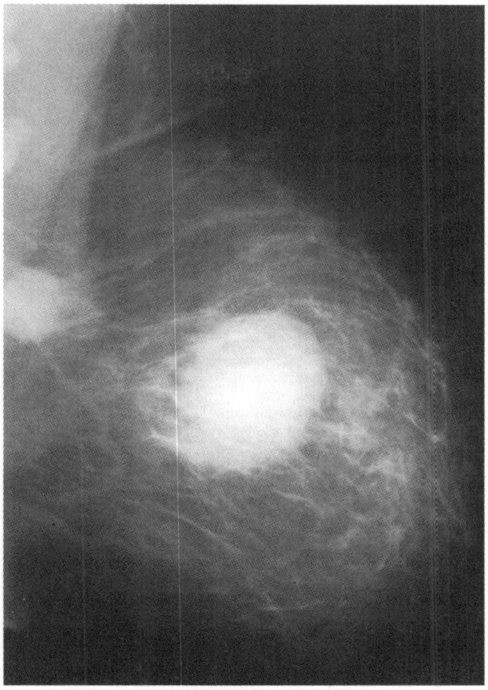

3 年后 MLO（内外侧斜位）片

1．女，43 岁，基础筛查性图像（左图）；3 年后，发现一个可触及性高密度肿瘤（右图）。该图中，乳腺癌的继发征象是什么？
2．美国癌症学会（American Cancer Society，ACS）和美国放射协会（American College of Radiology，ACR）对 40 岁以上女性的普查原则是什么？
3．根据有关报道，常规普查能使乳腺癌的死亡率降低多少？
4．在美国，女性乳腺癌的发病率是多少？

病例 2

筛查原则

1. 发现一个大的高密度肿瘤，外周水肿，皮肤增厚。在腋窝处发现多个肿大的淋巴结。
2. ACS 和 ACR 的普查原则是，建议所有 40 岁以上的女性每年进行乳腺 X 线照相检查。
3. 常规筛查可使乳腺癌的死亡率降低 20% ～40%。
4. 在女性一生中，大约每 8 位就会有一位罹患乳腺癌。

参考文献

American Cancer Society Web site: www.cancer.org.
Bassett LW, Jackson VP, Jahan R, Fu YS, Gold RH: *Diagnosis of Diseases of the Breast*, Philadelphia, 1997, Saunders.

相关参考文献

Ikeda, *Breast Imaging: THE REQUISITES*, p 1.

点 评

乳腺 X 线照相筛查的目的是在乳腺癌可触及之前或出现晚期病变相关症状之前，尽可能早地发现。早期发现，预后更佳，治疗选择也更多。在美国，每 8 名女性就有 1 名有患乳腺癌的终生危险。乳腺癌死亡的几率约为 1/33。据 ACS 估计，2004 年新诊断出 211 240 例乳腺癌，乳腺癌相关死亡有 40 410 例。乳腺癌死亡率的这一预测与前几年相比明显下降，这是缘于对乳腺癌的早期发现和更为有效的治疗方法。

用乳腺 X 线照相筛查的乳腺癌随机对照试验报道，乳腺癌患者死亡率降低了 20%～40%。1997 年，一次共识会总结了所有随机对照筛查试验的累积数据，之后 ACS 提出了关于女性普查的原则：建议从 40 岁开始，所有女性都要每年进行一次乳腺 X 线照相筛查性检查；从 20 岁开始，每个女性都应该每个月自行检查乳腺一次，每 3 年至少有一次由健康顾问做的临床乳腺检查。

病例 3

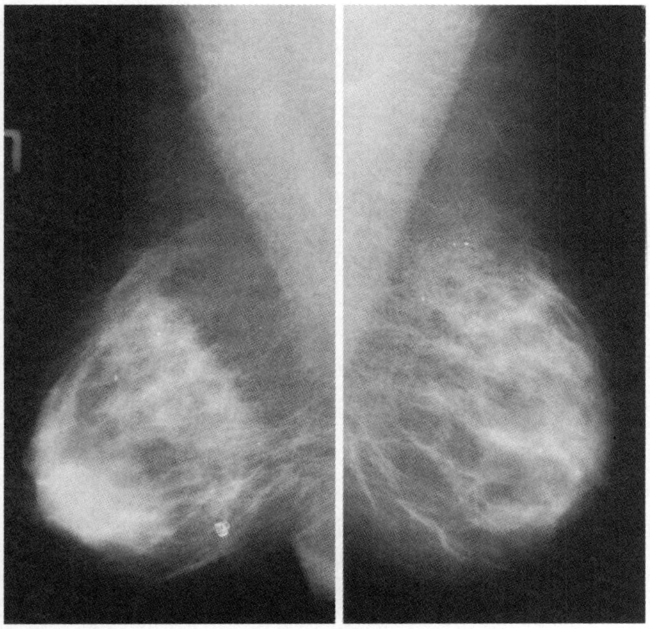

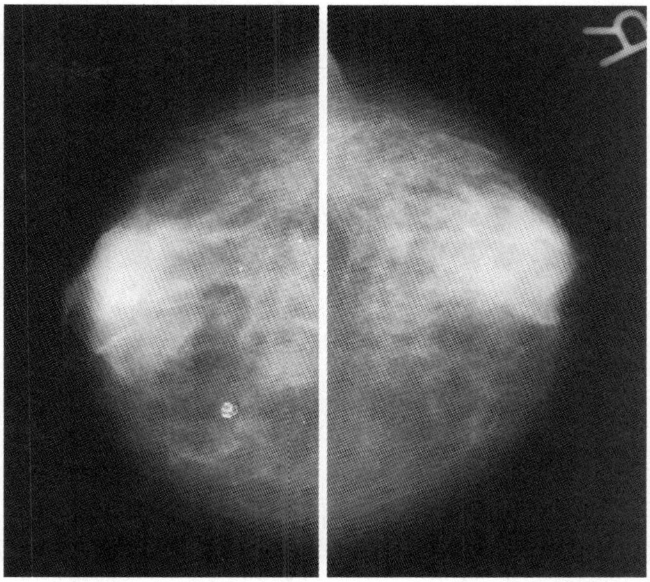

1．发生浸润性乳腺癌的危险因素是什么？
2．在乳腺癌危险因素中，雌激素起着怎样的作用？
3．有多少乳腺癌与已知的基因突变相关？
4．既往接受的乳腺穿刺活检是如何导致患者发展为浸润性乳腺癌的？

病例 3

发生浸润性乳腺癌的危险因素

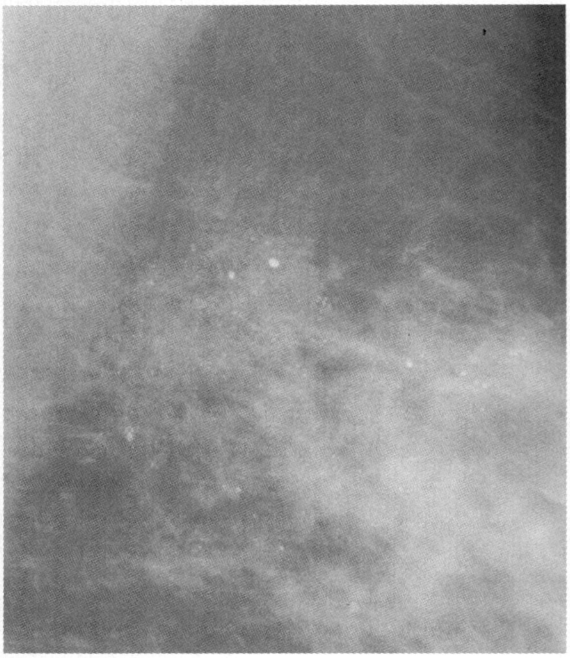

乳腺点状区域性良性钙化

1. 年龄的增加、乳腺癌既往病史或乳腺穿刺活检显示与乳腺癌高度相关的高危病灶以及初潮早、停经晚等，都会增加发生浸润性乳腺癌的危险。
2. 未对抗雌激素作用长达数年是已知增加乳腺癌危险的因素。从未怀过孕的女性和初潮早、绝经晚者，乳腺癌危险性尤其增高。
3. 诊断的乳腺癌中有不到25%缘于已知的基因突变。因此，大多数乳腺癌无已知的基因突变。
4. 既往有乳腺活检史的患者，乳腺癌危险性实际上增加了。这种危险性与乳腺活检中见到的非典型性增生的程度呈正相关。如活检中发现非典型小叶增生（atypical lobular hyperplasia，ALH）和非典型导管增生（atypical ductal hyperplasia，ADH），则危险性更高。

参考文献

Bassett LW, Jackson VP, Jahan R, Fu YS, Gold RH: *Diagnosis of Diseases of the Breast*, Philadelphia, 1997, Saunders, p 308.

相关参考文献

Ikeda, *Breast Imaging: THE REQUISITES*, p 25.

点　评

大多数诊断为乳腺癌的女性除了性别以外，没有已知的危险因素。虽然乳腺癌的发生与多种因素有关，但是仅有几个因素被认为有意义。这些因素包括年龄的增加、曾患有乳腺癌的病史和活检发现高危病灶以及各种基因突变，包括BRCA1和BRCA2。然而，有已知基因突变者仅占所诊断乳腺癌患者的一小部分（25%以下）。但在被认为是高危人群的有多发癌瘤病史的家族中，并未发现有基因突变。这或许与未被认识的许多其他遗传易感性有关。

人们还认为，延长未拮抗的内源性和外源性雌激素作用时间，也会增加患乳腺癌的危险性。例如初潮早、绝经晚、未生育和头胎高龄孕妇，以及最近长期使用激素替代疗法（hormone replacement therapy，HRT），所有这些因素都与乳腺癌的发生有关，但其确切机制还不清楚。

曾经接受过乳腺穿刺活检的女性也有助于确定其患乳腺癌的危险性，因为有相当一部分良性但非典型性病变被认为具有较高的发展为浸润性乳腺癌的危险性。特别是与导管或小叶非典型增生有关的上皮细胞类增生性变化，具有类似原位癌的组织学特征。回顾性研究表明，与曾接受过穿刺活检未发现增生性改变的女性相比，发现有非典型增生（ADH和ALH）的女性罹患乳腺癌的危险性会增加4～5倍。

病例 4

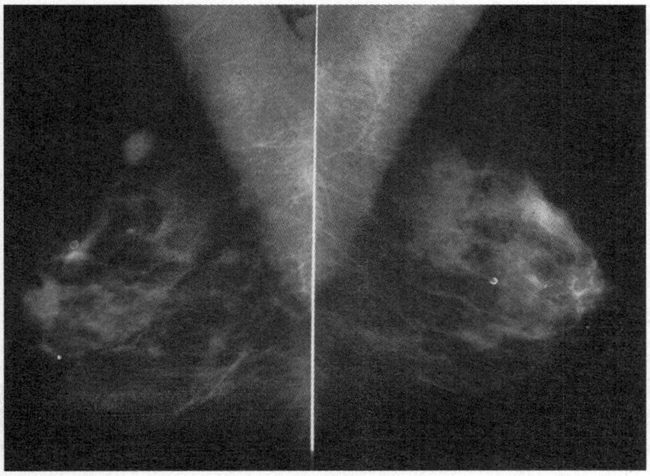
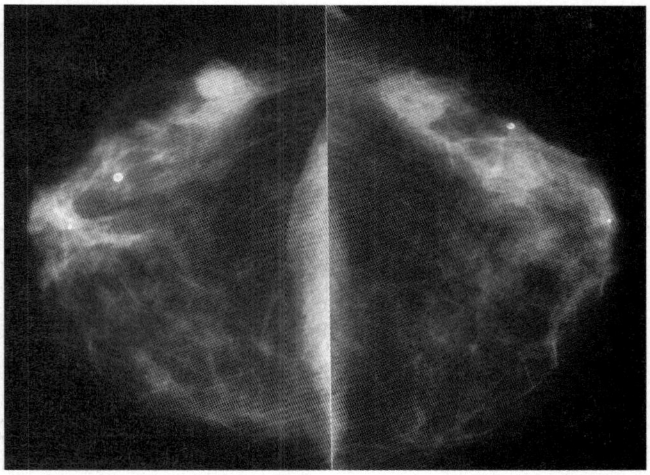

1．本例患者一年一度的乳腺 X 线片显示左乳外上方有一囊性圆形肿物。乳腺密度是多少？BI-RADS 分类是什么？
2．书写乳腺 X 线照相检查报告有标准吗？
3．检查报告标准化为什么重要？
4．管理乳腺 X 线照相的联邦法律是什么？

病例 4

乳腺 X 线照相检查报告

1. 是散在分布的纤维腺体样密度，在左乳外上象限有一个边界清晰的椭圆形坚固包块，与以往的检查比较，无变化。BI-RADS 2。
2. 是的，乳腺 X 线照相检查报告有书写标准。乳腺 X 线片报告要陈述检查的原因、乳腺内组织成分构成（或组织密度）、描述所见、与以前的检查进行比较，并用 BI-RADS 0～6 分级法概括出图像的印象诊断。
3. 检查报告标准化有利于患者和会诊医生明了你对乳腺 X 线片的正确解释，并提供固定格式的简明标准化报告。
4. MQSA——乳腺 X 线照相质量标准法令。

参考文献

American College of Radiology Breast Imaging Reporting and Data System, Reston, VA, 2003.

相关参考文献

Ikeda, *Breast Imaging: THE REQUISITES*, p 37.

点　评

乳腺 X 线照相报告应遵循一个标准化格式，包括以下内容：

1. 检查的原因——筛查（常规性）或诊断（解决问题）。
2. 乳腺的组织密度（乳腺组分构成）
   a. 几乎全是脂肪组织（腺体组织小于 25%）
   b. 散在的纤维腺体密度型（腺体组织约为 25%～50%）
   c. 不均密度型，这类密度可能会妨碍小肿瘤的发现（腺体组织约为 50%～75%）
   d. 极高密度型：乳腺 X 线照相对此型敏感性较低（腺体组织大于 75%）
3. 有意义的异常所见描述：
   a. 肿块
   b. 钙化灶
   c. 结构紊乱
4. 如有可能，请与以前的检查进行比较。
5. 印象诊断——包括 BI-RADS 分类：
   a. BI-RADS 1——阴性
   b. BI-RADS 2——良性病变
   c. BI-RADS 3——可能良性（恶性几率低于 2%）
   d. BI-RAKS 4——可疑恶性，应该考虑行穿刺活检术
   e. BI-RADS 5——高度可疑恶性，应该采取恰当的治疗措施（恶性几率高于 95%）
   f. BI-RADS 6——活检证实是乳腺癌
   g. BI-RADS 0——不确定，需要加做其他辅助性检查予以评估。

在报告的最后应该包括建议，这才是一个好的医学报告。需要说明患者是否需要在标准的时间间隔内定期再进行乳腺 X 线照相检查、短期内进行随访或进行组织活检。

筛查性乳腺 X 线照相检查结果应仅限于正常（BI-RADS 1 或 2）或不确定（BI-RADS 0），需要进一步评估。在筛查中，很少能够做出 BI-RADS 4 或 BI-RADS 5 级的诊断。在做出最后可疑性诊断结果以前，需要进行其他影像学检查以进一步评估。在全面评估之后，当确定病灶为 BI-RADS 3 级时，那么此病灶恶性几率很小（不到 2%），建议短期随访。

病例 5

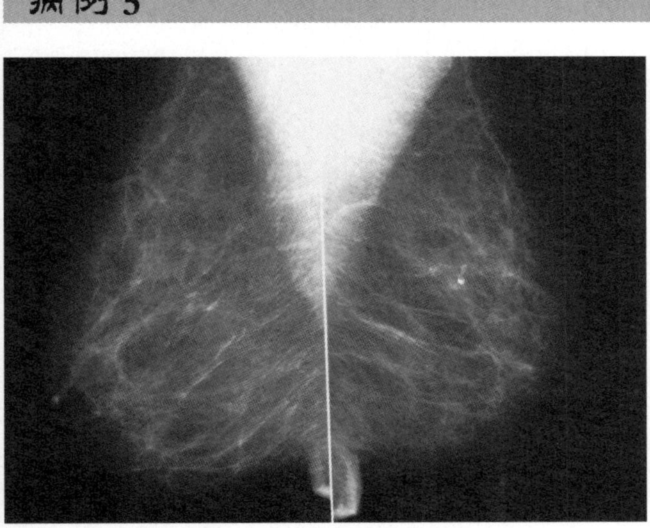

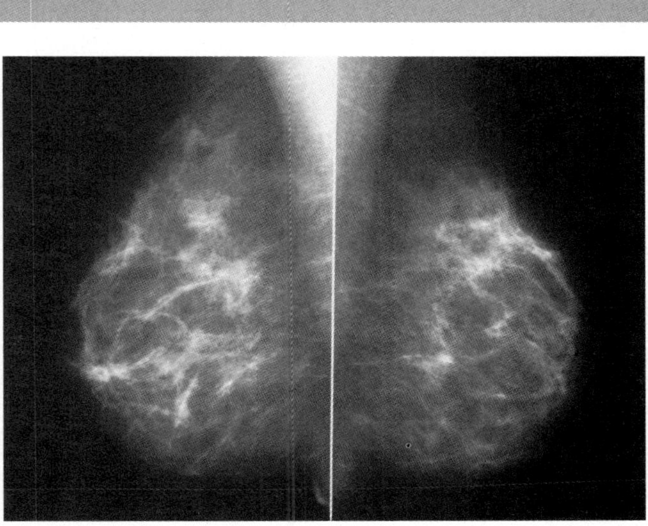

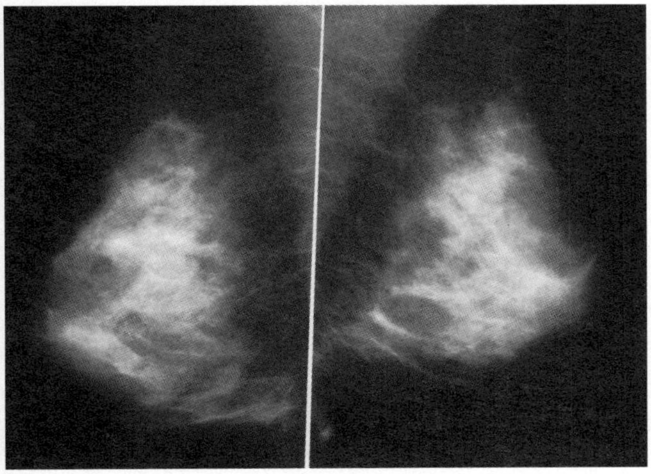

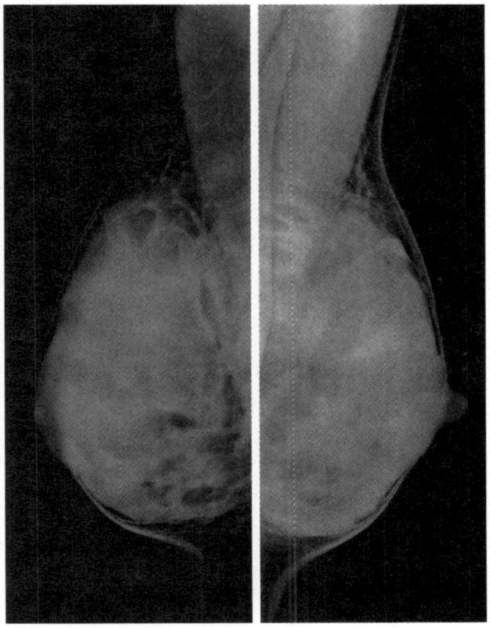

1．这 4 位患者的乳腺 X 线片有何不同？
2．在乳腺 X 线片报告中提及乳腺组织密度重要吗？
3．乳腺组织密度对乳腺癌的发现有何影响？
4．乳腺组织密度会随时间或其他因素改变吗？

病例 5

乳腺组织密度举例

1. 这 4 位患者的乳腺 X 线片均正常，但其乳腺组织密度不同。
2. 在乳腺 X 线片报告中，报告乳腺组织密度非常重要，因为在除外乳腺癌时，乳腺组织密度会有助于你的判断。
3. 是的，乳腺组织密度会影响乳腺癌的发现，因为乳腺内癌的密度比乳腺内脂肪的密度高，但类似乳腺腺体组织的密度。当乳腺组织内含有较多脂肪时，会更容易发现乳腺癌。
4. 乳腺组织密度会随着妊娠、哺乳、年龄的增加、体重的增减和疾病状况（例如感染、恶性肿瘤）等因素而改变。

参考文献

American College of Radiology: *Breast Imaging Reporting and Data System (BI-RADS)*, Reston, VA, 2003, American College of Radiology.

Kerlikowske K, Carney PA, Geller B, Mandelson MT, Taplin SH, Malvin K, Ernster V, Urban N, Cutter G, Rosenberg R, Ballard-Barbash R: Performance of screening mammography among women with and without a first-degree relative with breast cancer, *Ann Intern Med* 133:855-863, 2000.

Lautin EM, Berlin L: Writing, signing, and reading the radiology report: Who is responsible and when? *Am J Roentgenol* 177:246-248, 2001.

相关参考文献

Ikeda, *Breast Imaging: THE REQUISITES*, p 28.

点 评

诊断报告应报告乳腺的密度，因为它会告知会诊医师根据乳腺 X 线片检出乳腺癌的敏感性。在脂肪性乳腺中，黑背景的脂肪与偏白色的肿瘤形成最强烈的对比；因此，在此型乳腺中，检出癌的敏感性最高。在致密性乳腺中，背景的密度为白色，与肿瘤的密度类似，易于漏诊肿瘤。

乳腺组织密度分为如下 4 类：

1. 几乎全是脂肪组织，腺体组织不到 25%
2. 散在的纤维腺体密度型，腺体组织约为 25%～50%
3. 不均质密度型，腺体组织约为 50%～75%
4. 极高密度型，腺体组织多于 75%

通常年轻女性表现为致密性乳腺，随着年龄的增加，密度会减低。乳腺 X 线照相检查的敏感性会随着年龄的增加和乳腺密度的变化而变化。

病例 6

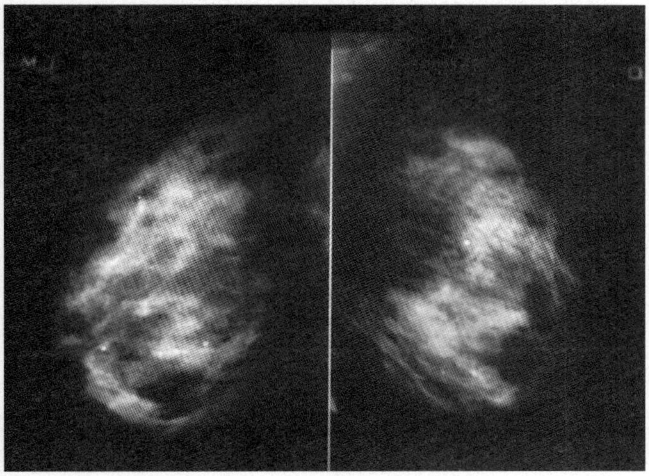

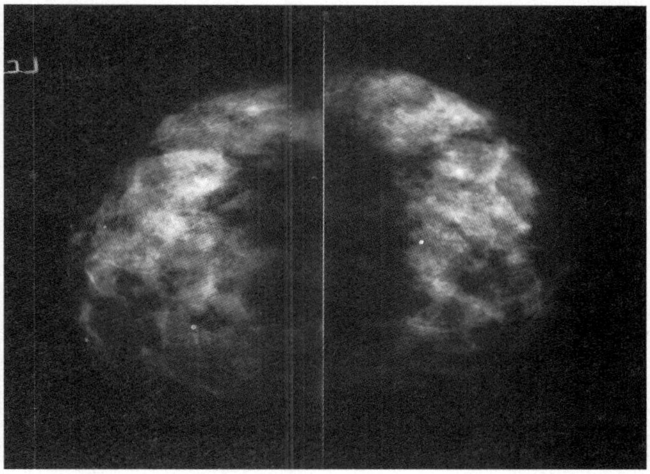

1. 女，82 岁，其乳腺 X 线片的乳腺组织密度是哪种类型？
2. 这种乳腺组织密度类型是发生乳腺癌的高危类型吗？
3. 这种乳腺组织类型常见于绝经前还是绝经后？
4. 这种乳腺密度更多见于绝经后采用激素替代治疗的女性吗？

病例 6

82 岁女性乳腺密度的病例

1. 不均质密度型乳腺，50%～75%为腺体。
2. 一些研究表明，致密性乳腺发生癌的危险性增加，是低密度性乳腺的 4～6 倍。
3. 这种乳腺密度常见于绝经前女性。
4. 是的，这种乳腺密度更多见于 HRT（激素替代疗法）女性，激素替代疗法会引起乳腺 X 线片中弥漫性密度增加。

参考文献

Harvey JA, Bovbjerg VE: Quantitative assessment of mammographic breast density: Relationship with breast cancer risk, *Radiology* 230:29-41, 2004.

Stomper PC, D'Souza DJ, DiNitto PA, Arredondo MA: Analysis of parenchymal density on mammograms in 1353 women 25-79 years old, *Am J Roentgenol* 167: 1261, 1996.

相关参考文献

Ikeda, *Breast Imaging: THE REQUISITES*, p 28.

点 评

致密性乳腺在乳腺 X 线片中很常见，这种类型的乳腺很难解释，因为乳腺的腺体组织、肿瘤或囊肿的放射性密度类似。也就是说，在致密性乳腺中，肿瘤可能会难以显示。在乳腺 X 线片中，致密性组织可能代表乳腺导管、乳腺小叶和纤维结缔组织。在致密性乳腺中，乳腺腺体组织之间脂肪组织相对较少。

几项采用乳腺密度定量测量的研究发现，乳腺密度增强提示乳腺癌危险性增加，差异比为 4.0 或更高。也就是说，致密性乳腺与低密度性乳腺相比，前者患乳腺癌的危险性是后者的 4 倍。由于伴有致密性乳腺的老年女性存在致密性乳腺和高龄 2 项危险因素，因此患乳腺癌的危险性增加。

乳腺组织随激素的变化而发生相应变化。年轻女性的雌激素水平较高，绝经后，雌激素水平下降，引起乳腺小叶萎缩。在乳腺 X 线片上表现为密度降低。约有 65%的女性在 20 岁左右时，乳腺至少有 50%为腺体样密度。到 40 岁时，有此类密度乳腺的女性大约为 50%。到 70 岁时，则降为 30%。

接受激素替代疗法的女性有高达 73%出现乳腺组织密度的增加，在治疗第一年密度增加最为明显。

本例报告的 82 岁患者未经激素替代治疗，乳腺照片与以前照片比较无变化。

病例 7

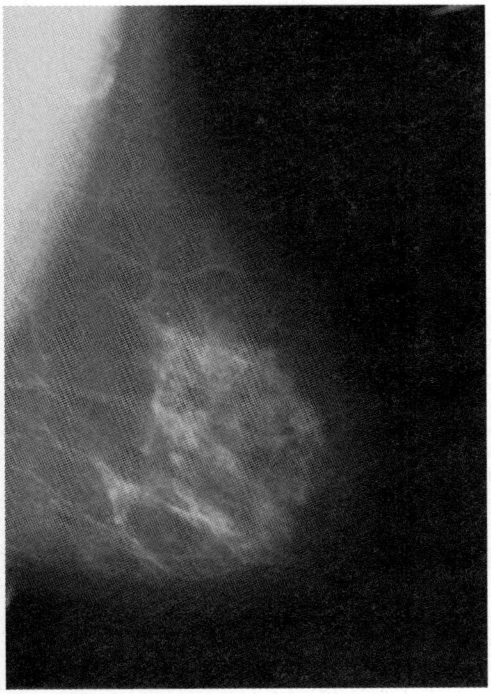

右 MLO 位基础筛查片

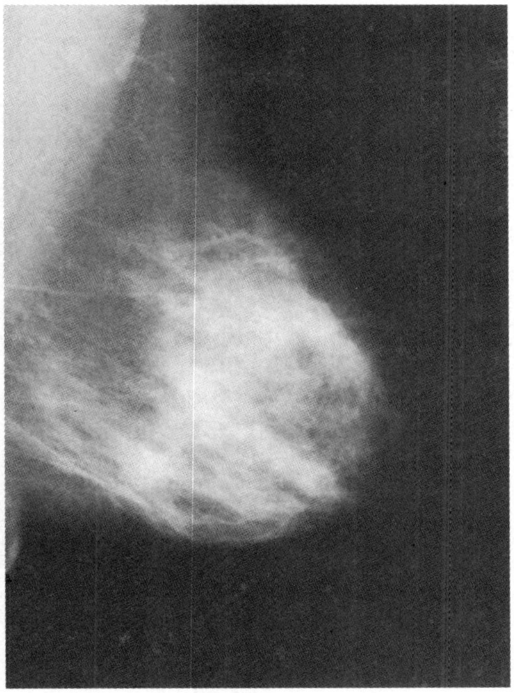

1 年后右 MLO 位片

1．双侧乳腺触痛，增大（仅显示右侧乳腺，但这种变化是双侧对称性改变）。乳腺检查时，没有发现局限性病灶。描述乳腺组织密度在不同时间内的变化。
2．应该询问患者哪些相关的临床问题？
3．该患者有做超声检查的必要吗？
4．讨论临床处理方案和适当的最终的 BI-RADS 分类。

病例 7

激素替代治疗

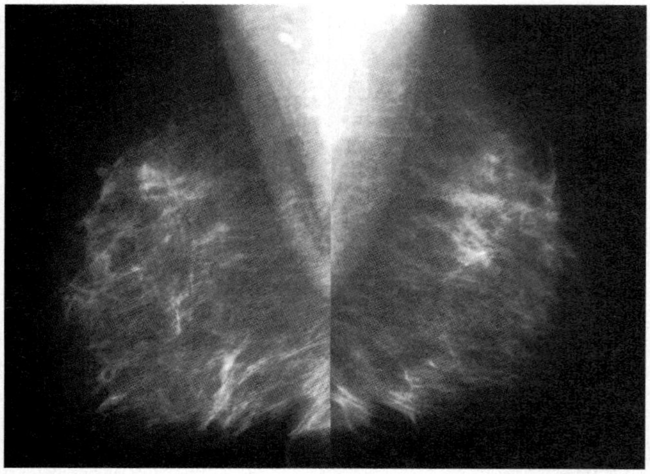

MLO 位，绝经前

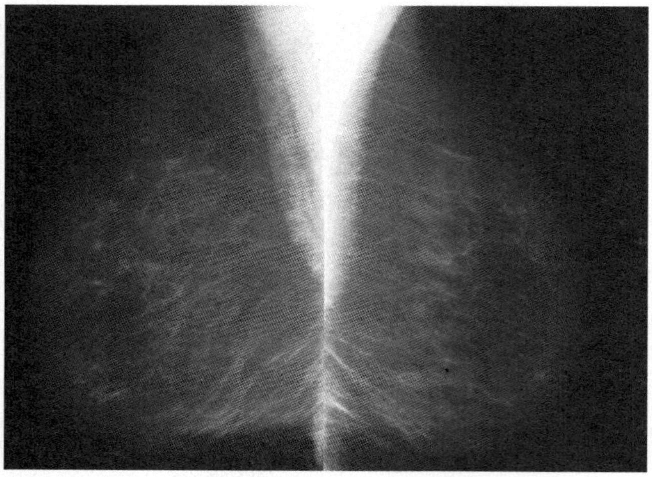

MLO 位，绝经后

1. 图像显示右侧乳腺密度增高、体积增大。以前的图像显示乳腺为散在纤维腺体密度，现在的乳腺为不均质密度型。
2. 应该询问患者是否接受了有关的外源性激素治疗。
3. 不必做超声检查，除非发现有可触及的局灶性结节。
4. 建议常规随访；BI-RADS 分类 2：良性。

参考文献

Berkowitz JE, Gatewood OM, Goldblum LE, Gayler BW: Hormonal replacement therapy: Mammographic manifestations, *Radiology* 174:199-201, 1990.

Rutter CM, Mandelson MT, Laya MB, Taplin S: Changes in breast density associated with initiation, discontinuation, and continuing use of hormone replacement therapy, *J Am Med Assoc* 285(2):171-176, 2001.

Stomper PC, Van Voorhis BJ, Ravnikar VA, Meyer JE: Mammographic changes associated with postmenopausal hormone replacement therapy: A longitudinal study, *Radiology* 174:487-490, 1990.

相关参考文献

Ikeda, *Breast Imaging: THE REQUISTIES*, p 302.

点 评

双侧乳腺密度增高。本病例现在的乳腺是不均质密度型，以前的乳腺是散在纤维腺体密度型。双侧乳腺对称性密度增加，累及乳腺的腺体组织，未累及皮肤（无水肿或皮肤增厚）。这种表现最常见的原因是接受了外源性激素治疗。本例就是如此。患者开始采用雌激素和孕激素的联合补充治疗。

通常，随着女性步入绝经期，乳腺实质会发生更年期变化。在乳腺 X 线片上，随着乳腺腺叶成分的消失，密度性区域的体积趋于减少（如本病例）。HRT 逆转了正常的更年期，在组织学上，由于 HRT 中雌激素的作用，导致乳腺组织的上皮细胞和基质成分增生。黄体酮使上皮细胞有丝分裂活动增加，小叶增生。在接受 HRT 的女性中，大约有 25%的女性可能会出现乳腺的疼痛，并且似乎是剂量依赖性的。

影像评估必须基于临床表现。当乳腺密度是双侧弥漫性增高，并能用外源性激素治疗解释时，就没有做超声检查的必要。我们在临床实践中，当患者双侧乳腺弥漫性疼痛时，通常不做超声检查。如果发现有局灶性压痛区域或有可触及的局灶性结节，就要做超声检查。在一些病例中，如本病例，没有必要终止 HRT，但要进行常规随访。偶尔，乳腺 X 线照相和临床所见可能是单侧乳腺密度增高和局灶性改变，为了除外乳腺癌的可能，对这样的病例可能需进行体检、直接超声或 MRI 检查。

病例 8

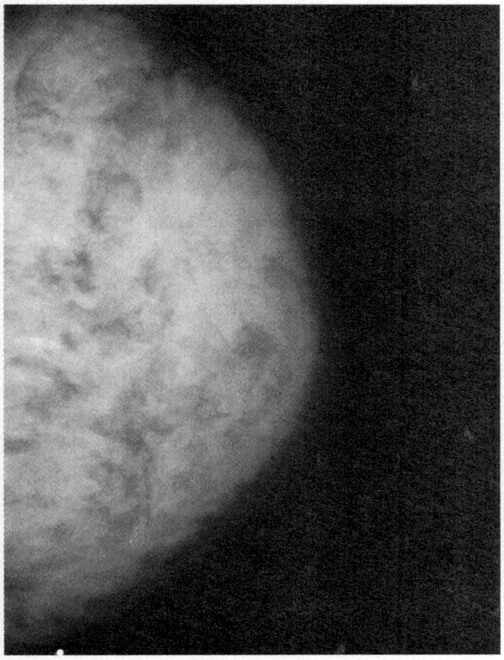

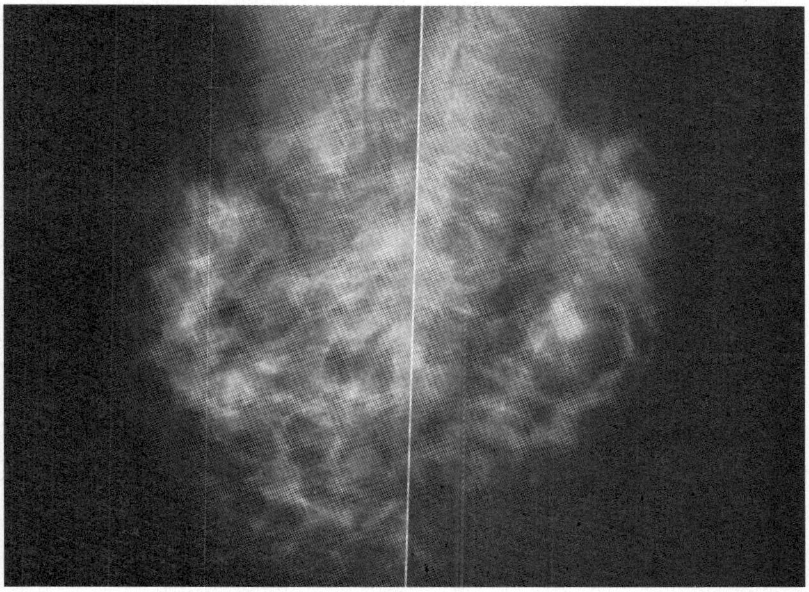

1．这是同一位患者相隔 4 年的 2 张乳腺 X 线片，描述二者的差异。
2．什么状况可以解释这种变化？
3．为什么在哺乳期不做常规筛查性乳腺 X 线照相检查？
4．该哺乳期患者有可触及性包块，是乳腺 X 线照相检查的指征吗？

病例 8

哺乳期乳腺的改变

1. 4 年前的乳腺是极致密型乳腺。4 年后的乳腺为不均质密度型。
2. 哺乳期。
3. 因为哺乳期乳腺组织密度降低了检查的敏感性。
4. 乳腺 X 线照相检查的指征就是评价乳腺的肿块。可触及性癌可表现为微小钙化灶，后者只能在乳腺 X 线片中见到，但超声检查也要做。

参考文献

Ahn BY, Kim HH, Moon WK, Pisano ED, Kim HS, Cha ES, Kim JS, Oh KK, Park SH: Pregnancy- and lactation-associated breast cancer: Mammographic and sonographic findings, *J Ultrasound Med* 22:491, 2003.

相关参考文献

Ikeda, *Breast Imaging: THE REQUISITES*, p 285.

点 评

该患者在体检中发现有可触及性包块。做聚焦性乳腺 X 线照相检查，结果显示为致密性乳腺。在这种情况下做乳腺 X 线照相检查的主要目的是检查是否有微小钙化灶的存在。对于在妊娠或哺乳期有可触及性包块的女性，理想的检查方法首选超声检查。如果超声检查正常，可以单独进行 MLO 位影像检查。这是为了除外微小钙化灶的存在。

本病例证明了在哺乳期间和哺乳后乳腺实质的显著变化。在哺乳期间，乳腺组织极致密，肿块可能显示不清，降低了检查的敏感性。

病例 9

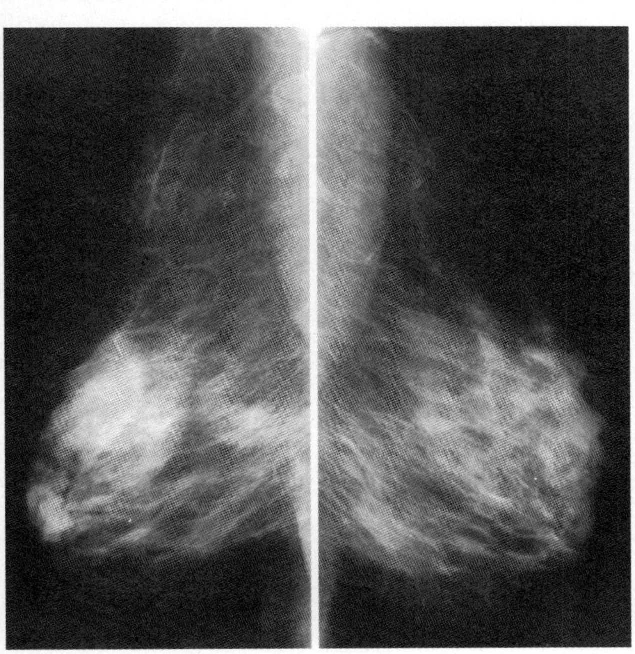

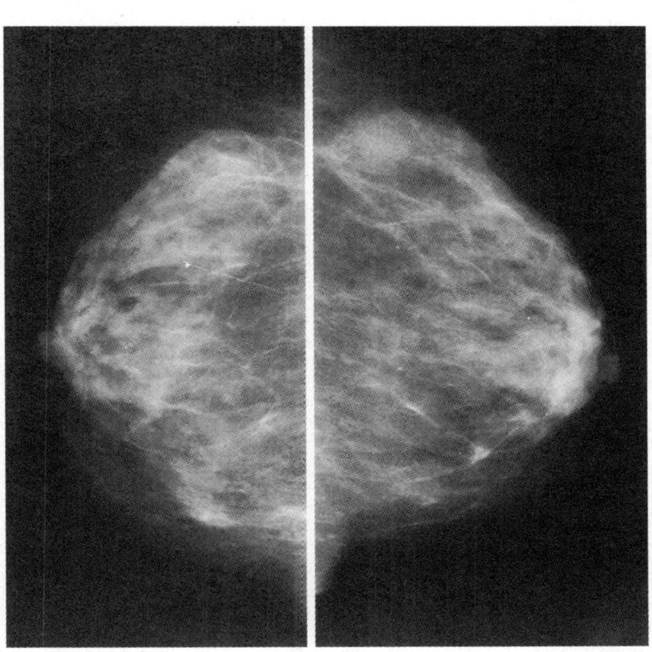

1．这幅基础筛查性乳腺 X 线片位置不太理想。就投照位置而言，应受到批评。
2．头尾位投照体位不佳。
3．乳头到胸大肌的连线是什么?
4．BI-RADS 分类和建议是什么?

病例 9

位置不良会漏诊乳腺癌

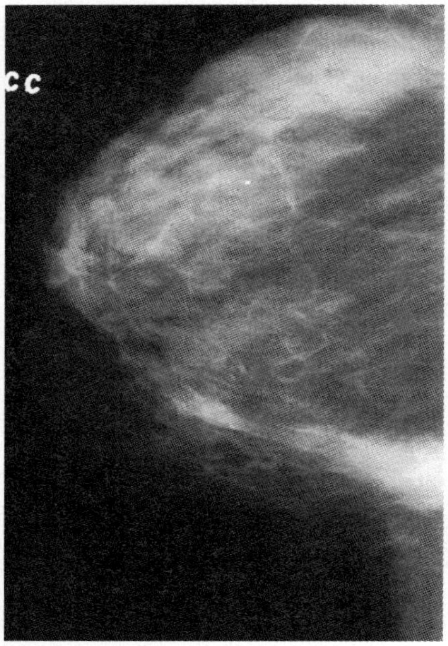

CC 位

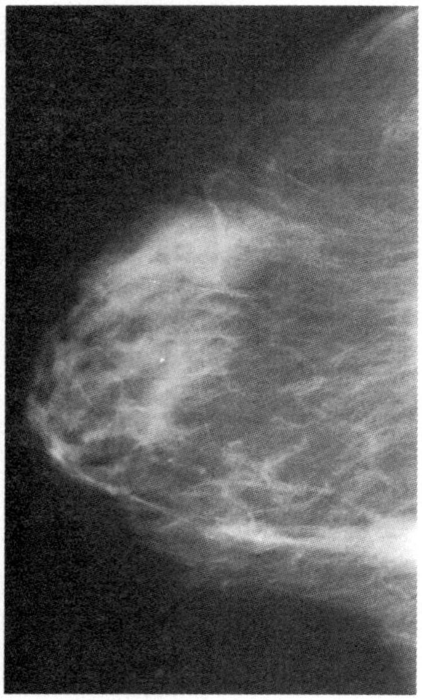

ML（内外侧）位

1. 在 MLO 图像中，乳腺下垂，胸大肌和后面的乳腺部分显示不清。
2. CC 图太短小，特别是左侧 CC 图。
3. 在 MLO 图像中，乳头到胸大肌的连线（NPL）是从乳头到胸大肌边缘的连线，垂直于胸肌的轴线。测量 MLO 图像中的 NPL 长度，与 CC 图像（头尾位图像）中乳头到胶片边缘的长度进行比较。CC 图像中 NPL 的长度（或乳腺组织在 CC 图像中的深度）应该不小于 MLO 图像中 NPL 长度 1cm。本病例，与 MLO 位 NPL 长度比较，CC 位 NPL 太短。
4. BI-RADS 分类为 0 级，不完全性，因技术原因需要召回患者重照。患者无需支付再次检查的费用。

参考文献

Eklund GW, Cardenosa G: The art of mammographic positioning, *Radiol Clin North Am* 30(1):21-53, 1992.

Majid AS, Shaw de Paredes E, Doherty RD, Sharma NR, Salvador X: Missed breast carcinoma: Pitfalls and pearls, *RadioGraphics* 23:881-895, 2003.

相关参考文献

Ikeda, *Breast Imaging: THE REQUISITES*, p 6.

点　评

通过放射科技术人员的努力和患者的配合，才能达到体位适当。本病例，在 MLO 图像上，乳腺下垂，后面的乳腺组织显示不清，而且，由于乳腺的下垂，在 MLO 图像中看不到乳头水平处胸大肌的延伸。理想图像应该是胸大肌朝乳头方向凸起，在 MLO 图像上显示乳腺向上、向外被牵拉。很明显，大量乳腺组织在 MLO 图像中未很好显示。此外，CC 图像（头尾位图像）中乳头到胸大肌的距离比 MLO 图像中乳头到胸大肌的距离短。在聚焦性内侧斜位图像上看到的乳腺组织明显比 CC 图像上多；MLO 图像上乳头到胸大肌的距离和 CC 图像上乳头到胶片后边缘的距离相差 3cm 多。

召回患者，重新拍摄乳腺 X 线片。由于图像的改善，显示在左乳内侧有一个 2cm 大小的肿瘤。假如最初放射科医生能够拍到次理想图像，这样大的肿瘤也不会漏掉。虽然不可能所有患者都能获得质量极佳的图像，但保持一个图像具有可重复性和可诊断性的基本标准非常重要。

病例 10

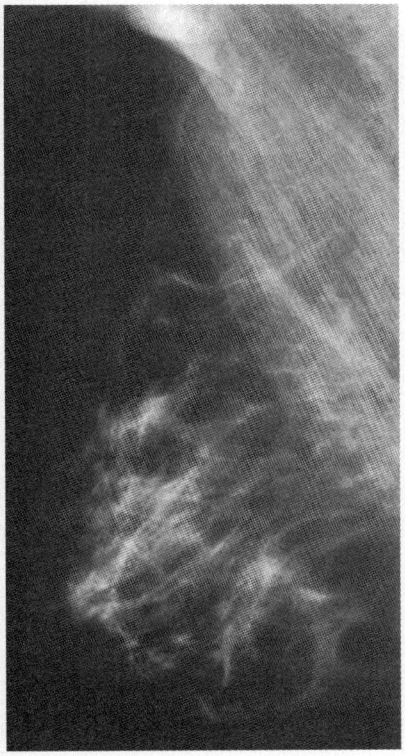

MLO 位第一次片

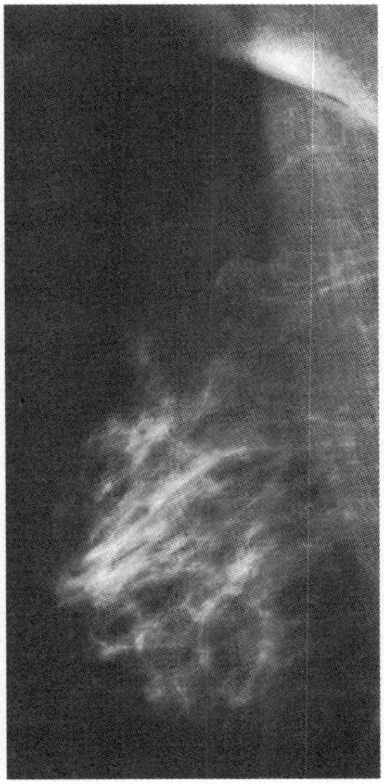

MLO 位第二次片

1. 左侧 MLO 图像没有发现乳腺下方的钙化灶。右侧是重复再次拍摄的图像，请描述图中所见。
2. 为什么在左侧的第一次 MLO 图像上未显示出钙化灶？
3. 运动失真最可能发生于什么部位？本幅图像的运动失真发生于哪？
4. 运动失真的原因是什么？

病例 10

在 MLO 上的运动－钙化灶

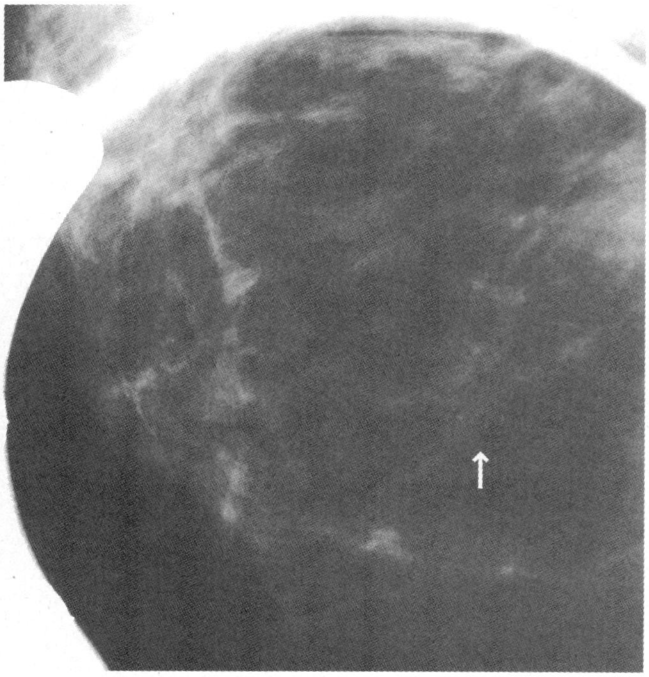

MLO 位运动失真，钙化灶

1. 可见一簇线样分布的不均质钙化灶。
2. 因为存在运动失真。
3. 运动失真最常发生于 MLO 图上的乳腺下方。
4. 曝光时间过长、不恰当的挤压和患者本身的运动。

参考文献

Bassett LW: Clinical image evaluation, *Radiol Clin North Am* 33(6):1027-1039, 1995.

Eklund GW, Cardenosa G: The art of mammographic positioning, *Radiol Clin North Am* 30(1):21-53, 1992.

Majid AS, Shaw de Paredes E, Doherty RD, Sharma NR, Salvador X: Missed breast carcinoma: Pitfalls and pearls, *RadioGraphics* 23:881-895, 2003.

相关参考文献

Ikeda, *Breast Imaging: THE REQUISITES*, p 6.

点　评

本病例最初的 MLO 图像上显示乳腺下方有运动失真。再次重复摄像，在乳腺下方显示有不均质钙化灶。穿刺活检证实为原位导管癌（ductal carcinoma in situ，DCIS）。运动失真可由位置不良和加压不足引起。这种类型的运动失真常发生于 MLO 图像上乳腺下方。本病例的运动失真是缘于乳腺下方的乳腺组织挤压不当，造成乳腺下方乳腺组织交叠和下垂。乳腺下皱襞没有打开，乳腺没有被向上向外牵拉。适当的加压会减少乳腺组织的厚度，降低投照剂量，从而减少散射线，改善对比度。适当地加压也会使乳腺固定不动，降低运动失真的可能。本病例，如果没有再次拍摄 MLO 位的话，DCIS 的钙化灶就有可能被放射科医生漏掉。

病例 11

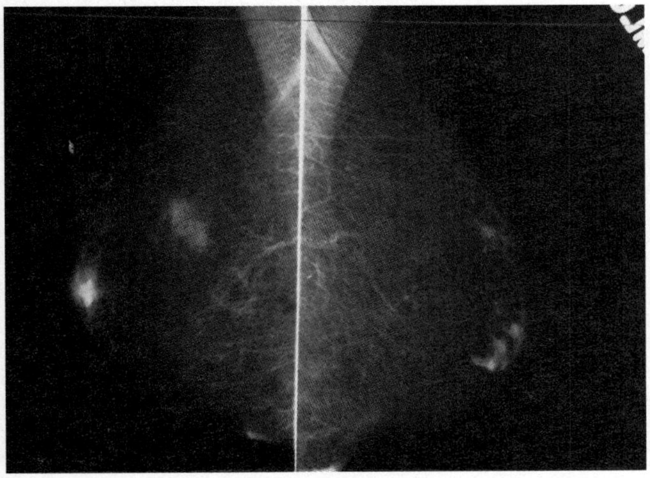

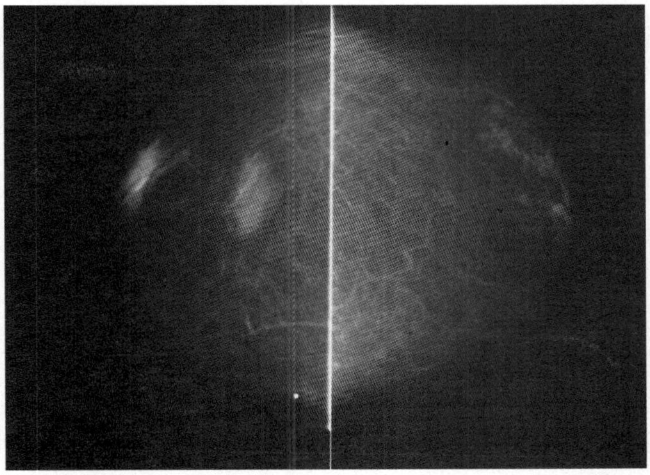

1. 常规乳腺 X 线片显示，左侧乳腺非对称性致密区多年来一直都很稳定。左侧乳腺 CC 图上的 BB 标记代表胎记。这个标记在 MLO 图中没有被显示，这表示什么?
2. 为什么要将 BB 标记放在胎记上?
3. 乳腺癌只在 CC 图上可见，而不见于 MLO 图，有发生这种现象的可能吗?
4. 患者体位的摆放由放射科医生负责还是由技术员负责?

病例 11

定位——胎记

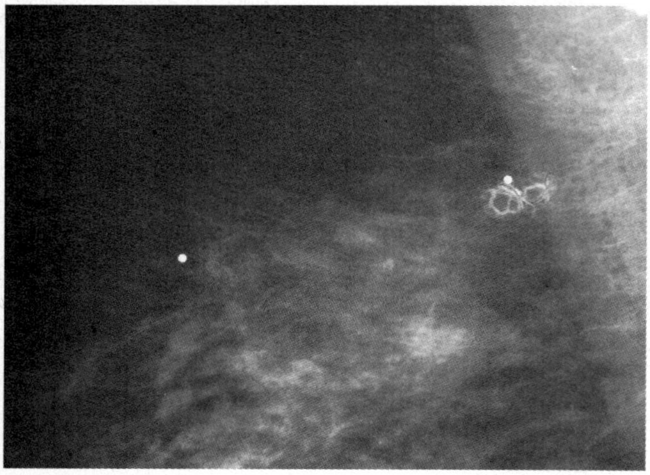

用标记物定位胎记

1. MLO 标准图像可能会漏掉乳腺内侧的结构，胎记恰好位于左侧乳腺内侧。
2. 标记胎记的是为了防止与乳腺肿块相混淆。
3. 是的，癌可能只在 CC 图中见到，因为 MLO 图不包括乳腺内侧。
4. 放射科医生有要求优质图像质量的绝对权力。如果技术员不能适当地摆放患者体位，则需接受更多培训。

参考文献

Eklund GW, Cardenosa G: The art of mammographic positioning, *Radiol Clin North Am* 30(1):21-53, 1992.

相关参考文献

Ikeda, *Breast Imaging: THE REQUISITES*, p 26.

点　评

MLO 图（非正中矢状位或 ML 图）可以更好地显示乳腺的外上象限，故而被认为是乳腺的标准图像。女性乳腺的大多数腺体组织位于乳腺的外上方，是乳腺癌的好发部位。然而，癌可以发生于乳腺的任何部位，乳腺内侧的肿块也并不少见。

MLO 图可能会漏掉乳腺内侧一些区域，为了弥补这种不足，CC 图应尽可能多地包括乳腺内侧组织（不从内侧旋转乳头）。外侧以远的乳腺组织不可能完全包括在 CC 图中，为了更完全地显示该部位的乳腺组织，需要加做放大的 CC 图。

病例 12

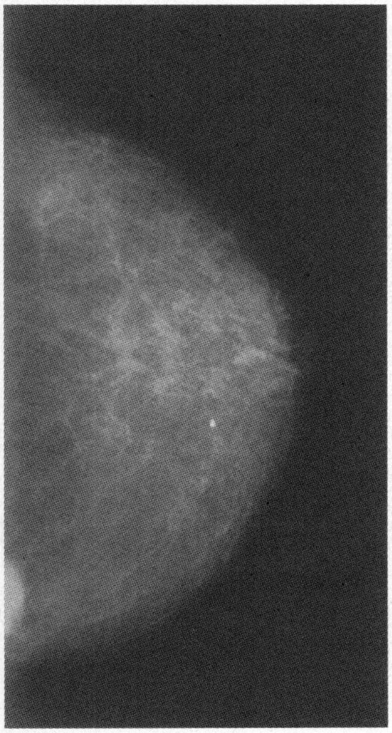

CC 位

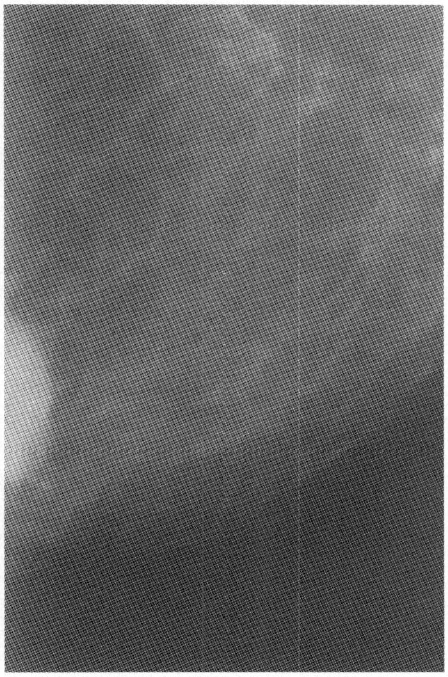

放大 CC 位

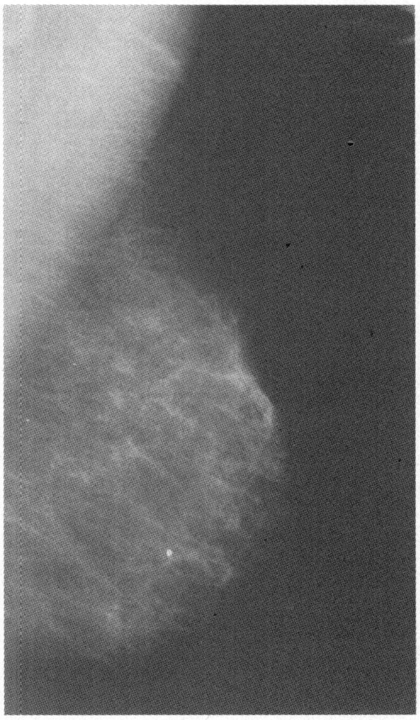

MLO 位

1．沿头尾位图的后内侧缘，有一局灶性非对称区域。此结构是什么？
2．下一步需做什么检查？
3．这种现象最常见于单侧还是双侧？
4．这种变异在尸体研究中常见吗？

病例 12

胸骨肌

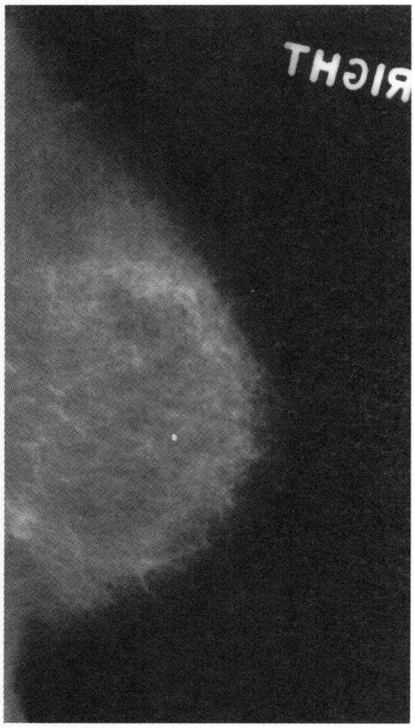

ML 位

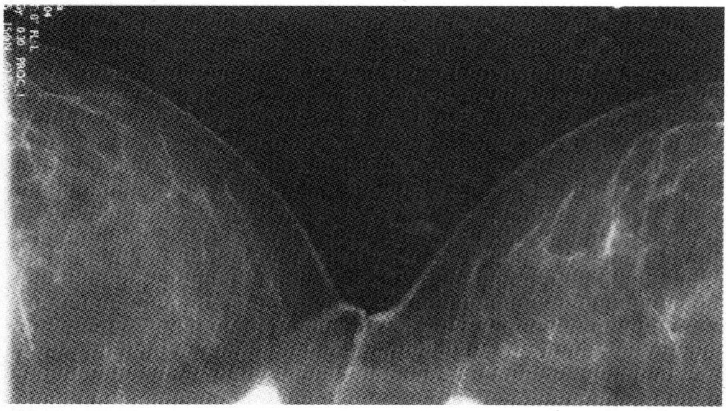

CV（乳沟）位

1. 这是胸骨肌。
2. 无需进一步检查，这是正常结构。
3. 这种现象单侧比双侧更常见。然而，随着患者位置的改善，胸骨肌更容易显示。
4. 约为 8%。

参考文献

Bradley FM, Hoover HC Jr, Hulka CA, Whitman GJ, McCarthy KA, Hall DA, Moore R, Kopans DB: The sternalis muscle: An unusual normal finding seen on mammography. Am J Roentgenol 166(1):33-36, 1996.

相关参考文献

Ikeda, *Breast Imaging: THE REQUISITES*, p 26.

点　评

胸骨肌是胸壁肌肉结构，并不常见，可以在乳腺X线片上看到，有时会误认为是肿瘤。这块薄层肌肉沿着胸骨内缘的长轴走行。可以在CC图像较深的乳腺内侧看到，表现为边缘不清晰的致密结构，恰好位于胸大肌内缘前面。可以是一侧有胸骨肌，也可以是双侧同时有胸骨肌，但在MLO或ML像上无法重现。在CC图像上，胸骨肌为一纵向走行的薄层结构，表现为不规则的圆形或火焰状致密区，不对称的局灶性结构，通常因有脂肪包绕而突出。罕见情况下，需用CT或MRI来确认此结构的确是正常肌肉结构，但超声检查也有助于排除乳腺内侧的肿块。采用改良的乳腺X线片体位更容易见到这种变异的结构。偶尔，当见到胸骨肌为单侧性时，可拍摄乳沟位（或“山谷位”）片，即可见到如上所示的对称的双侧胸骨肌。了解这种正常变异可以避免不必要的穿刺活检和其他额外的检查方法，故而很重要。

病例 13

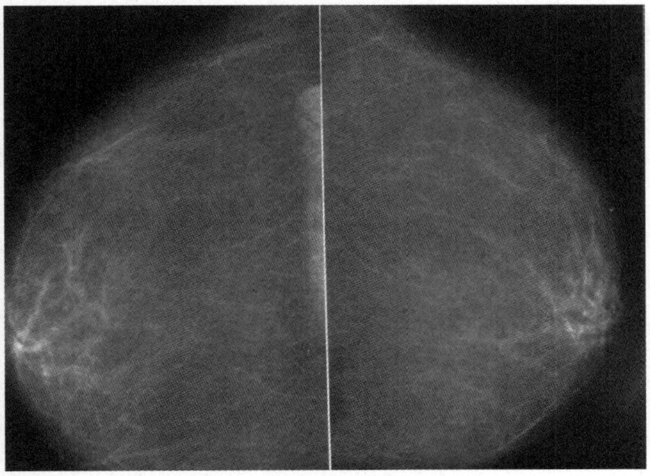

患者 1

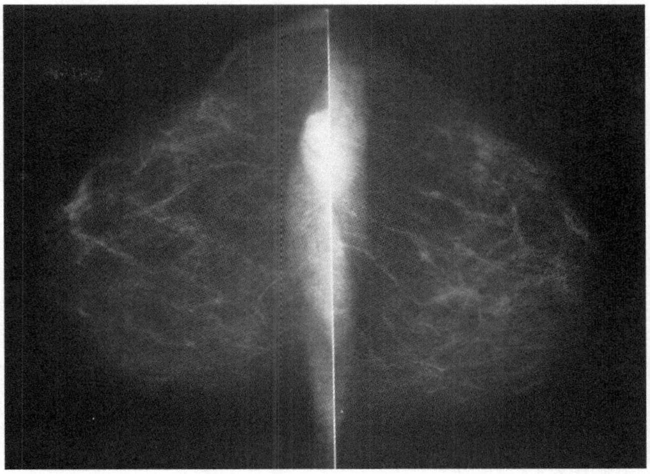

患者 2

1. 第一张图，在 CC 图像上，左乳侧面邻近胸壁处有一个圆形肿块。在 MLO 上未见可疑病灶。这是一个肿块还是胸大肌?
2. 包括胸大肌的 CC 图像拍摄位置令人满意吗?
3. 第二张图，是另一位患者，也只在 CC 图像上胸大肌后方看到双倍致密性结构。这有可能是乳腺肿块叠加在肌肉上吗?
4. 如果你不能确定致密性结构是否是肌肉的一部分，下一步该如何做?

病例 13

乳腺 X 线片 CC 图上的胸大肌

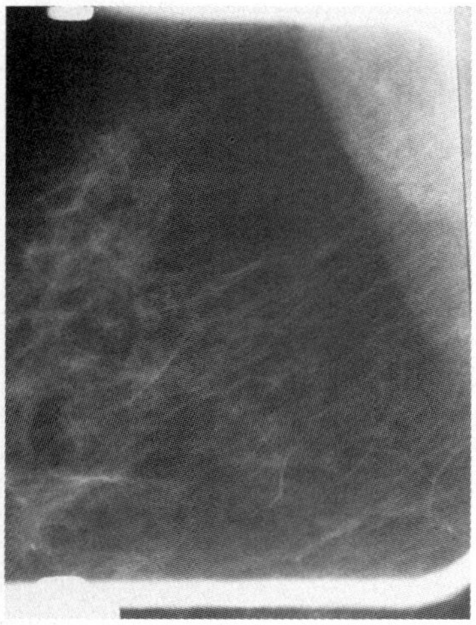

局部点压片

1. 这是胸大肌的一部分。
2. 当然，尽可能深地定位乳腺很重要。如果可见胸大肌，你即可确信所有乳腺后方的乳腺组织都被包括在内。
3. 这可能是胸大肌的一部分，而非乳腺肿块，因为在 MLO 图上没有见到肿块。
4. 进行局部点压成像，采用包括更多侧面组织的局部放大图像。这显示在本页图中，很容易看到有疑问的致密结构在肌肉处，而非乳腺肿块。

参考文献

Eklund GW, Cardenosa G: The art of mammographic positioning, *Radiol Clin North Am* 30:21-53, 1992.

相关参考文献

Ikeda, *Breast Imaging: THE REQUISITES*, p 26.

点 评

胸大肌位于乳腺的后方，是胸壁的一部分，可在乳腺 X 线片上看到。尽可能多地把乳腺组织包括在图像内，非常重要，它是技术员必须掌握的重要技术之一。让尽可能多的乳腺包括在胶片中，是放射科医生解释乳腺 X 线片的重要组成部分之一。

判断位置是否适当，一个有用的方法就是胸大肌应该在 MLO 图像上位于乳头水平，其前缘向前突起。在 CC 图像上，大约 25%的患者沿着乳腺后部可见胸大肌。胸大肌是乳腺 X 线片上可见的最后面的结构，因此当看到胸大肌时，你即可自信地认为乳腺组织已经完全被显示。

胸大肌看起来可能像一个前缘突起的肿瘤，必须小心辨认胸大肌，同时也不要漏掉可能位于胶片边缘的肿瘤。如果不能确认，局部点压图像有助于全面评估胸大肌。

病例 14

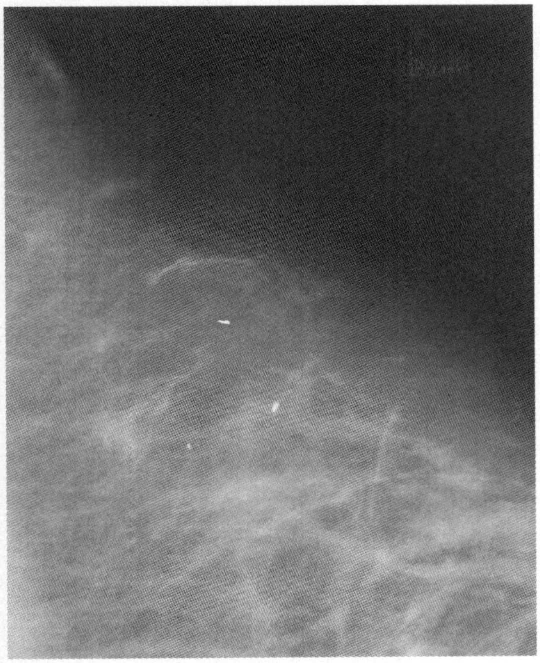

放大片

1．在 MLO 图上，乳腺上方可见一白点，其周围边缘局部失真。引起这种伪像的原因是什么？
2．为了解决这一问题，下一步该如何做？
3．你知道如何清洗吗？
4．应该多长时间清洗一次？

病例 14

人工伪影——胶片屏幕的接触

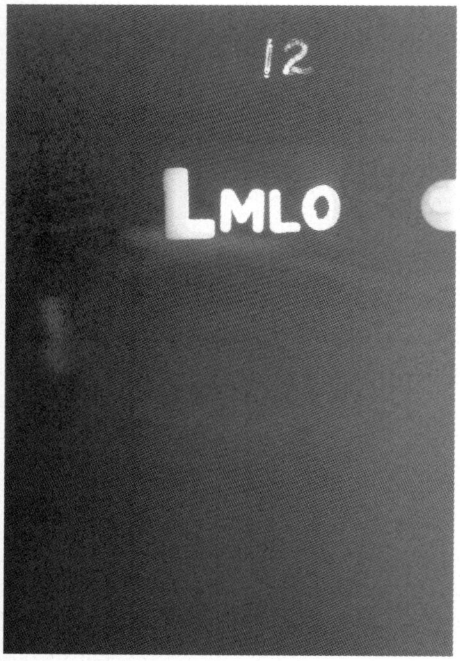

暗盒标记物的放大像

1. 这种人工伪影是暗盒里的胶片与屏幕之间的灰尘或碎片颗粒所致。
2. 下一步是清洗屏幕上的碎片颗粒或灰尘。
3. 首先必须找到胶片上屏幕的数字，然后再去清洗。本胶片图像（#12）一侧（L）的上方和 MLO 图的外围有明显标记。
4. 屏幕必须每周至少清洗 1 次。

参考文献

Bassett LW, Hirbawi IA, DeBruhl N, Hayes MK: Mammographic positioning: Evaluation from the view box, *Radiology* 188:803-806, 1993.

Hogge JP, Palmer CH, Muller CC, Little ST, Smith DC, Fatouros PP, Shaw de Paredes E: Quality assurance in mammography: Artifact analysis, *RadioGraphics* 19:503-522, 1999.

相关参考文献

Ikeda, *Breast Imaging: THE REQUISITES*, p 14.

点　　评

MLO 图上看到的高密度斑点样人工伪影是由于暗盒中胶片与屏之间的灰尘或碎片颗粒引起。人工伪影边缘局限性失真是由于碎片导致胶片略高于屏幕所致。为了去除人工伪影，必须清洗暗盒。本例患者拍摄了 4 幅图像，选用了 4 个不同暗盒。每个暗盒上都有其独有的识别性数字，在胶片一角上可以看到。这就使你很容易找到想要找的暗盒（本例是 #12）。技术员很快就能知道哪个暗盒需要清洗。清洗暗盒是保证图像质量工作的一部分，必须在乳腺 X 线照相室进行。要求每周至少对暗盒和屏幕进行一次清洗。

病例 15

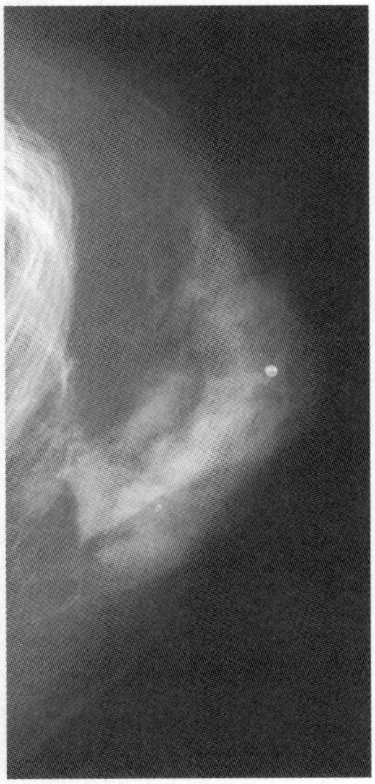

CC 位，病例 1

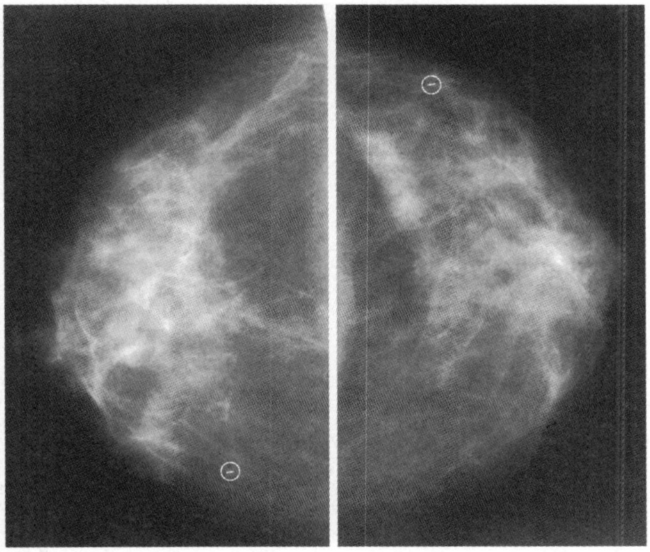

CC 位，病例 2

1. 在病例 1 的 CC 图上，可见胸壁上有一个人工伪影。这个人工伪影是什么？
2. 要完成本检查必须怎么做？
3. 病例 2 显示一线性高密度斑点（环形）。该斑点在本检查的所有 4 幅图像上都能看到。此人工伪影最可能位于何处？
4. 下一步该如何做？

病例 15

更多的人工伪影——头发、灰尘

1. 病例 1 的人工伪影是一卷头发，胸壁上看到盘绕形人工伪影，这是由于在曝光期间患者的头发投射在乳腺上的缘故。
2. 应该重照 CC 图，以确保乳腺组织完全清晰可见，并确保没有任何可见物遮挡后面的乳腺组织。
3. 病例 2 中，所有图像上在同样的位置处显示有斑点的事实，提示这个人工伪影是在滤线器上。
4. 应该仔细检查滤线器并清洗。

参考文献

Hogge JP, Palmer CH, Muller CC, Little ST, Smith DC, Fatouros PP, Shaw de Paredes S: Quality assurance in mammography: Artifact analysis, *RadioGraphics* 19:503-522, 1999.

相关参考文献

Ikeda, *Breast Imaging: THE REQUISITES*, pp 6, 72.

点　评

在高质量图像中，识别人工伪影是很重要的。人工伪影既不应该被误认为可疑病灶，也不应被忽视。当图像上显示有一卷头发时，位于乳腺后方腺体组织内的微小钙化灶就容易被遮挡。头发伪像是由于患者转动头部，长发滑过肩部到达投射部位所致。这种人工伪影常见于 CC 像侧面，罕见于 MLO 图像。

很明显，不透射线的放射状细线样结构是人工伪影。这种人工伪影与胶片曝光有关，因为在所有这 4 张图像上都在同一位置。这 4 张图像所用的暗盒不同，所以这种人工伪影肯定与胶片、屏幕和盒子无关，很可能是滤线器或加压板上的一片软纱布或碎片所致。因为此人工伪影边缘清晰，所以它很可能距暗盒很近，并在滤线器上。如果它的边缘不清晰，则此人工伪影更可能位于 CC 图像和 MLO 图像的上方或内侧加压板上。需要仔细检查滤线器并清洗。每次使用之后，都要清洗加压板和滤线器表面。

病例 16

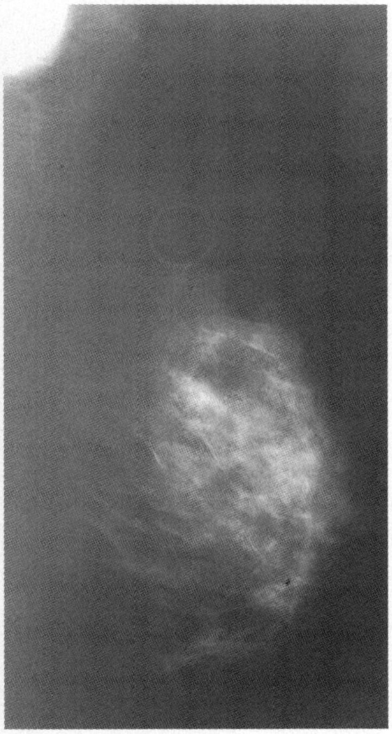

第一次 MLO 位

1．基础筛查性图像，在右侧 MLO 图像上，可见一个异常影。描述右侧腋窝内的所见。
2．指出该筛查图像的 BI-RADS 分类是什么？
3．下一步要做的影像检查是什么？
4．随后的其他影像最可能的诊断是什么？

病例 16

人工伪影——下巴

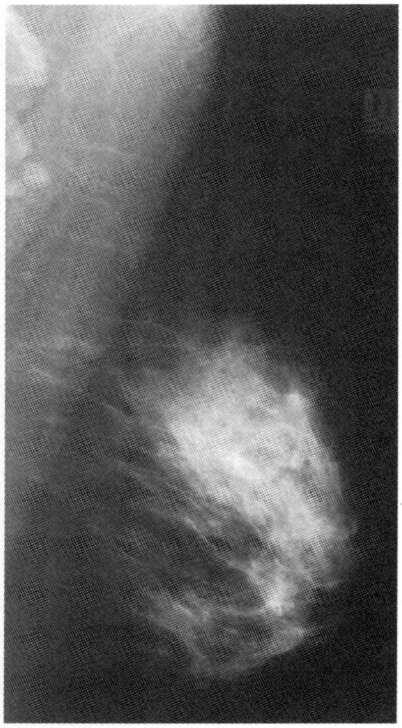

再次 MLO 位

1. 在腋窝上方可见一个大的不透射线的局灶性非对称性区域或肿块。
2. 在本筛查研究中，BI-RADS 宜定为“0：不确定性，需要进行其他检查”。
3. 下一步应该重新拍摄 MLO 图像，采用能够显示延伸到乳头水平的更多胸大肌的最佳体位。
4. 在新拍摄的图像上，没有发现肿块。这个“假肿块”是在斜位投照时，下巴投射到腋窝上方所致。

参考文献

Bassett LW, Hirbawi IA, DeBruhl N, Hayes MK: Mammographic positioning: Evaluation from the view box, *Radiology* 188:803-806, 1993.

Eklund GW, Cardenosa G: The art of mammographic positioning, Radiol Clin North Am 30(1):21-53, 1992.

相关参考文献

Ikeda, *Breast Imaging: THE REQUISITES*, p 72.

点 评

乍看之下，腋窝上部有一大肿块，这很可能是一大淋巴结，但是仔细观察其特征，发现该肿块边界不规则、不清晰，呈非对称性，提示这个局灶非对称区域实际上是人工伪影。拍摄 MLO 图像患者要倾斜 45° 。如果患者体位没有仔细地摆放，下巴很可能会投射到腋窝或腋尾部，特别是驼背的女性。下一步应该是重新拍摄 MLO 图像，保证在曝光期间下巴不投射在胶片上。重新拍摄的图像证实了该肿块形成的真实原因，并显示了腋窝更深层组织的图像。这一类型的病例称为技术性复查，患者不应该再次付费。技术员应该在患者离开之前，核查图像的质量。一位优秀的技术员是能够发现这种所见，并明白它是由于下巴投射到曝光射线中产生的人工伪影，要在患者离开医院之前重新拍摄 MLO 图像。

病例 17

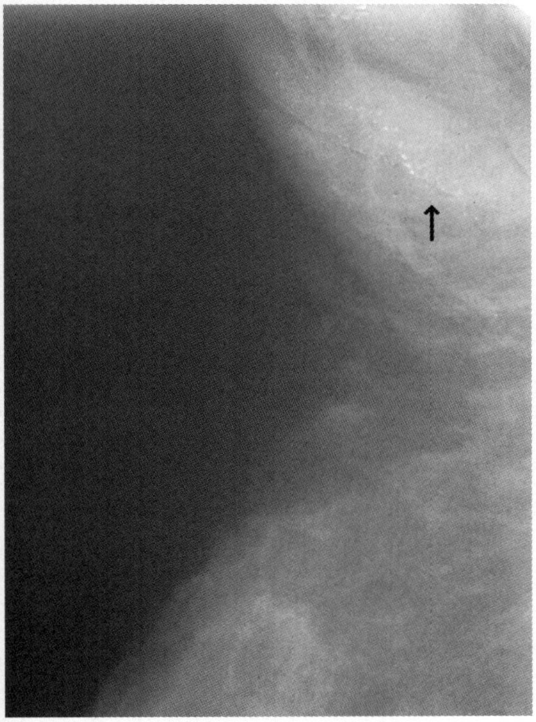

患者 1

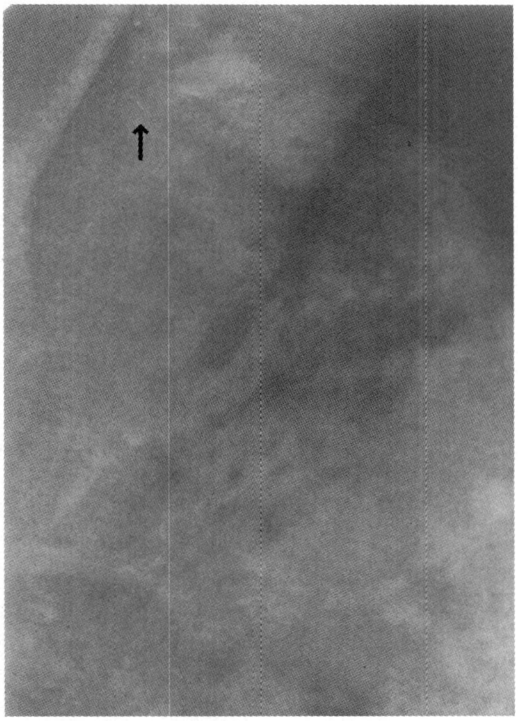

患者 2

1. 图示两位不同患者腋窝的 MLO 放大图。描述所见征象。
2. 下一步的建议是什么?
3. 这种表现是除臭剂中的什么成分引起的?
4. 还有哪些混合物会引起这种征象?

病例 17

人工伪影——除臭剂

1. 腋窝内有一些不透射线的小颗粒，这很可能是除臭剂。
2. 应该告诉患者仔细清洗腋窝，并重新拍摄。如果这些不透射线的小颗粒没有完全消失，则需仔细进行三角测量。左侧颗粒是除臭剂，右侧是 DCIS 形成的钙化灶。
3. 这种表现可能是抗汗剂和除臭剂内的金属成分（包括铝）所致。
4. 其他一些粉剂、乳剂、膏剂或文身也含有类似可疑钙化灶的不透射线物质。

参考文献

Bassett LW, Jackson VP, Jahan R, Fu YS, Gold RH: *Diagnosis of Diseases of the Breast*, Philadelphia, 1997, Saunders, pp 363-364.

Hogge JP, Palmer CH, Muller CC, Little ST, Smith DC, Fatouros PP, Shaw de Paredes E: Quality assurance in mammography: Artifact analysis, *RadioGraphics* 19:503-522, 1999.

相关参考文献

Ikeda, *Breast Imaging: THE REQUISITES*, p 70.

点 评

用于皮肤的各种擦剂都有可能含有不透射线性物质。最常见的是腋下用的含有金属成分（包括铝）的除臭剂或抗汗剂。也有许多除臭剂不含金属物，在乳腺 X 线照相上不显影。绝大多数乳腺照相室的工作人员都要求患者在照相当天不涂抹除臭剂；或如果已经用了除臭剂，则要为患者提供毛巾擦掉除臭剂。由于抗汗剂通常沿腋窝的皮肤线或皱褶走行，所以这些不透射线性金属成分很容易识别。但有时也需要清洗局部，以除外腋窝内有可疑钙化灶。右侧图像显示的就是这种情况，尽管已经清洗了局部，但是那些线样多形性钙化灶仍然存在。乳腺穿刺活检证实，这些位于腋窝上部乳腺组织内的钙化灶是原位导管癌所致。

用于皮肤的其他物质也可不透射线。粉剂、乳剂或膏剂也可能含有在乳腺 X 线照相图上表现为类似可疑微小钙化灶的成分。切线位图像显示这些不透射线性成分位于皮肤内，应建议患者清洗局部。

病例 18

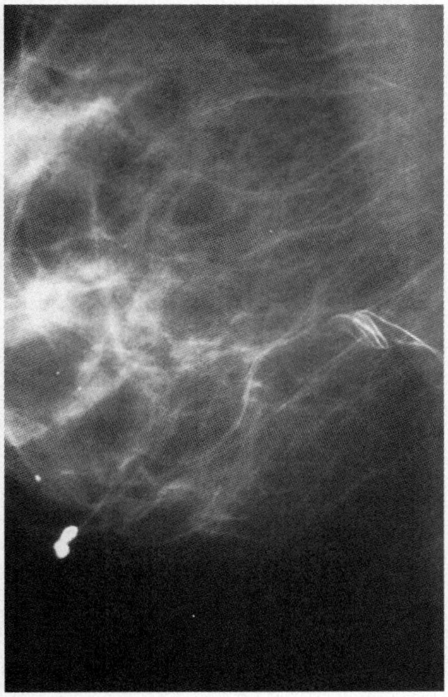

患者 1

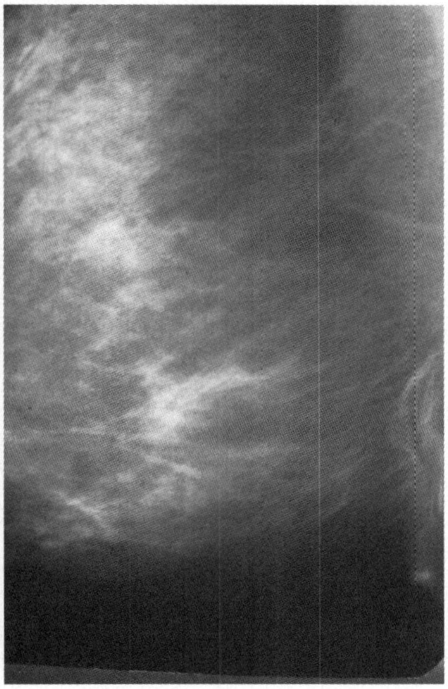

患者 2

1．本例两位患者邻近胸壁左乳下方的异常结构是什么？
2．这个异常结构位于乳腺内，还是一个人工伪影？
3．这个人工伪影是与拍摄过程相关，还是与患者本人有关？
4．这种现象如何避免？

病例 18

乳腺 X 线照相的人工伪影——睡衣

1. 这种线样高密度影与乳腺的解剖结构不相符。
2. 该结构与乳腺的解剖结构无关，所以肯定是人工伪影。
3. 拍摄过程所致的人工伪影有斑点、线条、静电和手指印。该结构是在患者身上。
4. 技术员的职责是在压迫乳腺之前，确保乳腺皮肤与加压板之间没有头发、衣服及其他任何异物。

参考文献

Hogge JP, Palmer CH, Muller CC, Little ST, Smith DC, Fatouros PP, Shaw de Paredes, E: Quality assurance in mammography: Artifact analysis, *RadioGraphics* 19:503-522, 1999.

相关参考文献

Ikeda, *Breast Imaging: THE REQUISITES*, p 6.

点 评

人工伪影不属于乳腺，在乳腺 X 线片上表现为异常的密度影。它可以在乳腺 X 线照相过程的任何时候产生。通常是在乳腺和支持物之间或胶片盒内有异物，技术员在乳腺加压拍摄之前没有注意到这些异物。珠宝引起的金属密度性人工伪影很容易辨认。头发引起的人工伪影具有特征性表现，呈淡淡的线样密度影，不应该与钙化混淆。

本例人工伪影是患者睡衣的带子所致。如果这个带子位于乳腺和干净的加压板之间，技术员是能够看到的。因此，这个带子一定是在远离乳腺处，并在乳腺和不透光的胶片盒之间。理想的处理方法是在患者离开医院之前，技术员核查处理图像，发现有人工伪影，并重新拍摄。

病例 19

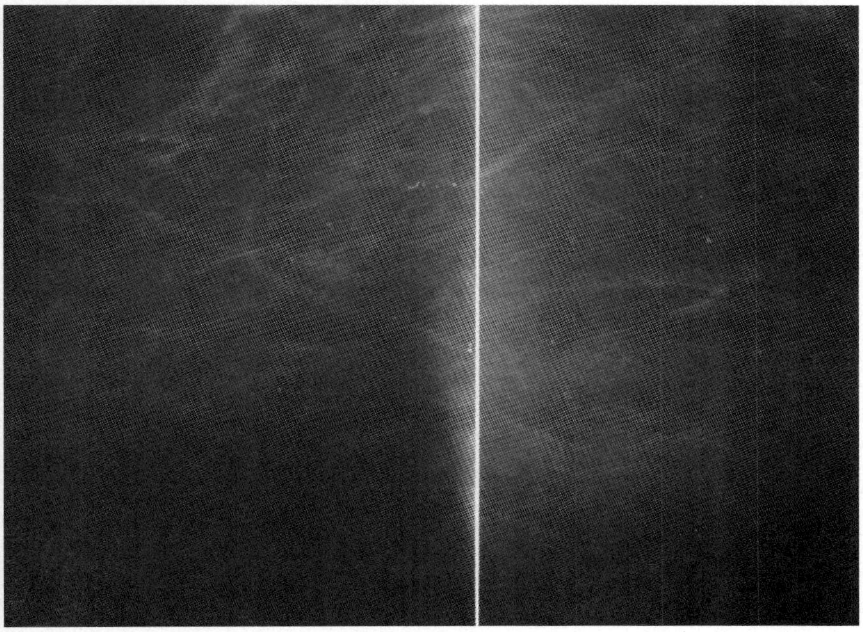

1．在两幅乳腺 CC 图像内侧，你注意到了什么？
2．需要穿刺活检吗？
3．在鉴别诊断中，有其他诊断吗？
4．微小密度影有助于诊断，请描述这种图像。

病例 19

皮肤上的人工伪影

1．在胶片上有非常微小的致密影。
2．虽然该致密影的 X 线密度与钙化类似，但这不是微小钙化灶，无需穿刺活检。
3．鉴别诊断包括：能够引起皮肤不规则致密影的各种聚集存留于皮肤表面的滑石粉或洗剂。
4．乳腺内侧有多组圆形微小致密影。

参考文献

Barton JW III, Kornguth PJ: Mammographic deodorant and powder artifact: Is there confusion with malignant microcalcifications? *Breast Dis* 3:121-126, 1990.

Pamilo M, Soiva M, Suramo I: New artifacts simulating malignant microcalcifications in mammography, *Breast Dis* 1:321-327, 1989.

相关参考文献

Ikeda, *Breast Imaging: THE REQUISITES*, p 70.

点　评

患者常会在皮肤上涂抹洗剂和除臭剂。应告诉患者在照相前避免在皮肤上涂除臭剂、洗剂或粉剂。某些产品特别是粘稠的乳剂可能会在清洗后仍残留在皮肤上。本病例就是如此，在患者乳腺下方的皮肤上有许多小的圆形斑块样病变。她在皮肤上涂抹了一种类似尿布皮疹软膏的产品，该软膏在这些不规则斑块病变的表面，造成了胶片上的人工伪影。

当你看到这种人工伪影时，可以要求患者认真清洗皮肤，或亲自认真观察存留在患者皮肤斑块上的洗剂。这种人工伪影与腋窝皮肤上除臭剂的人工伪影表现类似。这两种人工伪影都可能会与微小钙化灶混淆。

病例 20

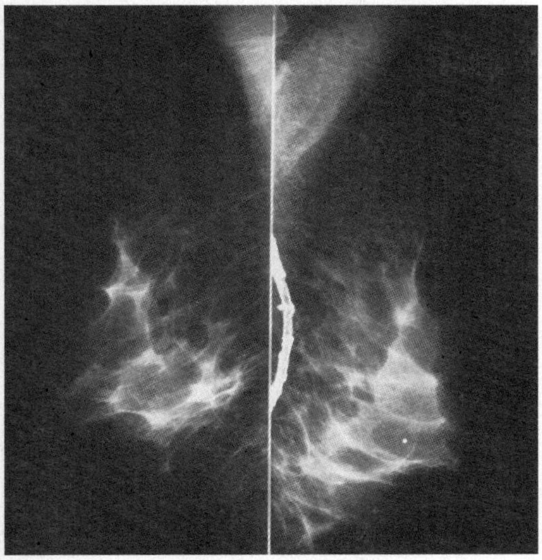

1. 右侧乳腺内显示有异常管样钙化灶。什么原因引起这种钙化灶？
2. 如果这是人工伪影，那么它是在患者体内还是在身体表面？
3. 技术员报告在患者皮肤上什么都没有，下一步该如何做？
4. 旧胶片有用吗？

病例 20

人工伪影——脑室腹膜分流（VP-shunt）

1. 这不可能是由血管或导管结构引起的钙化灶，因为它很规则，很厚，并且呈高密度钙化表现。这看起来是人造的东西。
2. 必须仔细检查患者，以明确患者皮肤上是否有人工伪影。
3. 钙化样结构一定是在患者体内，认真询问病史可能会得到诊断。
4. 旧胶片总是很有用的。这些钙化样结构在几年前的胶片上就能看到。该患者有一脑室与腹膜的分流。

参考文献

Hogge JP, Palmer CH, Muller CC, Little ST, Smith DC, Fatouros PP, Shaw de Paredes, E: Quality assurance in mammography: Artifact analysis, RadioGraphics 19:503-522, 1999.

相关参考文献

Ikeda, *Breast Imaging: THE REQUISITES*, p 6.

点 评

人工伪影是指非乳腺本身造成的乳腺 X 线片的异常密度影。人工伪影可发生于成像过程的任何时候。与患者相关的人工伪影包括运动伪像、体外异物，例如除臭剂、洗剂、头发、珠宝首饰和体内一些医用支架等。本病例所见是脑积水减压用的脑室腹腔引流管。

引流管可发生钙化，也可不发生钙化。本病例的引流管发生了钙化。

病例 21

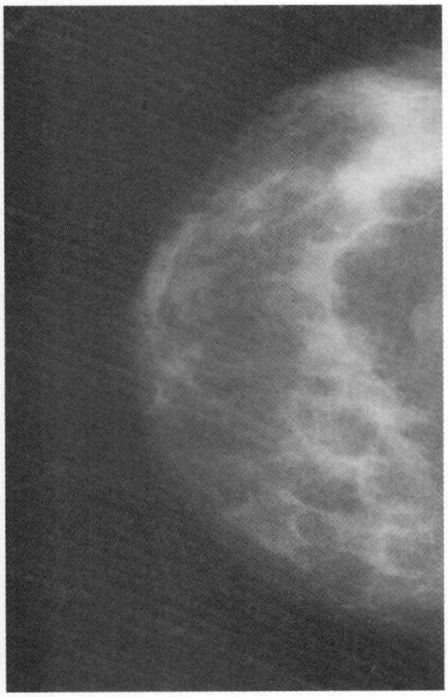

CC 位

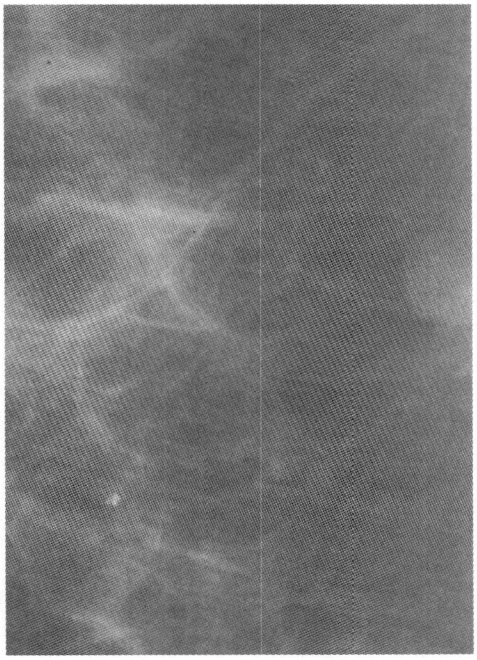

放大 CC 位

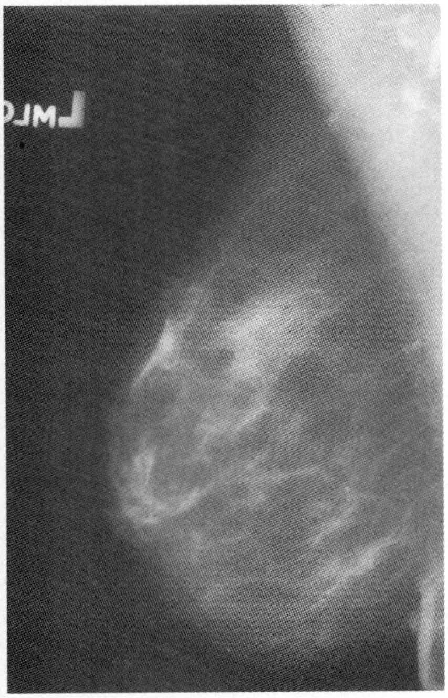

MLO 位

1．本例患者有一个部分边界清晰的肿块。在 CC 图上，位于乳腺的中央区域。在 MLO 图上，位于乳腺下方近皱褶处。鉴别诊断是什么？
2．接下来应该做什么？
3．还可以在哪些部位见到类似的肿块？
4．这常见吗？

病例 21

副乳头

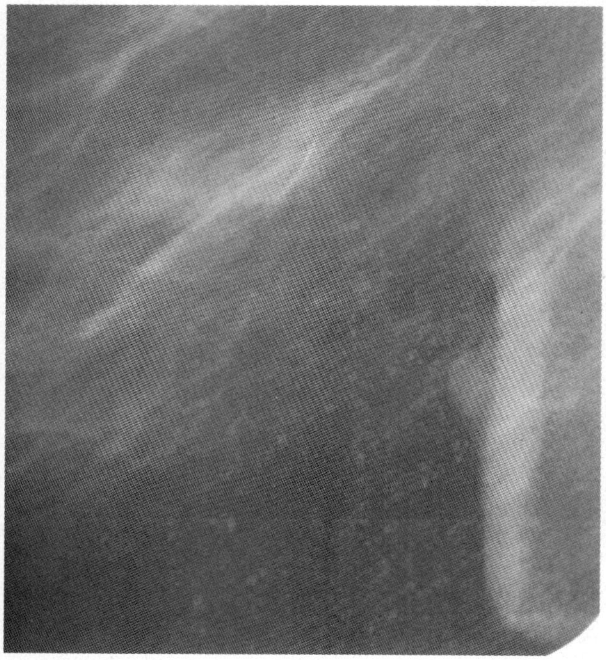

乳腺下方结构的放大 MLO 位图

1．根据该肿块的位置、清晰的边界以及肿块前面方形的气体边界，我们几乎可以断定该肿块就是副乳头。鉴别诊断为脂肪囊肿。
2．查看患者的资料、询问技术员是否注意到患者皮肤上的病灶。如果不能确定，则要亲自检查患者，必要时可在皮肤病灶处放置金属 BB。
3．在乳线处可见这样类似的肿块。
4．大约有 6%的女性会有副乳头。

参考文献

Samardar P, Shaw de Paredes E, Grimes MM, Wilson JD: Focal asymmetric densities seen at mammography: US and pathologic correlation, *RadioGraphics* 22: 19-33, 2002.

相关参考文献

Ikeda, *Breast Imaging: THE REQUISTES*, p 37.

点 评

大约 2% ～ 6%的成年女性会在胚胎期的乳线上发生不完全退化或残留，形成副乳或多个乳头。在乳腺 X 线片上，它们偶尔表现为一个肿块或局灶非对称性改变。实际上，患者本人常不会意识到额外乳头的存在。因为皮肤损害看起来更像一个雀斑或胎记，而不像一个完全发育好的坪形乳头。额外多余的乳头可能会发生于从腋窝到腹股沟的乳线上任何地方。有时，副乳头后方的乳腺组织很明显，尤其孕妇。

病例 22

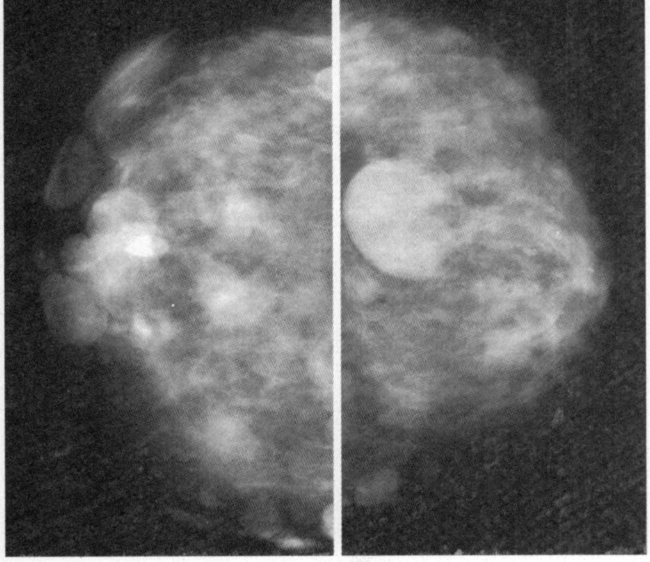

CC 位

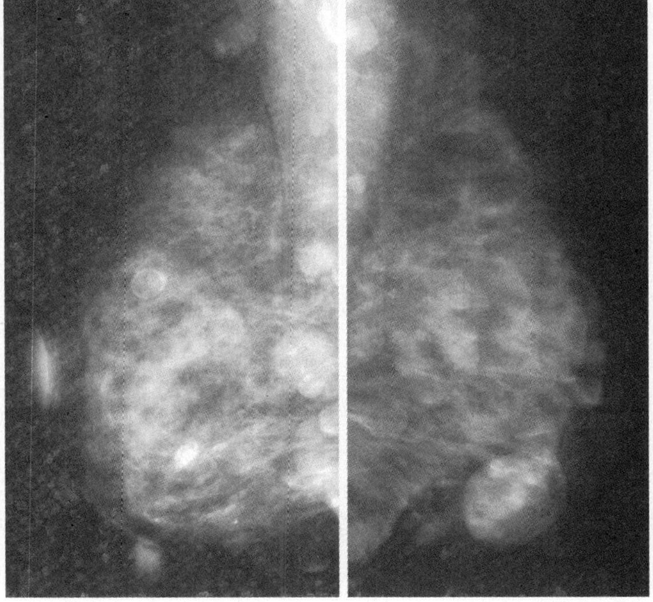

MLO 位

1. 描述双侧乳腺所见。
2. 这些肿物最可能是什么?
3. 在这些患者中，恶变发生率会增加吗?
4. BI-RADS 分类是什么?

病例 22

神经纤维瘤

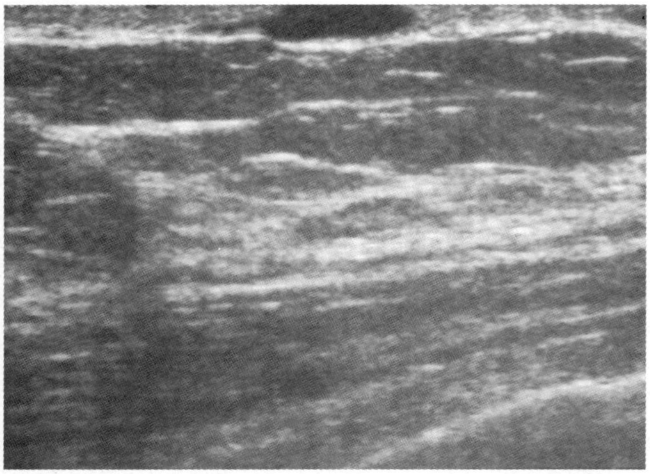

1. 双侧乳腺内有边界清晰的肿块，仔细观察发现肿块位于皮肤层内。
2. 神经纤维瘤病。
3. 虽然文献报道不一，但这种病变的患者恶性肿瘤发生率的确似乎增高了。
4. BI-RADS 分类 2 级：良性。

参考文献

el-Zawahry MD, Farid M, Abd el-Latif A, Horeia H, el-Gindy M, Twakal G: Breast lesions in generalized neurofibromatosis: Breast cancer and cystosarcoma phylloides, *Neurofibromatosis* 2(2):121-124, 1989.

Millman SL, Mercado CL: An unusual presentation of neurofibromatosis of the breast, *Breast J* 10 (1):45, 2004.

相关参考文献

Ikeda, *Breast Imaging: THE REQUISITES*, p 315.

点 评

该肿块是神经纤维瘤病或称 von Recklinghausen 病。神经纤维瘤病可分为两型：1 型（NF1）和 2 型（NF2）。NF1 更常见，以多发性皮肤神经纤维瘤、浅褐色斑块、骨缺损、视觉病变和脊索神经纤维瘤为特征。可能是常染色体显性遗传性病，也可能是散发性疾病。神经纤维瘤病（NF）是胚胎发生早期神经细胞异常分化和迁移所致。

本病例乳腺 X 线照相检查显示乳腺内有多发性圆形肿块，其中部分肿块由气体勾勒出边缘清晰的轮廓。在肿瘤的皮肤附着处，这种边缘清晰的轮廓消失。临床诊断这类病变很困难，常常需要通过影像检查来帮助确诊，但有时多发性肿瘤在乳腺 X 线片上也很难评价。如果我们认为病变位于乳腺实质而非皮肤的话，可将金属标记物放置在病变处，并做超声检查。如果超声检查显示皮肤内有病变，像本病例，则须仔细调节聚焦带和深度，来分别显示近场和远场的组织结构，以除外可能同时伴有的乳腺腺体组织病变。

良性和恶性肿瘤大多发生于 NF1 患者，很难做出正确评价。神经纤维瘤恶变为肉瘤的发生率是 2% ～ 16%。

病例 23

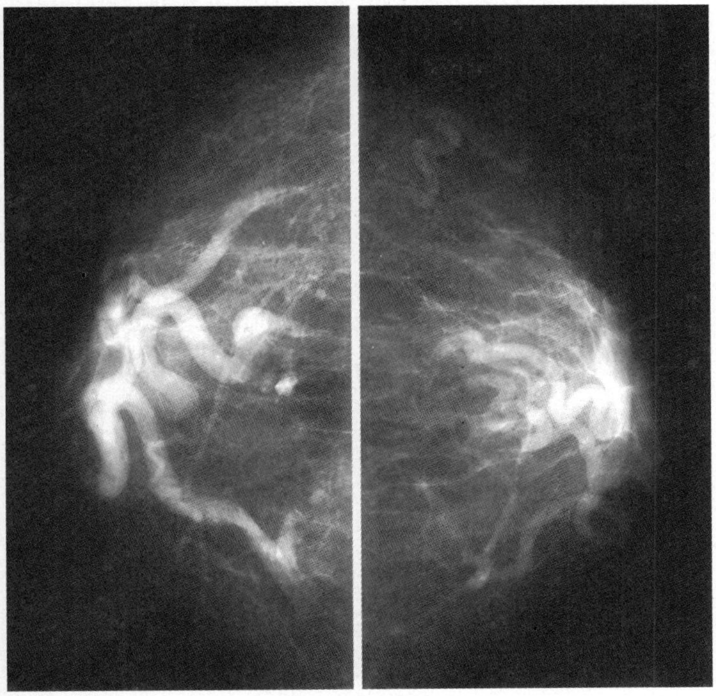

两侧 CC 位

1．用来描述乳腺 X 线片所见的 BI-RADS 术语是什么？
2．鉴别诊断是什么？
3．BI-RADS 分类是什么？
4．有其他处理建议吗？

病例 23

上腔静脉（SVC）综合征

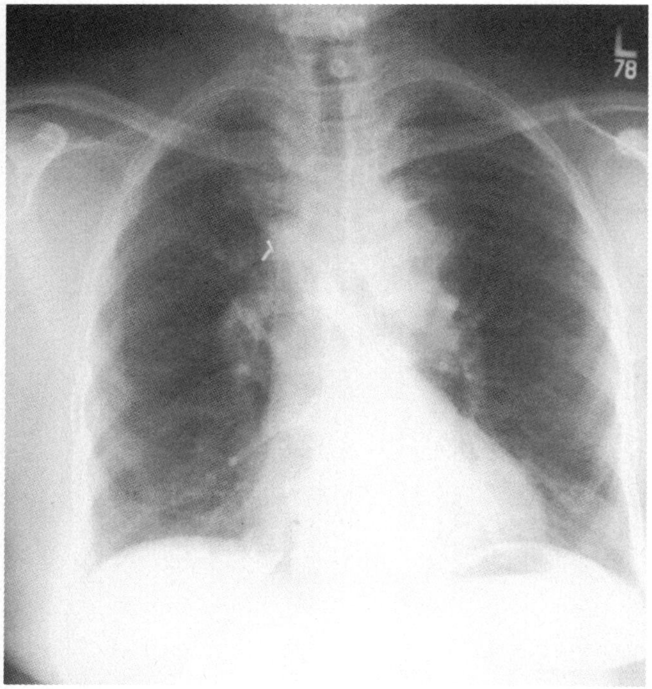

1. 这是一例双侧静脉扩张的病例（双侧轻微非对称性）。
2. 没有可疑的乳腺所见，推测扩张的静脉结构是由于静脉阻塞并静脉交通支形成所致。
3. BI-RADS 分类 2：良性。
4. 通知临床医生，并确定临床医生知晓患者发生了静脉阻塞，并理解所有临床表现。

参考文献

Bassett LW, Jackson VP, Jahan R, Fu YS, Gold RH: *Diagnosis of Diseases of the Breast*, Philadelphia, 1997, Saunders.

相关参考文献

Ikeda, *Breast Imaging: THE REQUISITES*, p 299.

点 评

当有交通支血流形成时，乳腺 X 线照相术常常能够看到这些扩张的静脉血管。本病例就是由于双侧留置导管，引起血栓性静脉炎，导致上腔静脉阻塞和交通支形成。因为该病例没有乳腺或胸壁的水肿，故推测梗阻和交通支形成属代偿性。

上腔静脉完全性或部分性梗阻的其他原因包括纵隔肿瘤，如淋巴瘤、肺的腺癌以及其他纵隔大肿瘤；少见原因包括慢性纤维化纵隔炎、为特发性或由肉芽肿性疾病或药物引起。其症状除了胸壁血管扩张外，还可能包括面颈部肿胀、视觉异常和头痛。单侧性 SVC 梗阻引起的静脉扩张多见于右侧乳腺。罕见情况下，可见一些并无已知潜在病因的浅表静脉扩张。该病例由于广泛的静脉交通支结构，胸部 X 线平片显示纵隔有丰富的血管。建议根据查体和临床相关资料，确定是否对潜在病因进行治疗。

病例 24

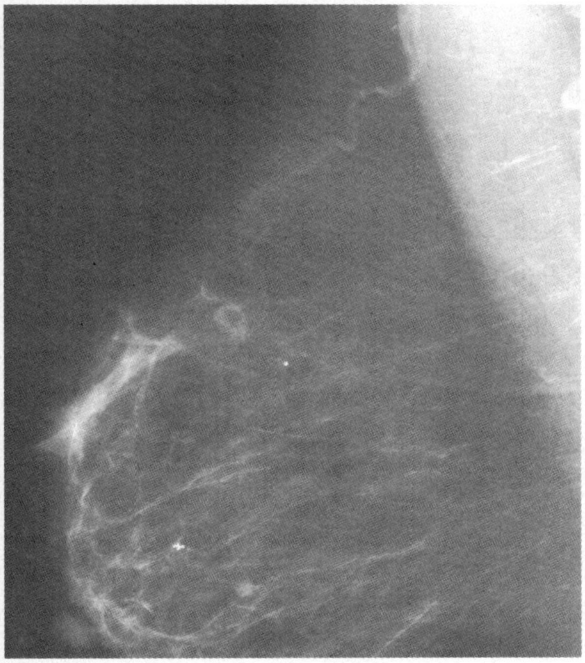
MLO 位

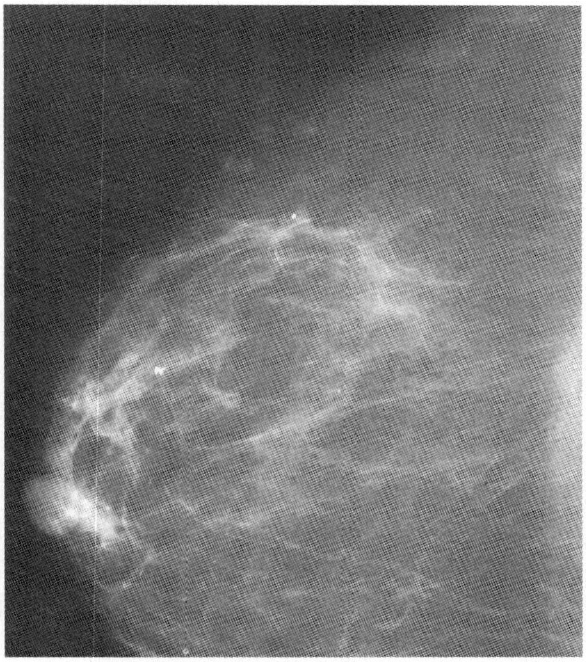
CC 位

1．基础筛查性乳腺 X 线片显示左侧乳腺上方有一小肿物，描述所见。
2．BI-RADS 分类是什么？
3．这样特征的肿物最常发生于什么部位？
4．描述超声所见。

病例 24

正常的淋巴结

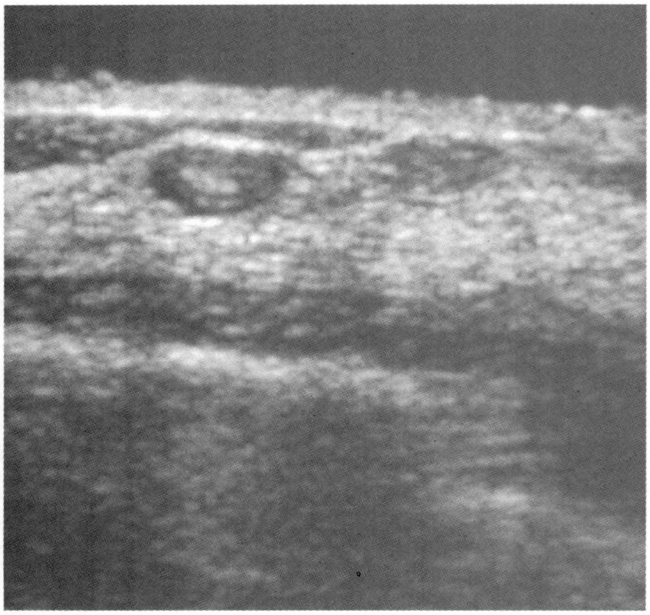

超声

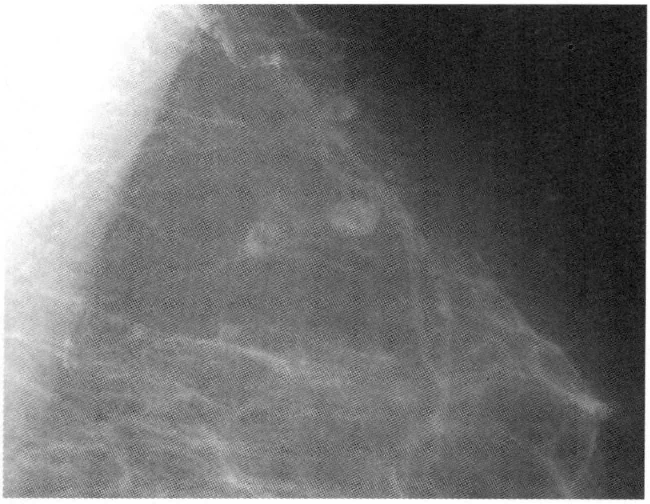

放大 MLO 位显示淋巴结

1. 在左侧乳腺的外上象限见到一个边界清晰的小肿物，中央有脂肪组织。这是乳腺内良性淋巴结表现，可见该肿物沿血管走行分布。
2. BI-RADS 分类为 1-2 级。
3. 淋巴结最常见于腋窝，延伸至乳腺侧面的腋尾。很少见于乳腺中上部，乳腺下部更为罕见。
4. 超声显示乳腺内正常淋巴结是边界清晰、中央有高回声脂肪样结构的结节，而且在其附近常有流入中央脂肪样结构的血管。

参考文献

Leibman AJ, Wong R: Findings on mammography in the axilla, *Am J Roentgenol* 169(5):1385-1390, 1997.

相关参考文献

Ikeda, *Breast Imaging: THE REQUISITES*, p 26.

点　评

该征象在乳腺 X 线片中非常常见。影像检查会证实中央的脂肪结构，使我们更确信这是乳腺内一个正常淋巴结。淋巴结最常见于腋窝，延伸至腋尾。乳腺内所见的淋巴结常沿着血管走行，类似树枝上的苹果。当在乳腺 X 线片上看到边界清晰、中央有脂肪结构的淋巴结，其大小、形态和密度长期不变时，BI-RADS 分类为 2。在乳腺 X 线照相报告中，无需对每个淋巴结进行评价，如果它们是对称的，就无需进一步评价，BI-RADS 分类 1 级比较恰当。

超声上，乳腺内正常淋巴结表现为肾形结构，中央有脂肪性高回声结构，并可见血管流入中央脂肪结构。正常淋巴结应该边界清晰，无偏心性、膨胀和不规则感。如果淋巴结在乳腺 X 线片上显示稳定，并且可见典型的中央脂肪样结构，就无需加做超声检查。但是，如果中央的脂肪结构在乳腺 X 线片上显示不清，超声检查则有助于明确中央脂肪结构的特点。

病例 25

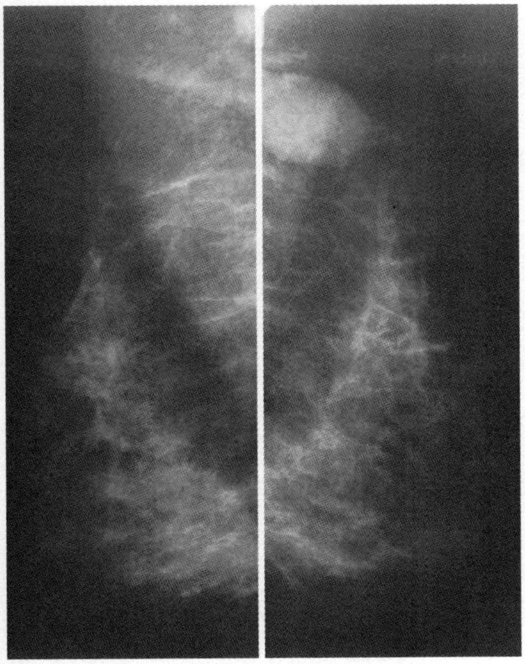

MLO 位

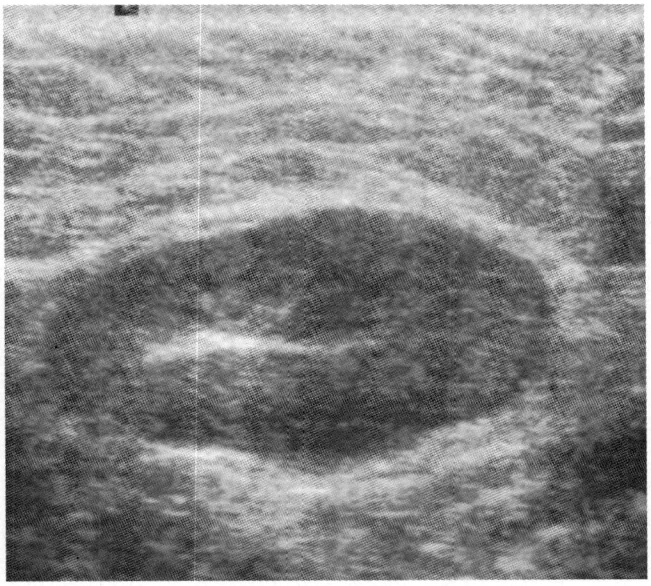

右侧腋窝超声

1．女，45 岁，基础筛查性乳腺 X 线照相检查，MLO 图显示右侧乳腺上方有一个高密度肿瘤。建议加做哪种影像检查？
2．本病例必须做超声检查吗？描述其所见。
3．双侧淋巴结肿大的鉴别诊断是什么？
4．BI-RADS 分类和临床建议是什么？

病例 25

双侧淋巴结肿大

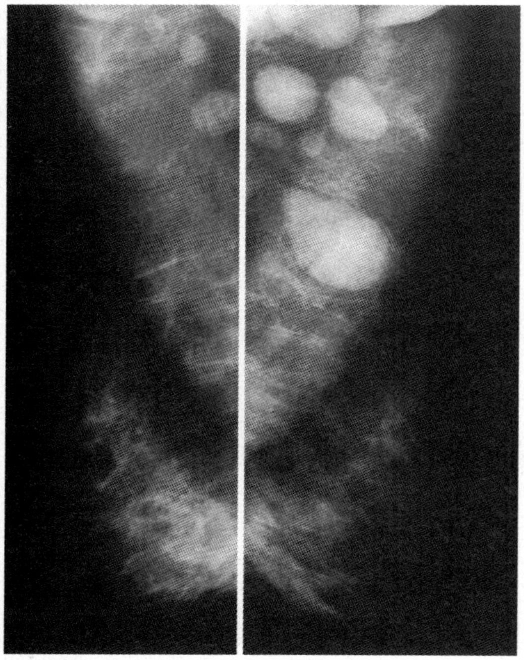

1. 这种表现实际上是低位腋窝淋巴结肿大。下一步应该做双侧腋窝更深层的乳腺 X 线照相，以确定是否是双侧腋窝淋巴结肿大。
2. 如果你知道肿块就是淋巴结的话，就无需加做超声检查。但是超声对于引导穿刺活检很有帮助。
3. 双侧腋窝淋巴结肿大提示是系统性全身性疾病，如淋巴结增生性疾病（淋巴瘤或白血病）。其他病因包括结节病、类风湿性关节炎和 HIV。
4. 当乳腺外病因被确定时，如淋巴瘤或像本病例的类风湿性关节炎，那么这个肿瘤的 BI-RADS 分类为 2 级，良性。如果不知道双侧淋巴结肿大的病因，BI-RADS 分类就为 0 级，不确定型。期望临床其他检查给予支持，以便确诊。

参考文献

Walsh R, Kornguth PJ, Soo MS, Bentley R, DeLong DM: Axillary lymph nodes: Mammographic, pathologic, and clinical correlation, *Am J Roentgenol* 168:33-38, 1997.

相关参考文献

Ikeda, *Breast Imaging: THE REQUISITES*, p 303.

点 评

腋窝淋巴结或低位乳腺内淋巴结常常位于腋尾部，其淋巴结的大小、数量和形态不一。一般来讲，在乳腺 X 线片上，表现为多发的、边界清晰的肿块，并可见中央区域的脂肪性结构。与以前的乳腺 X 线片仔细比较，看淋巴结的大小和密度是否稳定，是非常必要的。

本次基础筛查性乳腺 X 线片显示肿大的淋巴结是双侧多发、高密度性，其中央无脂肪性结构。导致双侧腋窝淋巴结肿大的乳腺外病因非常常见，例如淋巴增生性疾病（如淋巴瘤和白血病）。在老年人群中，慢性淋巴细胞性白血病是最常见的病因。本例患者的病因是类风湿性关节炎，而且淋巴结肿大的程度与疾病状况相关。良性双侧淋巴结肿大也可见于其他全身性疾病，例如淋巴结增生性疾病；肉芽肿性疾病，如结节病和结核；胶质性血管性疾病，如硬皮病和狼疮；HIV。

当淋巴结肿大是单侧时，首先必须除外单侧乳腺原发病变。进一步检查应该包括 MRI 和超声引导下的淋巴结穿刺活检。

病例 26

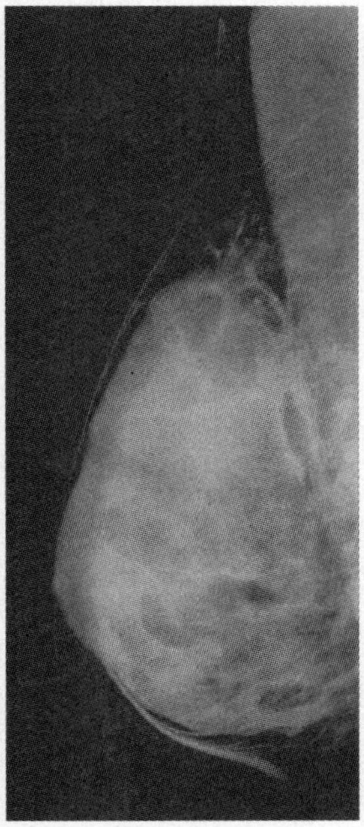

数字化处理后的图像

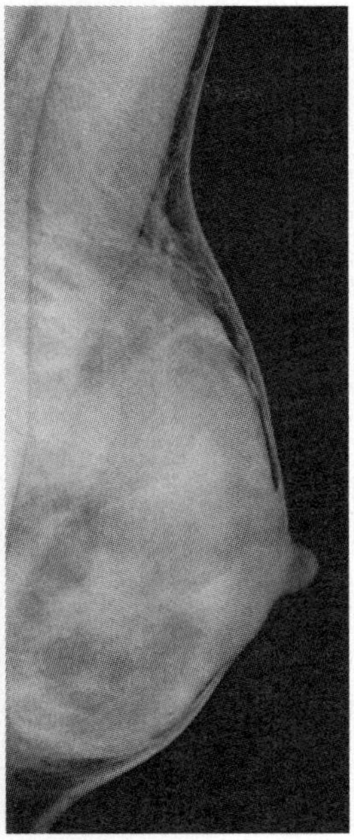

原始图像

1．女，55 岁，以上为筛查性数字化乳腺 X 线片。数字化乳腺 X 线片检查可以提高普通人群癌的检出率吗？
2．根据数字化乳腺 X 线照相影像筛查试验（digital mammography imaging screening trial，DMIST）数据，筛查时，与胶片乳腺 X 线照相相比，哪些女性更受益于数字化乳腺 X 线照相检查？
3．这两种检查敏感性差异的原因可能是什么？
4．数字化乳腺 X 线照相的剂量与胶片乳腺 X 线照相的剂量一样吗？

病例 26

数字化乳腺 X 线照相

1. 根据 DMIST 结果，对于普通人群来说，数字化乳腺 X 线照相对乳腺癌筛查并不比胶片乳腺 X 线照相更具优势。
2. 当对 DMIST 数据进行亚组分析时，发现有 3 个亚组在癌的检出率上有明显改善。这 3 个亚组是 50 岁以下年龄的年轻女性、异质性密度或高密度性乳腺的女性、绝经前或绝经期前后的女性。
3. 数字化乳腺 X 线照相之所以能够提高高密度性乳腺中乳腺癌检出率（上述 3 个亚组检出率更高）是因为其对比分辨率得以改善。
4. 数字化乳腺 X 线照相所用的剂量比胶片乳腺 X 线照相所用剂量略少些。

参考文献

Pisano ED, Yaffe MJ: Digital mammography, Radiology 234:353-362, 2005.

Pisano ED, et al., the Digital Mammographic Imaging Screening Trial (DMIST) Investigators Group: Diagnostic performance of digital versus film mammography for breast-cancer screening, *N Engl J Med* 353: 1773-1783, 2005.

Pisano ED, et al.: American College of Radiology Imaging Network Digital Mammographic Imaging Screening Trial: Objectives and methodology, Radiology 236:404-412, 2005.

相关参考文献

Ikeda, *Breast Imaging: THE REQUISTES*, p 15

点 评

2002 年，美国国立癌症研究院开展了价值＄2600 万的数字化乳腺 X 线照相影像筛查试验，入选了美国和加拿大 33 个地区的 49 528 位女性，采用了 4 种不同数字化成像系统。在研究中，所有女性都要接受胶片乳腺 X 线照相和数字化乳腺 X 线照相两种方法；每张乳腺 X 线照片由不同放射科医生独立阅片。每张乳腺 X 线片的结果也是独立做出的（如果一种或两种乳腺 X 线片上发现有病灶，则召回患者进行其他影像学检查或进行乳腺穿刺活检）。在这将近 50 000 位女性的试验中，胶片乳腺 X 线照相与数字化乳腺 X 线照相在癌的检出率上无差异。然而，在进行亚组分析时发现，高密度性乳腺的女性、绝经前女性和 50 岁以下年龄的女性采用数字化乳腺 X 线照相对癌的检出率明显优于胶片乳腺 X 线照相。数字化技术能够发现胶片拍摄技术不能发现的乳腺癌，其中包括比较大的浸润性乳腺癌。

目前，进一步的研究就是确定为什么放射科医生会在这些亚组数字化乳腺 X 线片中发现更多乳腺癌。众所周知，放射科医生更喜欢数字化乳腺 X 线照相，因为它能改善对比分辨率。对于致密性乳腺，这种对比分辨率的改善对于发现乳腺癌尤为重要。而在低对比度的胶片乳腺 X 线片中，乳腺癌可被周围腺体组织遮挡。

与胶片乳腺 X 线照相相比，数字化乳腺 X 线照相能够在较低剂量下，一张接一张地拍照。然而，对于较大的乳腺，为了获得更好的显示，有时可能要求拍摄多幅图像，这样总体剂量就增加了。但就一名患者来说，数字化乳腺 X 线照相所用剂量比胶片乳腺 X 线照相少。

病例 27

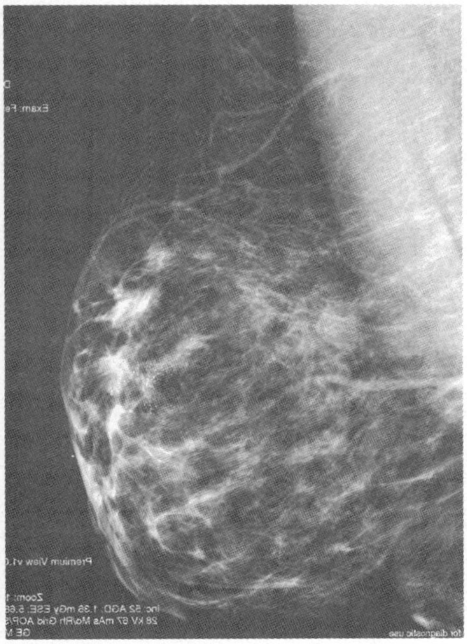

右侧 MLO 位，数字化处理后

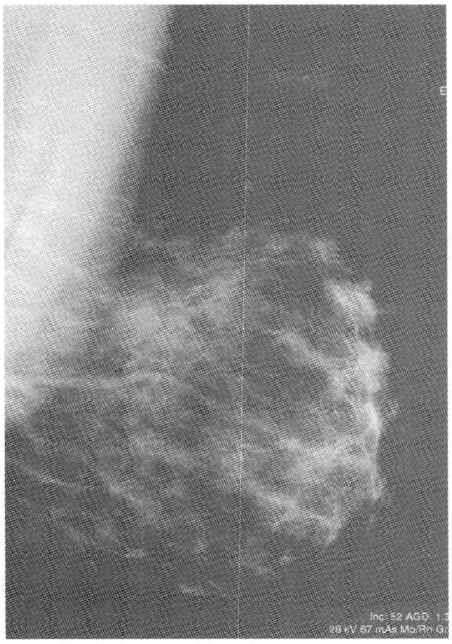

右侧 MLO 位，原始图像

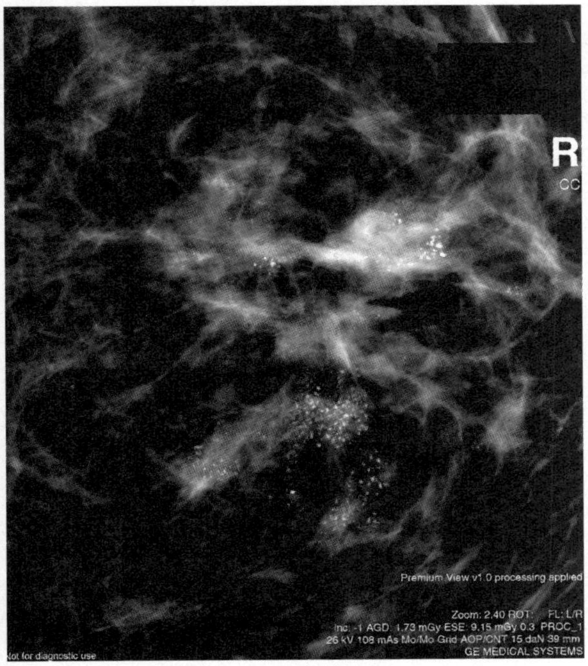

放大片

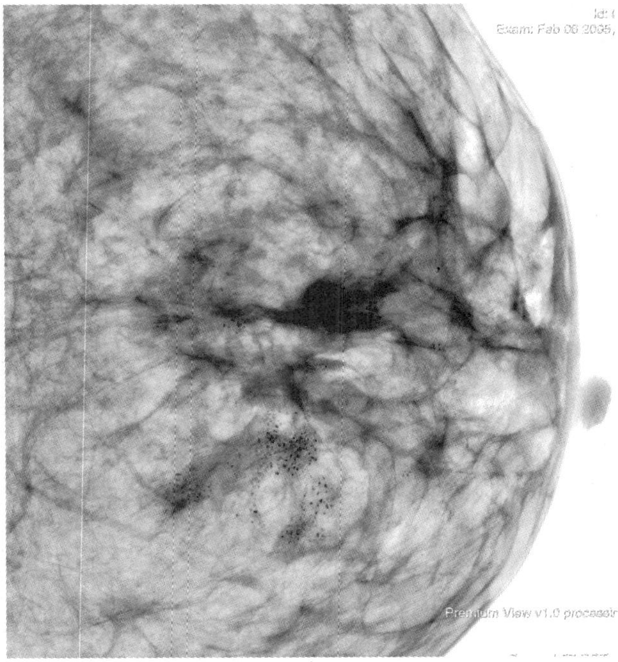

翻转片

1. 女，38 岁，数字化乳腺 X 线片显示右侧乳腺乳晕下方有广泛的钙化灶。最上面的图像是右侧乳腺的 MLO 照片，右侧图像是原始图像。这意味着什么？
2. 数字化乳腺 X 线照相技术与胶片乳腺 X 线照相技术相比，其空间分辨率如何？
3. 数字化乳腺 X 线照相技术与胶片乳腺 X 线照相技术相比，其对比度分辨率如何？
4. 数字化乳腺 X 线照相技术的潜在优势有哪些？

病例 27

数字化乳腺 X 线照相——图像处理

1. 因为数字化图像的获取和显示是分开进行的，因此图像数据可以在图像显示前或显示期间进行更优化的处理，以便得到质量更为理想的图像。本病例对图像对比度和清晰度进行了优化处理，补偿了皮下软组织的视觉密度，使皮肤和邻近组织比处理前更清晰。
2. 数字化系统的空间分辨率（大约 50-100μ m）比类似的胶片拍摄系统（约 40μ m）的空间分辨率要小。
3. 数字化乳腺 X 线照相的对比分辨率明显更好。另外，在软拷贝阅读时，还有优化图像的能力，允许读者根据组织类型（脂肪对致密区）或要评价的病灶，选择最佳的对比度。
4. 数字化技术的优势包括电子归档，可减少胶片的丢失；利用电子传输图像到其他地方（手术室和医生的办公室等）；更高级的应用包括与断层 X 线照相相组合的乳腺 X 线照相术、对比性乳腺 X 线照相术和数字减影乳腺 X 线照相术。

参考文献

Pisano ED, Yaffe MJ: Digital mammography, *Radiology* 234:353-362, 2005.

相关参考文献

Ikeda, *Breast Imaging: THE REQUISITES*, p 15.

点　评

数字化乳腺 X 线照相术比胶片乳腺 X 线照相术能够提供更多的先进技术。由于数字化技术在图像的获得、显示和储存过程中都是分开进行的，所以在图像形成过程中，这些重要步骤的每一步都可以被优化处理。而胶片拍摄技术，图像获得、显示、储存这 3 个过程都是在暗盒内的胶片上完成的。数字化技术一个更为明显优势就是减少了原始胶片数量的丢失，图像可随时按需打印，而且可以连续显示在屏幕上以供查看阅读。

DMIST 试验结果显示，数字化技术使乳腺癌的检出率得到了明显提高，最可能的原因是数字化系统对比分辨率的提高。尽管数字化系统比模拟系统的空间分辨率降低（100 μm 比 40μm），但其对比分辨率的提高更为显著，超出了空间分辨率的下降。这种低空间分辨率和高对比分辨率的结合，提高了肿瘤和正常背景组织细微对比的鉴别能力，克服了胶片乳腺 X 线照相受胶片拍摄系统反应范围较小和噪声较高的影响。此外，由于是数字化软拷贝图像，可以通过调节窗宽和窗位显示一幅图像所包含的不同类型组织。在一幅图像中，乳腺实质的高密度区和低密度区，例如皮下脂肪层，都能够很好显示。数字化乳腺 X 线照相与胶片乳腺 X 线照相相比，还有许多其他潜在的优势，但最为独特的是计算机辅助检测系统（CAD）程序可以直接进行数字数据的运算处理，而非像模拟 CAD 系统那样必须先对胶片进行数据化处理。数字化 CAD 系统比模拟 CAD 系统省时省钱，目前，已经开始在数字化软拷贝显示系统上使用 CAD 标记显示病变。

数字化乳腺 X 线照相的其他潜在优势是其未来应用，包括充分应用数字图像数据的电子捕获。最先开展的对比乳腺 X 线照相，是将乳腺 X 线片与血管信息相结合，获得低剂量“蒙片（mask）图像”，并对每个对比增强的图像进行减影处理。这种技术可以提高乳腺微小病灶或隐蔽病灶的检出率。与数字化断层 X 线照相技术相组合，可以减少乳腺组织结构的重叠，明显提高病灶的检出率。断层 X 线照相技术是一系列断层乳腺图像的组合显示。远程传送乳腺 X 线照相技术是把数字化的电子图像通过高速因特网、卫星或无线电方式，将遥远地区的图像连接到更为权威的图像阅读中心。这种图像传输技术为遥远地区提供了乳腺 X 线片阅读服务，使之能够得到更为准确有效的诊断。

病例 28

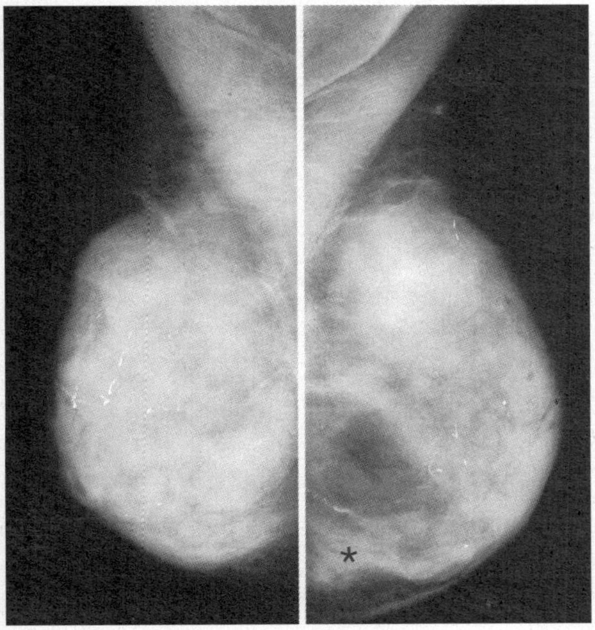

MLO 位（注意星号标记）

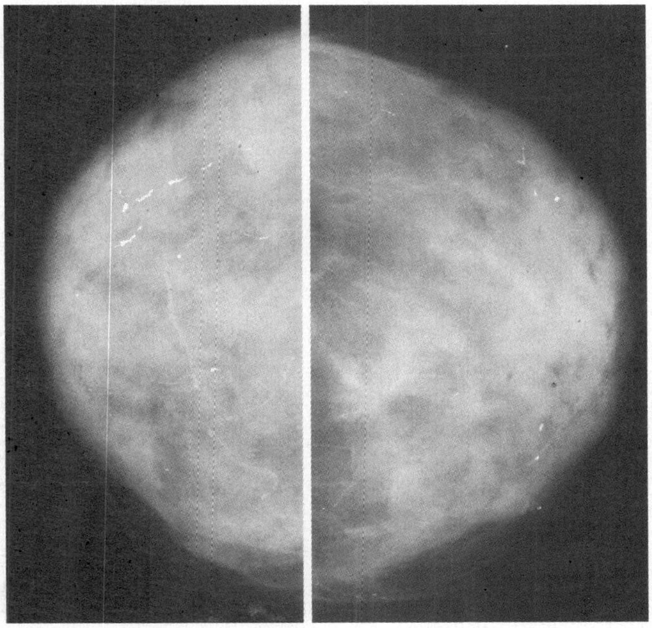

CC 位

1. 在 MLO 图像上（星号），右侧乳腺下方有一个微小隆起或实质变形区域。这在 CC 图像上，最可能位于乳腺的哪个部位？
2. 下一步的影像检查应该是什么？
3. 为何称其局部点压图？
4. 局部点压图的潜在优势是什么？

病例 28

局部点压图

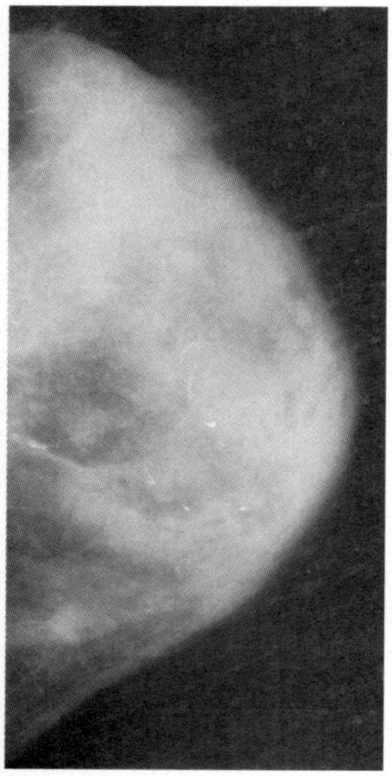

ML 位

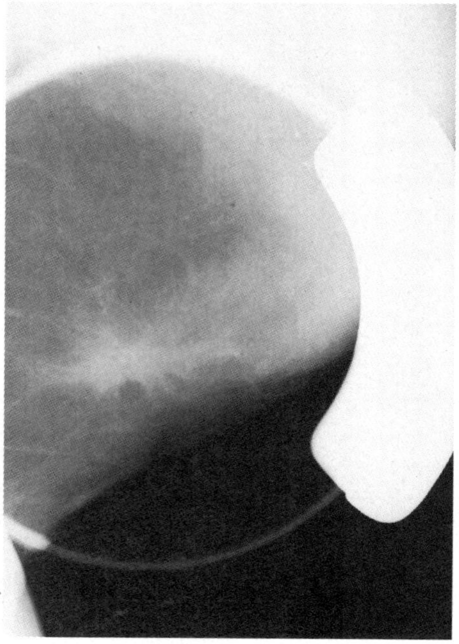

ML 位局部放大片

1. 病灶在 MLO 图上投射在乳腺内如此靠下的位置，那么此潜在病灶一定位于乳腺内侧中心区域。
2. 局部点压图能够进一步评价可能变形的区域。
3. 局部点压指用较小的板（比压迫较大区域所用板小）对乳腺较小区域施以压力。局部点压可对局部区域有效施压。
4. 局部点压图用于明确可疑区域是一个真正的病灶或仅是重叠的正常组织。病灶的边缘可以通过加压而被明确，因为重叠的正常组织密度通过加压可以被压缩、移开。

参考文献

Majid AS, Shaw de Paredes E, Doherty RD, Sharma NR, Salvador X: Missed breast carcinoma: Pitfalls and pearls, *RadioGraphics* 23:881-895, 2003.

相关参考文献

Ikeda, *Breast Imaging: THE REQUISITES*, p 41.

点　评

本病例显示在右侧乳腺中下部的 Cooper 韧带上有一隆起性微小区域。MLO 是乳腺下方微小变化的最佳显示图像，因为该区域乳腺组织紧邻皮下脂肪组织，能够更清楚地显示出它的微小变化。当只在一幅图上看到有病灶时，接下来的图像就是要确定该病灶是一个真正有意义的所见还是只是由于重叠的组织结构所致。90° 投射的侧位像可以提供两个完全不同图像，这两个图像可能会更好地证实一个异常性病灶，而且如果病灶仅仅在常规 MLO 或 CC 图像中的一幅图中看到，那么这幅图像还有助于对病灶进行三角测量。然而，局部点压图亦称焦点加压图、锥形图或局部图，是确诊可疑病灶区域的基本图像。局部点压图采用一小加压板，在比常规小的区域上进行施压，这样就会更有效地施压于小范围乳腺上，其结果是能更好地把组织分开，区分出正常组织密度区（总的影像）中的正常纤维腺体成分，得到更清晰的图像显示。这种焦点加压常可以改善病灶边缘的清晰度，可以使任何结构变形更突出。正常腺体组织将显示于旁边或同等受压，而癌瘤粘连性生长，加压后其变形特点被突现出来，本病例就是如此。本病例的局部点压图显示为一高密度性针样肿块，该肿瘤被证实是浸润性导管癌，位于右侧乳腺下中部 5：00 点处。

病例 29

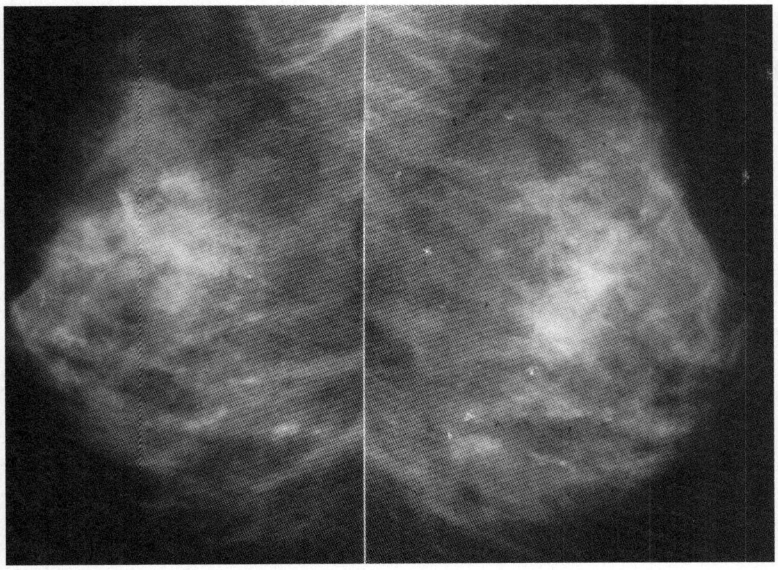

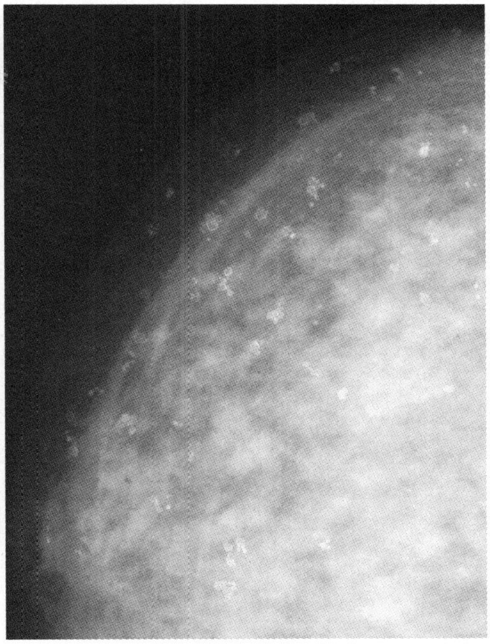

1．这是两个伴有钙化灶的病例。这两位患者共同的特征是什么？
2．这些钙化灶与恶性肿瘤相关吗？
3．这些钙化灶表示什么？
4．皮肤钙化灶总有一个透亮中心吗？

病例 29

皮肤钙化灶

1. 这两位患者都有伴有透亮中心的小钙化灶。
2. 很明确，这些钙化灶是良性钙化灶，BI-RADS 2。
3. 这些钙化灶位于皮肤内。
4. 皮肤钙化灶并不总具有一个透亮中心。它们可以成丛状或表现为针样，与乳腺实质钙化类似。

参考文献

American College of Radiology: *Illustrated BI–RADS*, ed 4, Reston, VA, 2004, American College of Radiology, pp 76-81.

Sickles EA: Breast calcifications: Mammographic evaluation, *Radiology* 160:289-293, 1986.

相关参考文献

Ikeda, *Breast Imaging: THE REQUISITES*, p 73.

点　评

钙化灶的中心区域透亮，是良性钙化灶类型之一。这种类型的钙化灶可发生于各种情况下。皮肤内或乳腺导管内碎片周围形成的钙化灶是伴有相对厚壁的小钙化灶。此处描述的钙化就是这种类型。

当报告提示有钙化时，对钙化灶的分布和形状的描述同样都很重要。皮肤内的钙化灶通常散发性分布，多见于乳腺 X 线片边缘区，例如乳腺内侧、乳腺下褶皱处、乳晕下方和腋窝内。

某些皮肤钙化灶没有中心透亮性区域。这可能需要切线图像来确定钙化灶是否位于皮肤内。

病例 30

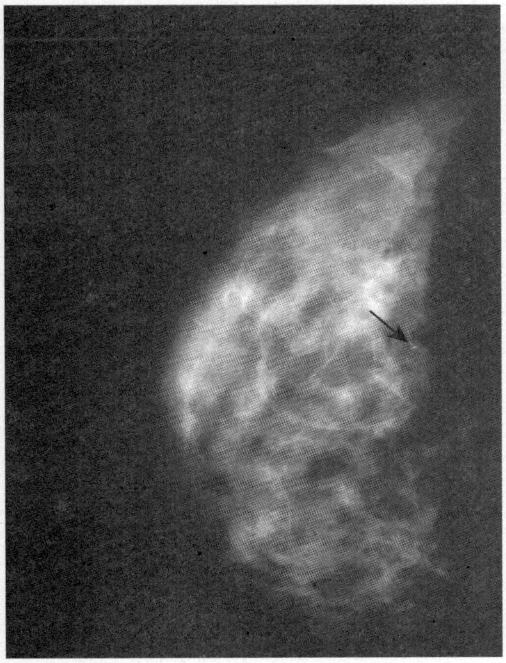

左侧 CC

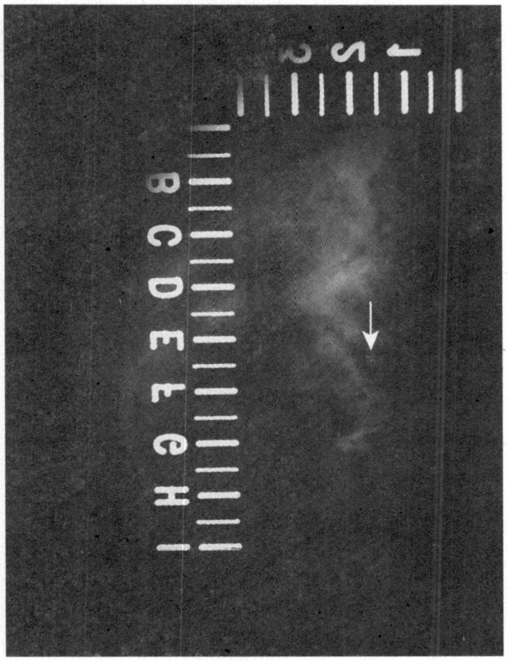

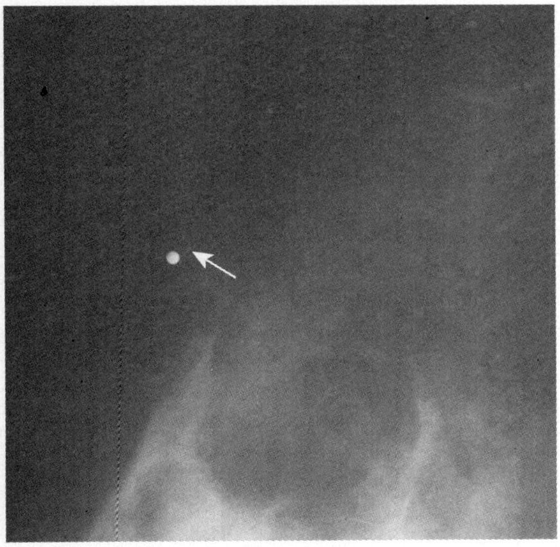

1．描述所见。
2．是良性钙化吗?
3．下一步怎么办?
4．这些钙化灶需要穿刺活检吗?

病例 30

皮肤内的钙化灶——定位

1. 在左乳上方有一组钙化灶，这些钙化灶在多个体位图像中保持有同样的位相关系。
2. 这些钙化灶不像良性钙化灶中的任何一种，考虑为不确定性。
3. 因为钙化灶持续存在，所以我们怀疑这些钙化灶位于皮肤内。这可以用字母数字标尺来证实，像本例所示。
4. 皮肤钙化灶无需活检。它们与乳腺癌无关。

参考文献

Berkowitz JE, Gatewood OMB, Donovan GB, Gayler BW: Dermal breast calcifications: Localization with template-guided placement of skin marker, *Radiology* 163:282, 1987.

Homer MJ, D' Orsi CJ, Sitzman SB: Dermal calcifications in fixed orientation: The tattoo sign, *Radiology* 192: 161-163, 1994.

Kopans DB, Meyer JE, Homer MJ, Grabbe J: Dermal deposits mistaken for breast calcifications, *Radiology* 149:592-594, 1983.

相关参考文献

Ikeda, *Breast Imaging: THE REQUISITES*, p 73.

点 评

位于皮肤内的钙化灶位于薄层皮肤内。它们相互之间关系固定，与在乳腺 X 线片中乳腺实质内见到的钙化灶不同。当这种固定关系在多个图像上看到时，你可通过切线图很容易地确定皮肤层内钙化灶的位置。

为了确定乳腺内钙化灶的位置，可以利用字母数字标尺进行针刺定位。将乳腺组织放于加压设施内，将钙化灶放于字母数字标尺窗内。放 BB 在钙化灶位置上——像本病例，在 E 和 F 之间，在 1 和 2 之间。然后，乳腺照相，使 BB 在切线位。如果钙化灶在皮肤内，应直接在 BB 下看到。

如果钙化灶在皮肤内，可以排除患恶性肿瘤的可能，该钙化灶无需随访。患者可返回常规筛查。皮肤内钙化灶决不表示有原发性乳腺恶性肿瘤。

皮肤钙化灶常有一个可透过射线的中心，且有一个钙化细圈。当看到此征象时，可以很有信心地确认这些钙化灶为良性钙化灶，无需进一步的切线位图。

病例 31

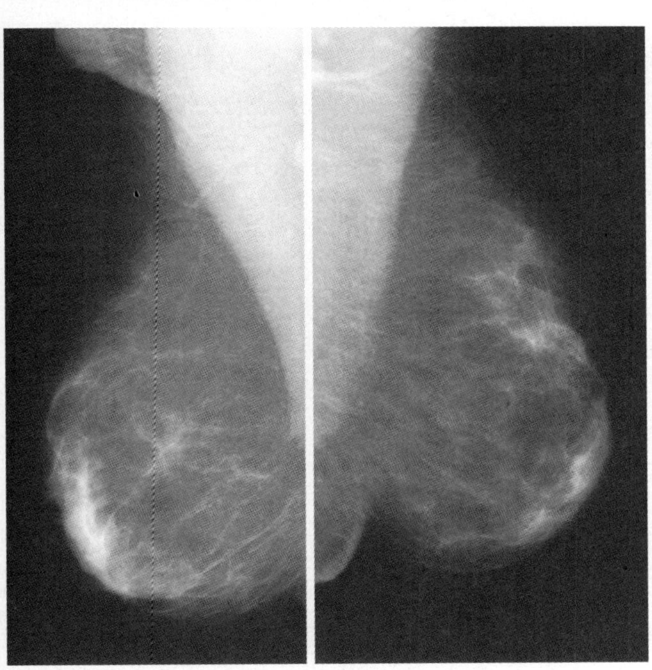

MLO 位

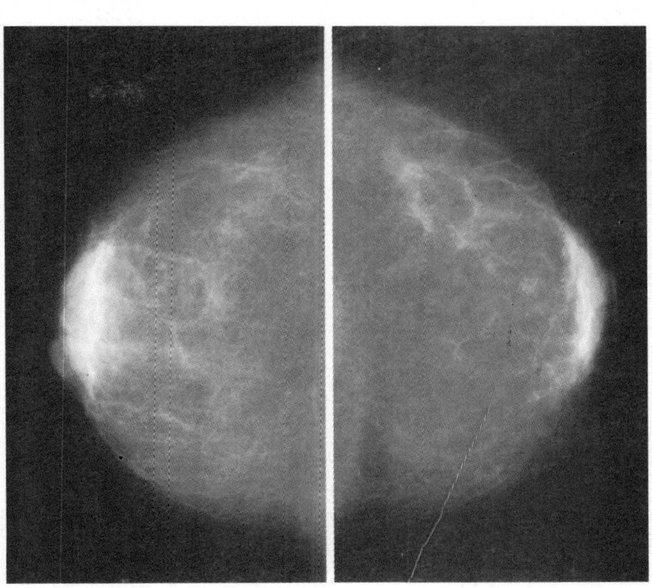

CC 位

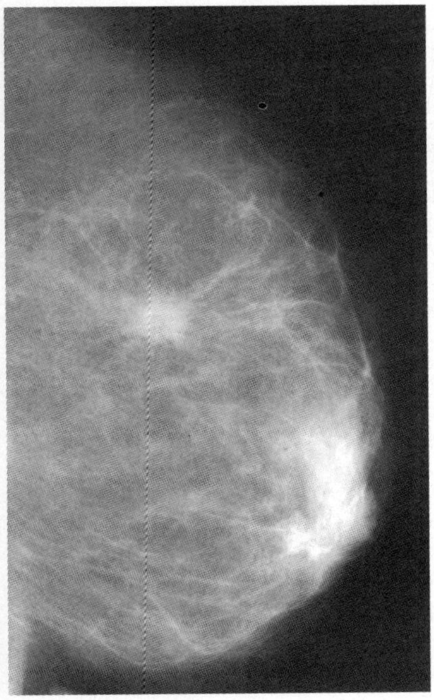

ML 位

1．描述乳腺 X 线片上的细微所见。
2．加做正中侧位图像有帮助吗？
3．指出乳腺 X 线片所见的鉴别诊断。
4．根据已知的肿瘤组织学类型解释细微所见。

病例 31

浸润性小叶癌

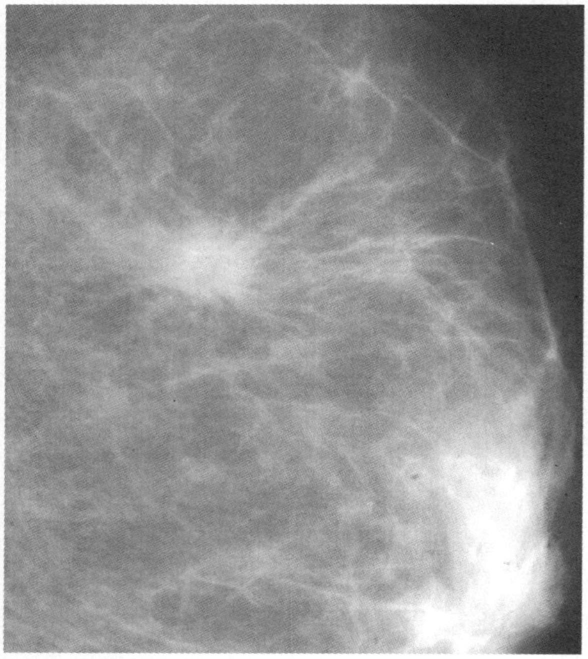

Cropped ML 位

1. 右侧乳腺外上象限内有一微小局灶非对称性区域，实质呈轻微扭曲改变。
2. 乳腺的正中侧位图像可以更好地显示位于乳腺上方的乳腺实质扭曲病变区域。
3. 鉴别诊断应该包括浸润性小叶癌和可能性不大的浸润性导管癌或放射状瘢痕。当然，在临床上首先要除外外科手术导致的实质紊乱。
4. 在一个平面内可以清晰地看到实质扭曲，提示为浸润性小叶癌的组织学表现。

参考文献

Le Gal M, Ollivier L, Asselain B, Meunier M, Laurent M, Vielh P, Neuenschwander S: Mammographic features of 455 invasive lobular carcinomas, *Radiology* 185:705-708, 1992.

Samardar P, Shaw de Paredes E, Grimes MM, Wilson JD: Focal asymmetric densities seen at mammography: US and pathologic correlation, *RadioGraphics* 22: 19-33, 2002.

相关参考文献

Ikeda, *Breast Imaging: THE REQUISITES*, p 97.

点 评

这是一个因浸润性小叶癌引起实质轻微扭曲的病例。在正中侧位或内侧位 90°（ML）图上显示得最清楚。在最初的 MLO 和 CC 图上，右侧乳腺的外上象限内有一个局灶非对称性区域，表现为混合性密度，内有脂肪组织；但无明确肿块特征。为了进一步评价此区域，加做了一个局部点压图和 ML 图。在 ML 图上扭曲的区域显示得非常清晰。

浸润性小叶癌（ILC）的发病率约占所有乳腺癌的 10%，显微镜下表现为散发的、疏松的浸润性柱状细胞呈线样排列。在乳腺 X 线片上，与浸润性导管癌相比，呈现更典型的高密度性、不连续性和不规则性肿块。ILC 常常浸润正常组织，而不引起严重的粘连反应；而浸润性导管癌常常伴有粘连反应。因此，线样排列的浸润性小叶癌的细胞只在脂肪小叶之间浸润生长，不浸润导管实质。这些组织学特征就形成了更常见于浸润性导管癌的更加细微的乳腺 X 线片所见。

在乳腺 X 线片上，浸润性小叶癌通常没有明确的肿块或簇状微小钙化灶。因此，通常 ILC 比浸润性导管癌更大。最常见的乳腺 X 线片表现包括非对称性模糊、边缘模糊的不透亮区和实质扭曲。临床上的乳腺检查可能仅表现有局部的增厚感或非对称性改变。在非常致密的乳腺组织中没有明显的实质扭曲，故乳腺 X 线通常没有异常征象。最常见的超声表现是不均质性低回声肿块，边界不清晰，呈多角改变，肿块后方回声失落。然而，在轻微的实质扭曲中，有时看不到肿块，只看到声衰减。ILC 比浸润性导管癌具有更多发和双侧性的特点。有些作者认为双侧的发生率约为 10%～15%。因此，对侧乳腺的影像检查是非常必要的。

病例 32

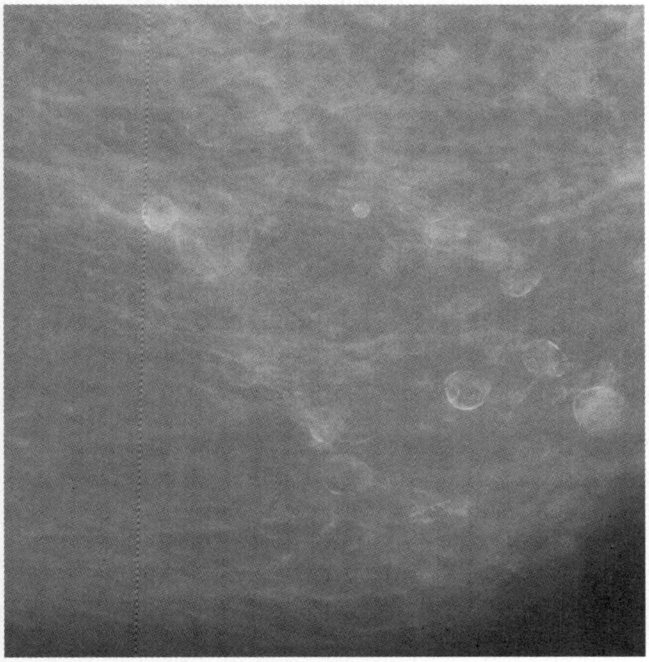

1．描述上面放大图像中所见。
2．这些所见最可能的原因是什么？
3．需要进一步检查吗？
4．如果这些所见为双侧性或弥漫性，其最可能的诊断是什么？

病例 32

油性囊肿

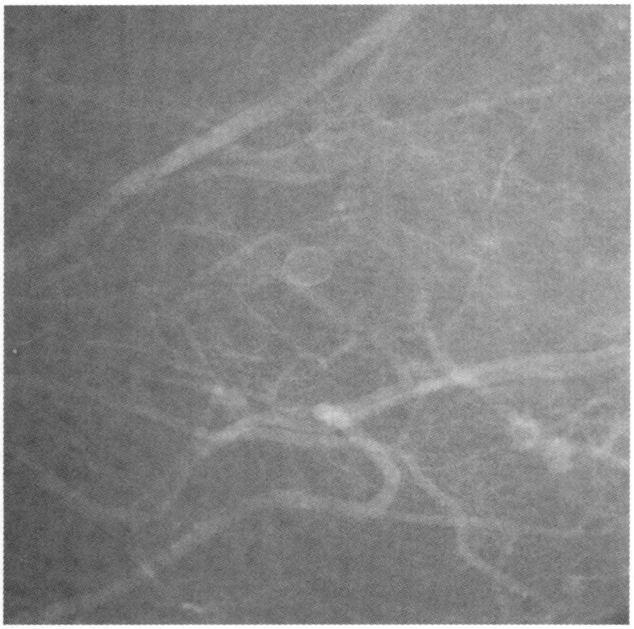

1. 图像显示有多发的边界清晰的肿块。该肿块的中心是透亮的脂肪性密度。部分小肿块的周边有钙化。
2. 这些所见最可能是由外伤引起的油性囊肿。
3. 无需进一步检查，BI-RADS 分类 2：良性。
4. 皮脂囊肿病。

参考文献

American College of Radiology: Illustrated BI-RADS, ed 4, Reston, VA, 2004, American College of Radiology, pp 76-81.

Sickles EA: Breast calcifications: Mammographic evaluation, Radiology 160:289-293, 1986.

相关参考文献

Ikeda, *Breast Imaging: THE REQUISITES*, pp 73, 122.

点　评

这种伴有中心透亮的钙化是典型良性钙化之一，可发生于多种情况下。与油性囊肿或脂肪坏死有关的薄壁钙化称为蛋壳样钙化。发生于皮肤或导管内碎片周围的钙化是小口径、中心透亮的厚壁钙化。

本病例所见圆形、中心透明的小肿块是良性油性囊肿。这种肿块在乳腺 X 线片上表现为边界清晰的胶囊样肿块。中心透亮性特点是脂肪液化的表现，囊肿周围的薄壁可以随着时间的延长发生钙化，本病例就是如此。临床上患者多无症状或偶尔有一个可触及性、表浅性微小区域。超声检查显示为圆形或椭圆形低回声或无回声肿块，有时因为中心的脂肪成分可能表现为混合性回声肿块。此外，如果囊肿为清晰胶囊样或早期有边缘钙化，在超声图上囊肿后方可以伴有声衰减。

双侧多发性油性囊肿可能是由于皮脂囊肿病所致。这是一种罕见的常染色体疾病，男性多见，多发性皮内囊肿主要分布于双上肢和躯干。表现为活动性好、浅表性、可触及性小结节。这些结节可能会发生感染，但不会发生恶变。

病例 33

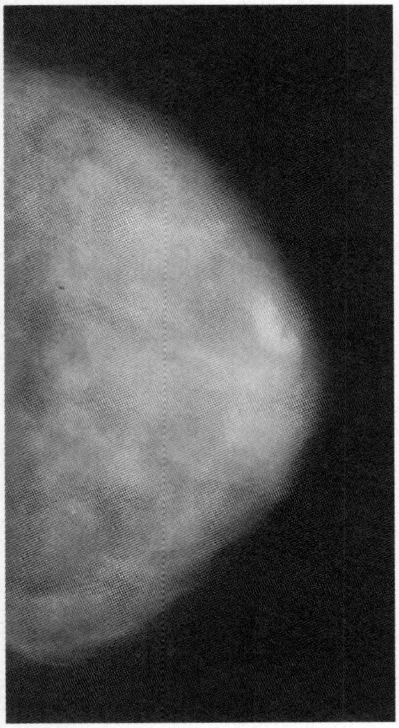

CC 位

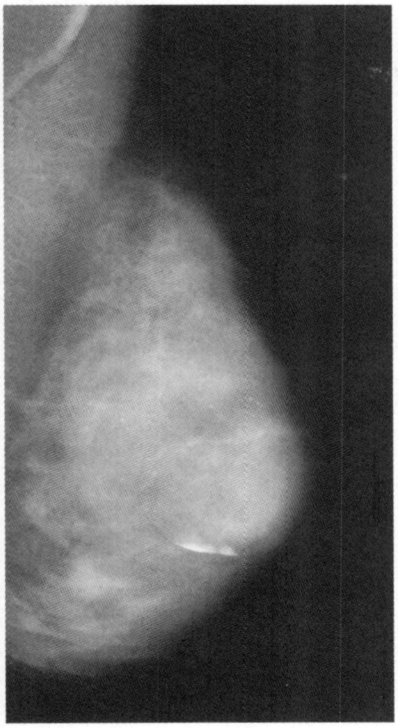

ML 位

1．描述乳腺 X 线片所见。
2．最可能的诊断是什么？
3．BI-RADS 分类是什么？
4．这种类型的钙化发生于乳腺的什么部位？

病例 33

乳汁性钙化

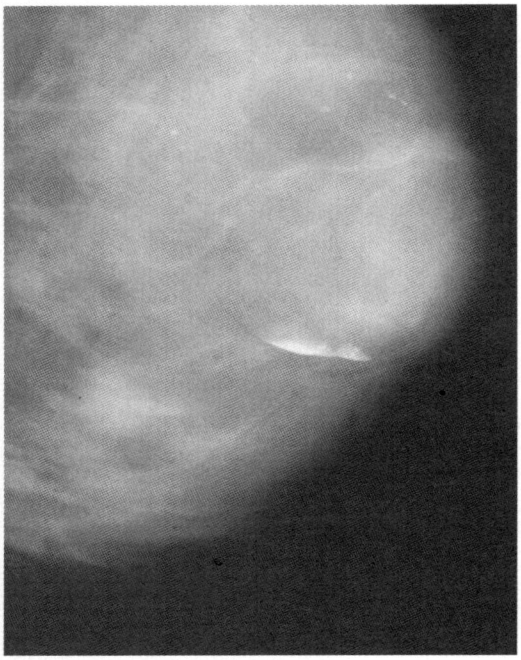

1. 这两幅图显示有局灶非对称性无定形钙化。正中侧位图显示有新月形或茶杯形钙化。
2. 这是大囊内的乳汁性钙化。
3. BI-RADS 分类 2：良性。
4. 这种小囊肿或大囊肿常发生于乳腺小叶内。

参考文献

Sickles EA: Milk of calcium with tiny benign breast cysts, *Radiology* 141:655-658, 1981.

Sickles EA: Breast calcifications: Mammographic evaluation, *Radiology* 160:289-293, 1986.

相关参考文献

Ikeda, *Breast Imaging: THE REQUISITES*, p 75.

点 评

本病例在乳腺前面有一个局灶非对称性区域，或者可能是一个肿物。在 CC 图上，这种局灶非对称性钙化表现为无定形或淤泥样。在正中侧位图上显示为大囊肿内悬浮着独立的乳汁性钙化，为新月形或杯状钙化。这些特征是良性病理性钙化的特点，确诊为局部非对称性和良性钙化，不是肿物，无需其他影像进一步检查。偶然，这种钙化不在溶液内，表现为圆形小结石样，在囊内像无数个珍珠一样，正中侧位图上显示最佳。在组织学上，这些小囊肿和大囊肿多形成于扩张的小叶腺体内或是在扩张的终末导管开口处。

病例 34

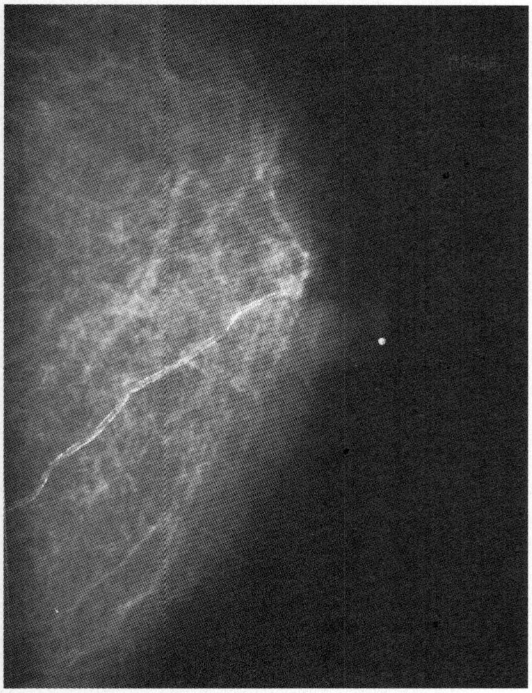

1．这代表什么类型的钙化？
2．这些钙化表示什么病理特点？
3．需要进一步检查吗？
4．这些钙化会增加乳腺癌的危险吗？

病例 34

血管钙化

1. 血管钙化。
2. 年轻糖尿病患者和结缔组织疾病患者都有可能发生血管性钙化，与随着年龄增长而发生的动脉粥样硬化钙化一样。
3. 无需再加做乳腺 X 线照相。可以考虑评估是否存在动脉粥样硬化，或考虑获取更多临床相关病史资料。
4. 不会。

参考文献

Moshyedi AC, Puthawala AH, Kurland RJ, O’Leary DH: Breast arterial calcification: Association with coronary artery disease, *Radiology* 194:181-183, 1995.

Van Noord PA, Beijerinck D, Kemmerenen JM, Graaf Y: Mammograms may convey more than breast cancer risk: Breast arterial calcification and arterio-sclerotic related diseases in women of the DOM cohort, *Eur J Cancer Prev* 5:483-487, 1996.

相关参考文献

Ikeda, *Breast Imaging: THE REQUISITES*, p 81.

点　　评

这是一位 30 岁女性的常规筛查性乳腺 X 线片。因为她的母亲在 34 岁时患上了乳腺癌，所以她提前进行常规筛查性乳腺 X 线照相检查。在她的乳腺 X 线片上显示有明显血管钙化灶。这些血管钙化灶要在乳腺 X 线照相报告上进行描述，并说明有可能会增加心血管疾病的危险。

典型的血管钙化不难发现，在乳腺 X 线片上具有特征性表现。表现为平行的线样钙化，在钙化的平行线内常常还可伴有不定型钙化灶，表示这种钙化位于血管壁上。这种血管钙化更多见于 60 岁以上的女性。具有这种典型钙化特点的患者无需进一步检查。

乳腺 X 线片上所见的这种小血管壁钙化其钙化部位与发生于大血管壁上的钙化一样，是动脉中层的钙化，不是内膜的钙化。这种钙化与乳腺癌不相关，它的发展预示糖尿病、慢性肾衰和冠心病的危险性会增加。

病例 35

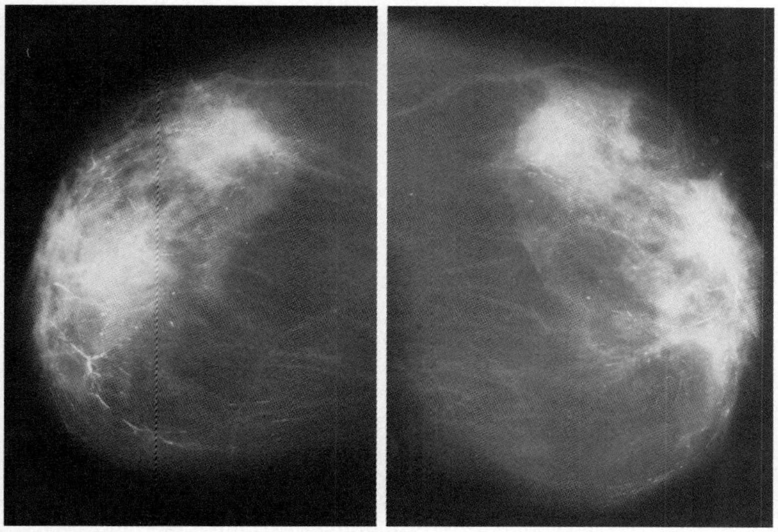

CC 位

1．女，68 岁，基础筛查性乳腺 X 线片显示双侧乳腺弥漫性钙化。鉴别诊断是什么？
2．需要进一步的乳腺 X 线照相检查吗？
3．组织学所见是什么？
4．建议采用哪种介入方法和 / 或随访？请指出 BI-RADS 的分类？

病例 35

分泌性钙化

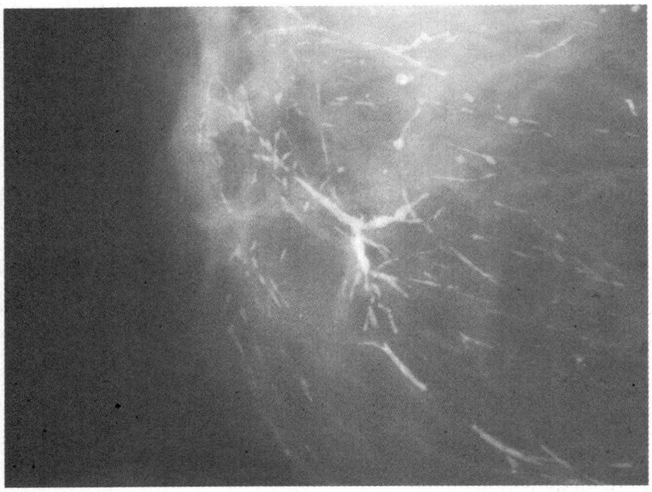

左侧放大片

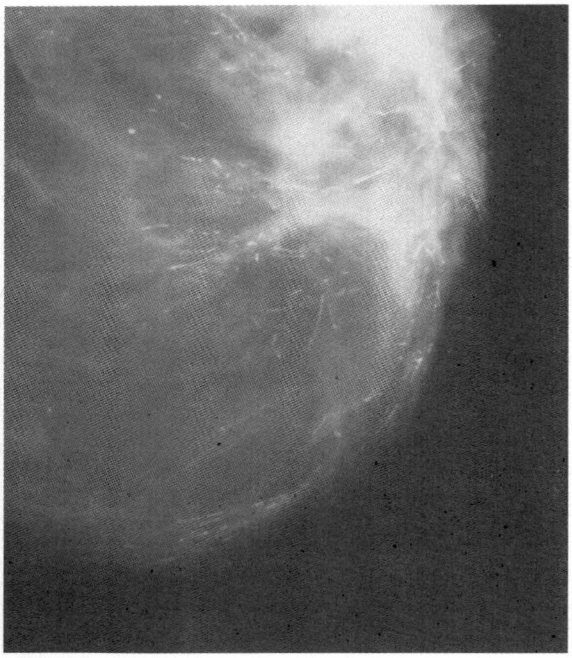

右侧放大片

1. 本病例图像显示的钙化灶是粗糙、线样钙化，是由良性分泌性疾病或浆细胞性乳腺炎引起。
2. 无需进一步检查。但如果图像显示有模糊不清的不确定的钙化灶，则需要放大图像观察。
3. 在组织学上显示为导管扩张并伴有导管周围炎。
4. 无需介入，建议常规随访。BI-RADS 分类是 2：良性。

参考文献

Bassett LW, Jackson VP, Jahan R, Fu YS, Gold RH: *Diagnosis of Diseases of the Breast*, Philadelphia, 1997, Saunders.

Cardenosa G: The Core Curriculum: *Breast Imaging*, Baltimore, 2004, Lippincott Williams & Wilkins.

相关参考文献

Ikeda, Breast Imaging: THE REQUISITES, pp 77-79.

点 评

乳腺 X 线片显示双侧乳腺弥漫性沿导管分布的高密度、宽杆状钙化灶。这些钙化灶部分呈分枝状，部分呈伴有透亮中心的管状结构。较大的杆状钙化灶呈雪茄样或逐渐变细。仔细观察逐渐变细的钙化灶，发现这些钙化灶比 DCIS 的不规则多形性钙化更大，边缘更光滑。在扩张的含有碎片的导管周围也有钙化灶，这些钙化灶表现为长的空管样。这样的钙化灶是良性分泌性疾病和浆细胞性乳腺炎导管扩张引起的导管内的典型钙化。

在组织学上，扩张的导管壁增厚，导管内含有粘稠乳脂样碎片和泡沫细胞。这种病变常为双侧弥漫性，偶尔为单侧和局限性改变。局限性改变有时很难与原位粉刺导管癌相鉴别。局部放大图像对鉴别诊断有帮助，关键是仔细观察导管周围钙化灶内是否有典型的透亮腔和边缘光滑的分泌性钙化。相对来说，高分化性 DCIS 的钙化灶是呈线样的不规则性钙化灶。对于典型的双侧弥漫性浆细胞性乳腺炎形成的钙化灶，无需介入性穿刺活检，本病例就是如此。但新的更为局灶的和不规则性钙化则需要穿刺活检，以除外恶性肿瘤的可能。

病例 36

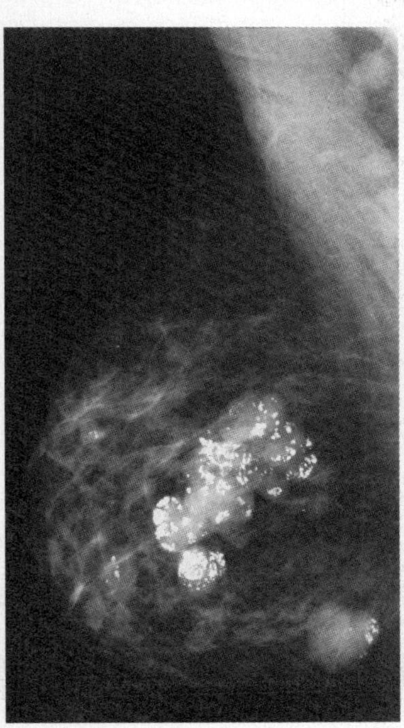
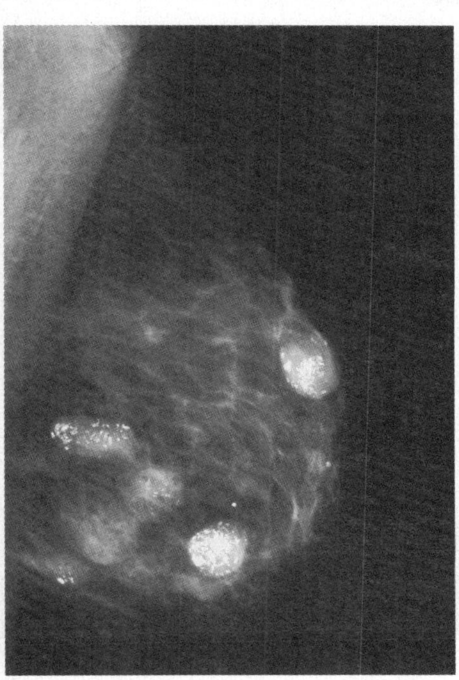

1. 患者无症状，双侧乳腺表现类似。最可能的诊断是什么？
2. 在组织学上，爆米花样钙化是什么原因引起的？
3. BI-RADS 分类是什么？
4. 这种双侧多发性肿瘤的发生率是多少？

病例 36

钙化性纤维瘤

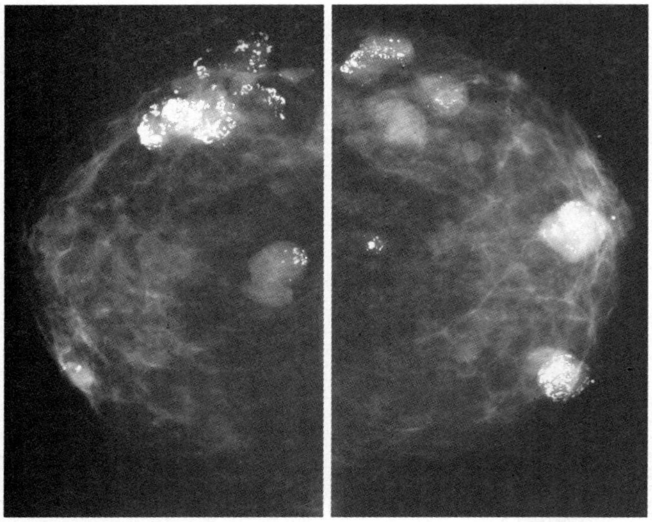

1. 双侧乳腺多发性纤维瘤。
2. 钙化原因是由于良性纤维瘤退化所致。
3. BI-RADS 分类 2：良性，无恶性证据。
4. 约为 15%～20%。

参考文献

Bassett LW, Jackson VP, Jahan R, Fu YS, Gold RH: *Diagnosis of Diseases of the Breast*, Philadelphia, 1997, Saunders, p 386.

相关参考文献

Ikeda, *Breast Imaging: THE REQUISITES*, pp 79-80.

点　　评

筛查性乳腺 X 线片显示这位无症状患者的双侧乳腺内有多发性、粗糙爆米花样钙化性肿瘤，其中部分位于乳腺的外围。这是一种典型的绝经期女性常患的退化性纤维瘤的乳腺 X 线片表现，无需其他进一步影像学检查。当然，这必须是在对乳腺 X 线照相进行详细阅片之后，确保绝对没有令人担心的征象为前提。

纤维瘤是女性最常见的实性肿块。在乳腺 X 线片上表现为边界清晰的椭圆形肿块；超声检查表现为边界清晰的低回声性肿块，并具有薄的等回声性包膜，且纵横比大于 1。粗糙、卷绕的爆米花样钙化常发生于绝经后女性。钙化多发生于肿块周围，并逐渐向中心发展。在乳腺 X 线片上，肿瘤可以完全被钙化所替代。本病例无需进一步检查，BI-RADS 分类 2，良性，进行常规随访即可。

病例 37

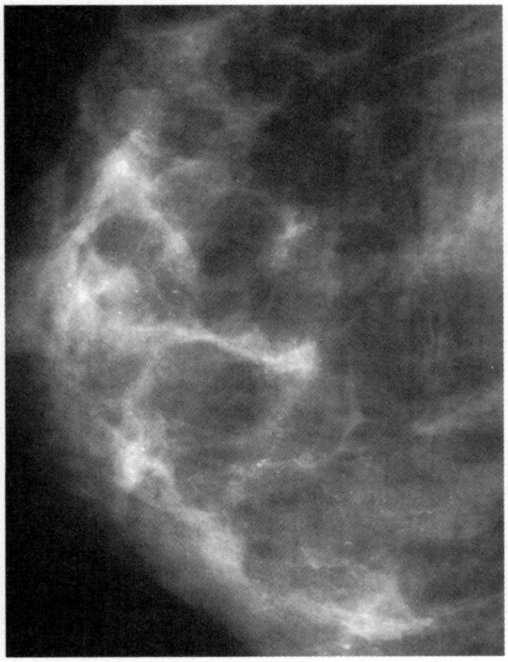

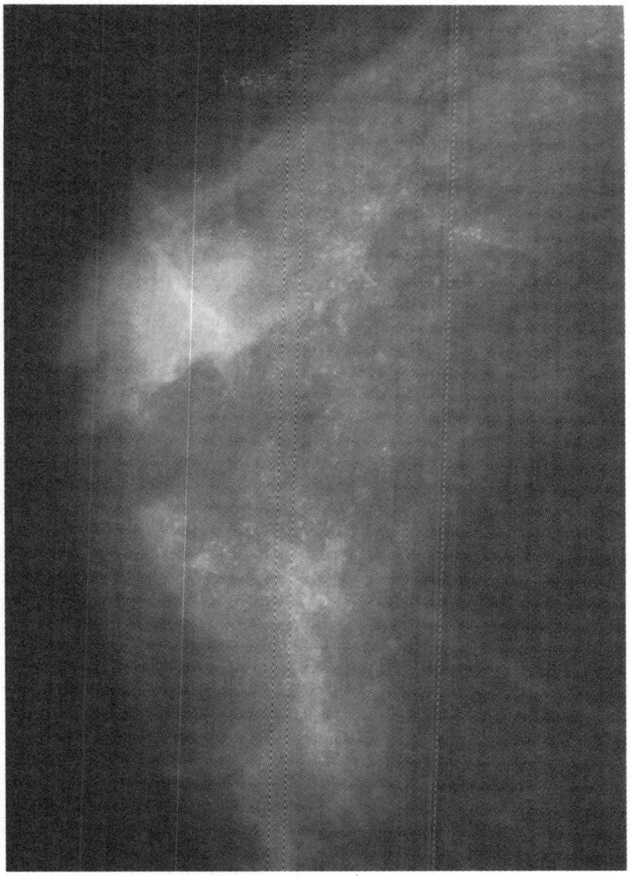

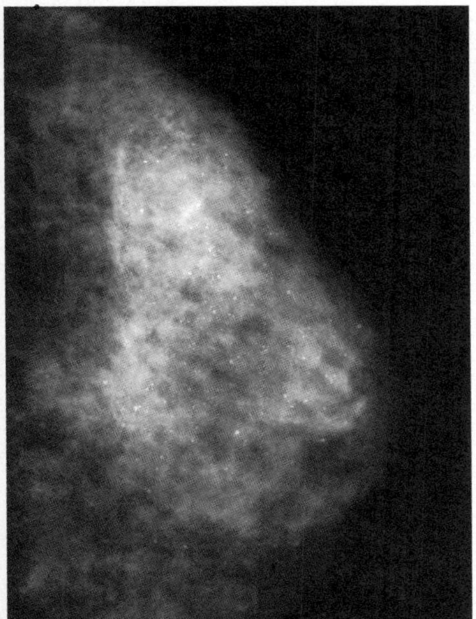

1．这 3 位不同患者钙化的特点是什么?
2．这种钙化是典型的良性钙化吗?
3．这种钙化需要随访或穿刺活检吗？BI-RADS 分类是什么?
4．这种良性钙化如何与 DCIS 的钙化相鉴别?

病例 37

弥漫性钙化

1. 有大量弥漫性钙化灶分布于乳腺内。
2. 这些钙化呈针样，没有可疑的丛样钙化，是典型的良性钙化灶。
3. 这些钙化可以采用每年一次的乳腺 X 线照相进行随访。BI-RADS 2。
4. 为了与 DCIS 进行鉴别，必须仔细观察，以除外线样排列、呈分枝样、紧密地丛样和多形性钙化灶。

参考文献

Sickles EA: Breast calcifications: Mammographic evaluation, *Radiology* 160:289-293, 1986.

相关参考文献

Ikeda, *Breast Imaging: THE REQUISITES*, p 70.

点　评

在解释乳腺 X 线片中钙化灶的特点时，一定要包括钙化的分布区域和形态特征。本病例的钙化灶是弥漫分布于乳腺内清晰的针样良性钙化灶。但一定要仔细寻找是否有可疑钙化灶存在，包括丛样或分枝样钙化灶，这些钙化灶有可能散在分布于良性钙化灶之内。用放大的透镜仔细观察乳腺 X 线片，会帮助我们确定患者是否需要加做其他乳腺 X 线检查。与以前的胶片对比观察，也会有很大帮助。但如果没有以前的胶片或对钙化灶的性质有疑问时，则需要在 CC 图和 90°正中侧位两个图像上放大观察可疑区域。为了更清晰地观察是否存在层样乳汁样钙化灶，可采用 90°侧面图代替 MLO。

病例 38

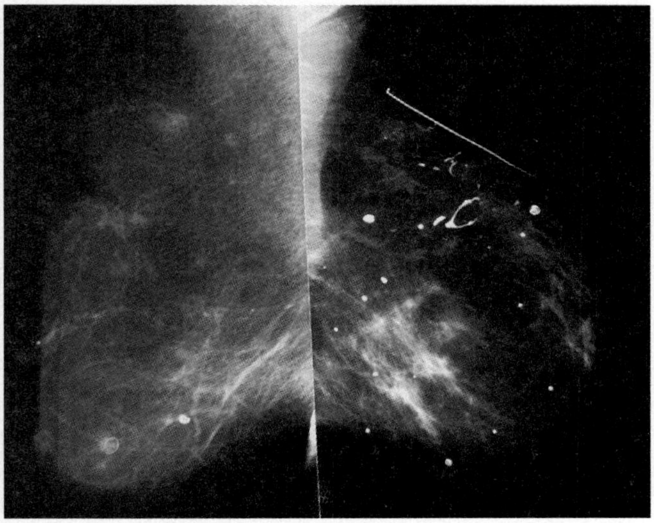

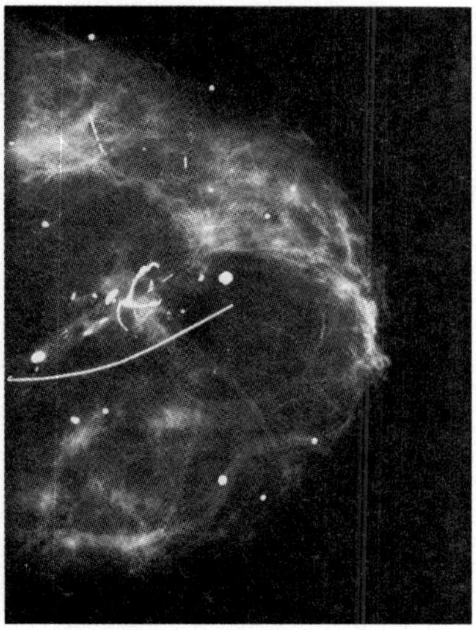

1．这位老龄女性患者几年前做过良性的外科手术活检，你是如何从以上图像中获知的？
2．曲线形钙化代表什么？
3．这类钙化灶常见吗？
4．需要鉴别诊断吗？

病例 38

缝合线钙化

1. 在外科手术处，有增厚的曲线形钙化。在皮肤瘢痕处有金属性标记物。
2. 曲线形钙化代表在外科手术活检时外科医生采用的缝合线发生了钙化。
3. 这种缝合线钙化不常见。
4. 当缝合线钙化是线样时，可能会误认为分泌性钙化，也可误诊为导管内癌。

参考文献

Davis SP, Stomper PC, Weidner N, Meyer JE: Suture calcification mimicking recurrence in the irradiated breast: A potential pitfall in mammographic evaluation, *Radiology* 172:247-248, 1989.

相关参考文献

Ikeda, Breast Imaging: THE REQUISITES, pp 314-315.

点 评

缝合线钙化表示患者体内异物 - 人造物引起乳腺内异常的高密度影。多数缝合线在乳腺 X 线片中看不到，发生钙化也很罕见。然而，钙盐是可以沉积在这些缝合线上的，典型形状是线样或管状。如果在手术缝合处看到一个钙化小结节，可以毫无疑问地诊断为缝合线钙化。钙化可以发生于含有坏死性胶原物质的肠线上。在缝合处的钙化可能类似乳腺肿瘤切除后的复发性疾病。如对钙化的原因有疑问，则放大图像观察。

在患者皮肤上的钙化可用金属物做标记，以表示曾经外科手术的切口。缝合线钙化也可以在瘢痕附近。

病例 39

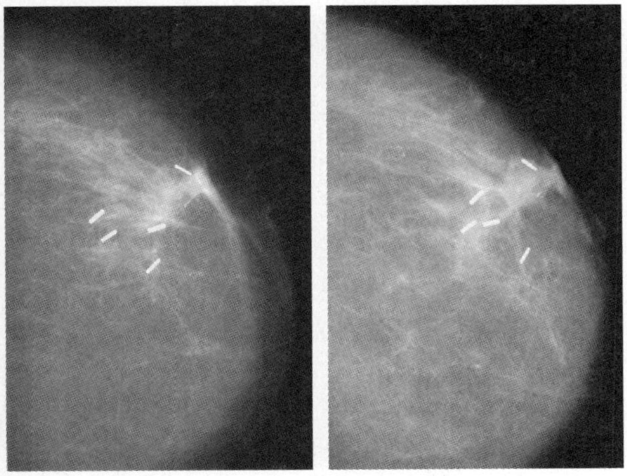

放疗后 1 年

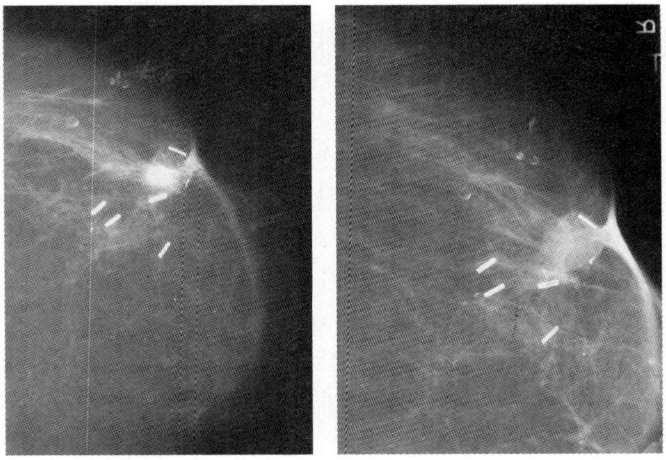

放疗后 18 个月

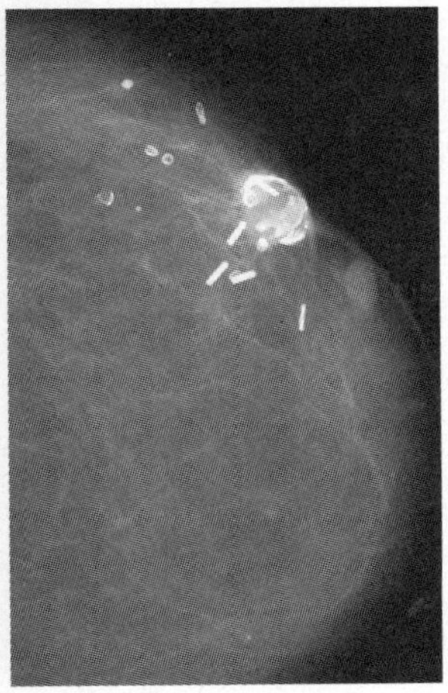

放疗后 3 年

1．该患者因原位导管癌接受了乳腺肿瘤切除术。术后最初的随访建议是什么？
2．放疗结束后，给予患者的建议是什么？为什么？
3．保乳手术和放疗之后，可能出现的良性改变是什么？
4．复发率是多少？

病例 39

乳腺肿瘤切除术后脂肪坏死

1. 保乳手术后的乳腺 X 线片可以发现与癌相关的钙化灶，建议在乳腺肿瘤切除术后、放疗前进行放大的乳腺 X 线照相检查，以便评价是否残留有钙化灶。
2. 如何随访仍存有争论，但是多数中心建议：放疗结束后至少 1 年内要做双乳诊断性乳腺 X 线照相检查。其他中心建议：放疗结束后 2 年内每 6 个月做一次双乳诊断性乳腺 X 线照相检查。
3. 乳腺肿瘤切除和放疗后，早期的乳腺 X 线照相改变是手术处密度增加、结构紊乱。这种改变也可能是由放疗引起的皮肤和小梁增厚所致。随着时间的推移，中心透亮、周围粗糙的外周性钙化灶常发生于脂肪坏死的手术床上。
4. 肿瘤手术床（可能缘于残留疾病）周围复发率约为每年 1%。近年来认为，原发癌第二次发生比残留癌或原位癌复发更为多见。

参考文献

Giess CS, Keating DM, Osborne MP, Rosenblatt R: Local tumor recurrence following breast-conservation therapy:Correlation of histopathologic findings with detection method and mammographic findings, *Radiology* 212:829-835, 1999.

Giess CS, Keating DM, Osborne MP, Mester J, Rosenblatt R: Comparison of rate of development and rate of change for benign and malignant breast calcifications at the lumpectomy bed, *Am J Roentgenol* 175:789-793, 2000.

相关参考文献

Ikeda, *Breast Imaging: THE REQUISITES*, p 240.

点　评

保乳手术的目的是在局部控制乳腺癌的同时，尽可能减少原位癌的复发。术前乳腺 X 线片上显示含有钙化灶的癌瘤，术后照片要确保所有恶性钙化灶都已被切除。在肿瘤切除后和放疗开始前，要做纵断面的放大图像。任何可疑残留钙化灶都与残留性病灶和原位复发高度相关。

乳腺肿瘤切除术后和放疗后要进行乳腺 X 线照相观察乳腺改变。尽管每年一次的诊断性乳腺影像随访是常规，但是还需短期随访，以确保这些改变是良性改变。有些医院主张，放射治疗结束后每 6 个月进行一次单侧乳腺（被放射治疗的乳腺）或双侧乳腺的乳腺 X 线照相检查，持续 2 年。

最初，乳腺组织在接受放射治疗后常引起组织水肿、增厚，而且由于乳腺组织内血液淤积或血肿形成，导致手术床区域扭曲，表现为高密度。在头 2 年内，这种手术床高密度区域应该随时间延长而逐渐缩小，并有可能发生脂肪坏死、油性囊肿和在手术床周围发生粗糙的、营养不良性外围性钙化灶。但早期的脂肪坏死性钙化灶会表现为令人担心的不规则或多形性钙化灶的一些特点。对这种营养不良性钙化，需要短期内严密随访，并采用局部放大图像随访，以确保这些钙化的确是典型粗糙的外围性钙化，不是残留性钙化。早期复发或残留性疾病的发现常常发生于肿瘤切除处或附近。如果担心有残留或复发，则需进行穿刺活检。

病例 40

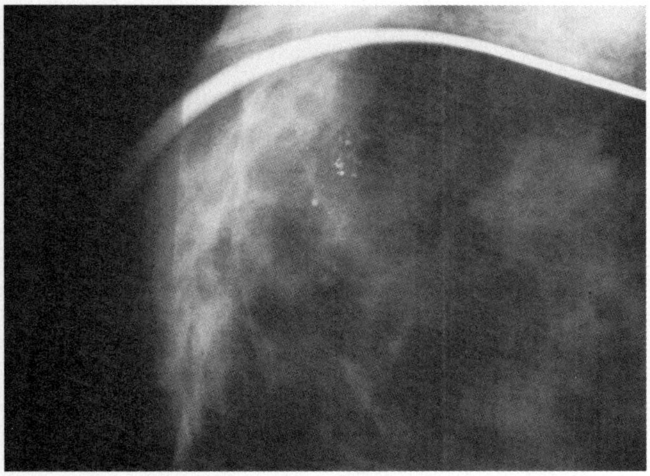

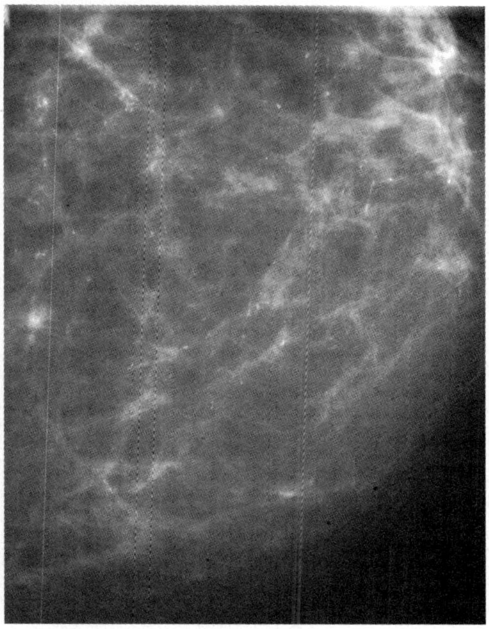

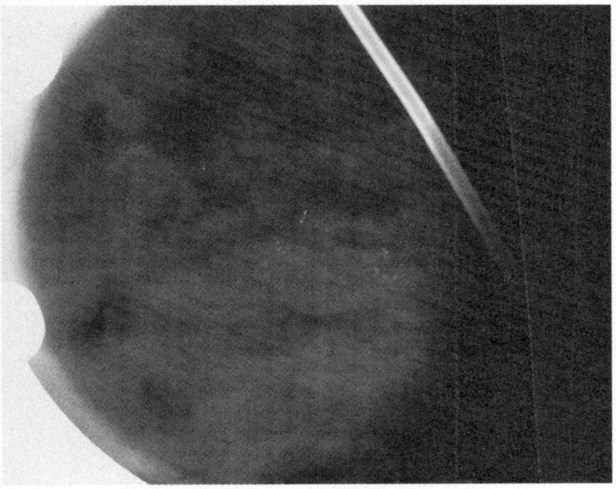

1．这 3 位患者的乳腺 X 线片异常所见是什么？其 BI-RADS 分类是什么？
2．下一步该如何做？
3．乳腺 X 线照相检查之后的三种选择是什么？
4．需要进行其他影像检查（如超声或 MRI）吗？

病例 40

可疑钙化灶

1. 乳腺内有微小钙化灶（RI-RADS 0）。
2. 下一步是加做局部放大的图像。
3. 拍摄局部放大图像之后，根据这些钙化灶的特点，需要决定是在 6 个月内随访（RI-RADS 3），还是进行穿刺活检或行外科切除术（RI-RADS 4）。
4. 超声和 MRI 对于除外可疑钙化灶用处有限。钙化灶在超声检查中可能会漏诊，除非伴有肿块。MRI 对 DCIS 和对浸润性恶性肿瘤一样都不敏感。

参考文献

Berg WA, Arnoldus CL, Teferra E, Bhargavan M: Biopsy of amorphous breast calcifications: Pathologic outcome and yield at stereotactic biopsy, *Radiology* 221:495-503, 2001.

Dershaw DD, Abramson A, Kinne DW: Ductal carcinoma in situ: Mammographic findings and clinical implications, *Radiology* 170:411-415, 1989.

Sickles EA: Breast calcifications: Mammographic evaluation, *Radiology* 160:289-293, 1986.

相关参考文献

Ikeda, *Breast Imaging: THE REQUISITES*, p 62.

点 评

局部放大图像是评价钙化灶的基本图像。如果技术采用得当，图像能够区别良性或恶性钙化灶信息。如果钙化灶是在常规筛查性乳腺 X 线片中发现的，最好加做放大图像，而非试图对常规筛查性图像的钙化灶做出诊断。

90° 侧位放大图像可以确定钙化灶的位置。在此图像上，如果钙化灶显示具有良性钙化灶可靠特征，则无需进一步检查。

从可疑钙化灶到确诊为良性是逐步进行的过程。第一步，是分析局部放大图像，并确定钙化灶属于良性分类中的哪一种（圆形、蛋壳样、粗糙线样和爆米花样）。

下一步，是决定这些良性钙化灶是否有可疑恶性的特点。可疑恶性的钙化灶为多形性，有不规则的边界或破玻璃样。DCIS 的钙化灶在导管内形成，沿导管分支分布。对于不能确定是良性钙化灶还是可疑恶性钙化灶者，命名为恶性不确定型。本病例钙化灶的类型为粗糙、异质性和无定形，表现为细小的模糊钙化灶。如果它们是线样分布或节段性分布，则恶性可能性更大，需要穿刺活检。

钙化的分布和其形态同样重要。分布有下列几种（按可疑水平增加排序）：

1. 弥漫性分布于乳腺大部分。
2. 局限性分布于乳腺内，但不少于 2cm，且不在导管内分布。
3. 成群或成簇样（在不小于 1cm 内的乳腺组织内至少有 5 个钙化灶）。
4. 线样，可疑导管内。
5. 节段性分布于乳腺的叶或段内，可疑侵及导管及其分支。

第一张图像钙化灶表现为成群、无定形和多形性。第二张图像表现为多发的线样小钙化灶。第三张图像中可见分枝样。所有 3 位患者都进行了活检，这些钙化灶都是 DCIS。

病例 41

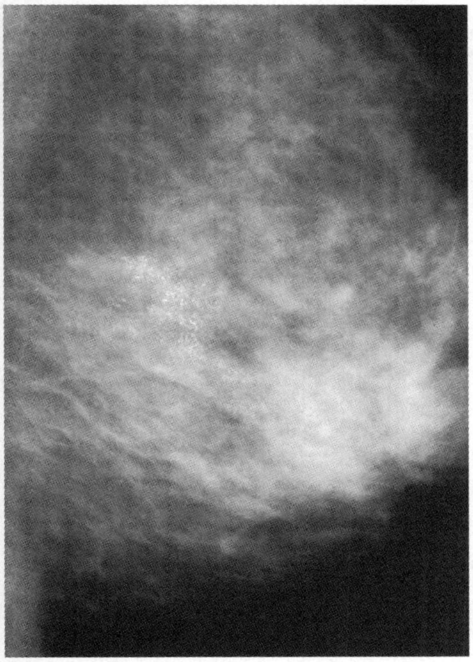

MLO 位

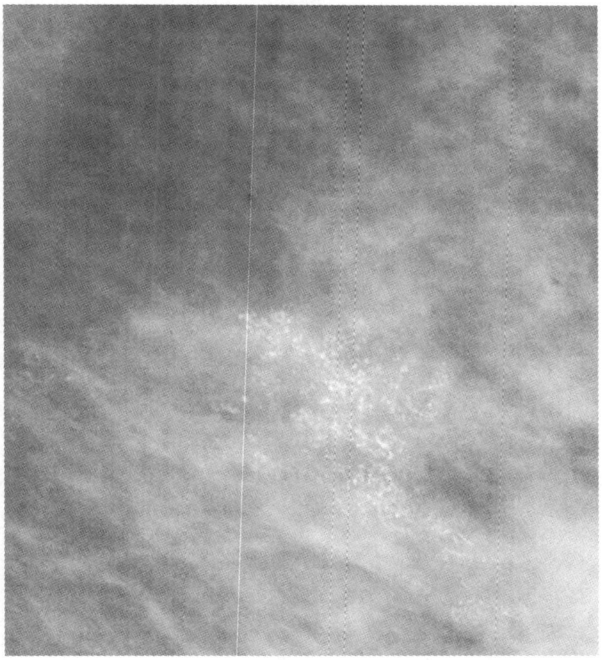

放大 MLO 位

1. 描述这张诊断性乳腺 X 线片中钙化灶的特点。其 BI-RADS 分类是什么？
2. 这些钙化灶最可能的组织学诊断是什么？
3. DCIS 占乳腺 X 线片中所发现恶性乳腺肿瘤的比例是多少？
4. 乳腺 X 线片评价这种乳腺癌范围的效果如何？

病例 41

DCIS——粉刺癌

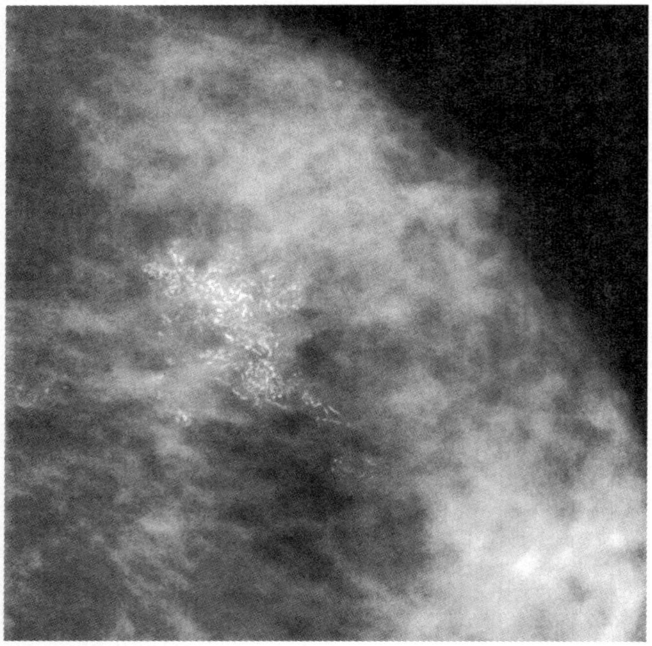

放大 CC 位

1. 乳腺 X 线片上显示有线样、分枝样、多形性钙化灶，是由导管系统的沉积物所致。这种表现高度提示 DCIS。BI-RADS 分类 5：高度可疑。
2. 最可能的组织学诊断是高度怀疑 DCIS 亚型的高分化性粉刺癌。
3. DCIS 约占乳腺 X 线片所发现乳腺癌的 30%。
4. 高分化性粉刺癌的钙化灶常是分散地分布于癌瘤中。因此，乳腺 X 线片可以较为准确地测量这种疾病的范围。这种方法并不是对所有类型的乳腺癌都可行。

参考文献

Bassett LW, Liu HS, Giuliano A, Gold RH: Prevalence of carcinoma in palpable versus impalpable mammographically detected lesions, *Am J Roentgenol* 157: 21-24, 1991.

Bassett LW, Jackson VP, Jahan R, Fu YS, Gold RH: *Diagnosis of Diseases of the Breast*, Philadelphia, 1997, Saunders, pp 446-448.

相关参考文献

Ikeda, *Breast Imaging: THE REQUISTES*, pp 62□67.

点 评

这些钙化灶是典型的沉积性钙化灶，与高分化性粉刺癌（DCIS 的一个亚型）坏死有关。这种肿瘤起源于终端导管小叶单位，并在导管内向乳头方向生长。粉刺癌很难与沿导管系统连续生长的 DCIS 相鉴别。以间断性或跳跃性生长模式的 DCIS 亚型发生率更高。由于可见粗糙和多形性钙化以及连续性生长方式，线样、分枝样钙化常能较为准确地提供肿瘤的大小。但众所周知，随着 DCIS 体积的增加，微小浸润的几率也在增加。特别是在乳腺 X 线片上看到的病灶范围大于或等于 2.5cm 时，微小浸润的可能就更大。所以，即使组织学上未见浸润，多数外科医生还是主张清扫淋巴结。

乳腺 X 线照相可以很好地评价多中心、多灶性病变，任何可疑钙化灶都应该做穿刺活检，以确定病变的程度。此型 DCIS 多数没有临床表现。少数患者有可触及性包块，但这种情况下更可能是浸润性癌。粉刺癌复发率较高，同时合并有多种 DCIS 亚型。这与 DCIS 核高分化和肿瘤对放射不敏感有关。

病例 42

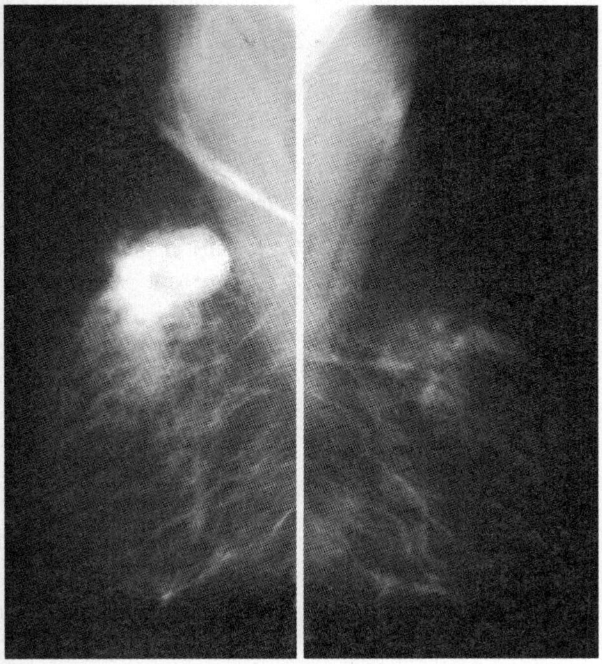

MLO 位

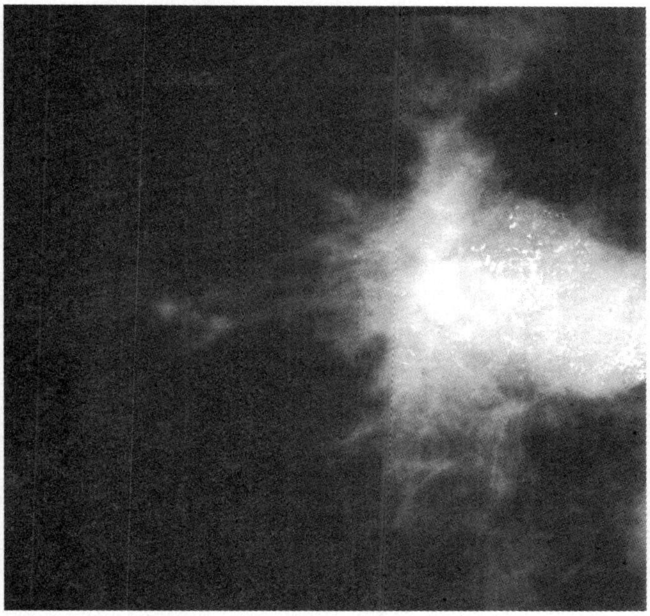

放大片

1. 描述本病例乳腺 X 线片所见。
2. 病灶内钙化灶的意义是什么？
3. 如果选择保乳手术，手术切除如何定位该肿瘤？
4. 为什么病灶范围的测量对于内科医生或外科医生都很重要？

病例 42

广泛的导管内成分

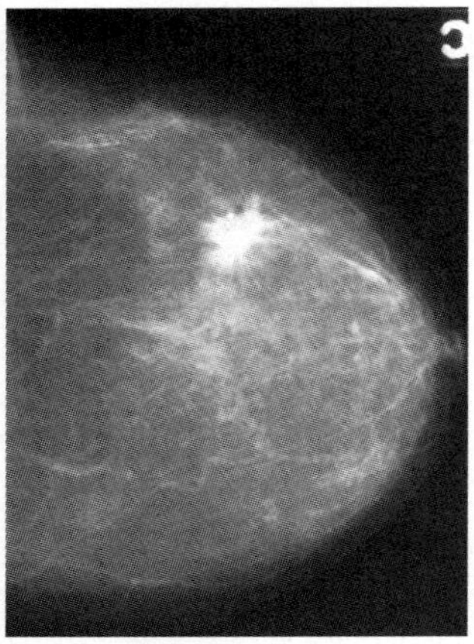

另一位患者

1. 乳腺 X 线片显示伴有多形性钙化灶的高度可疑性针状肿块。
2. 钙化灶与肿块扩散的导管内成分（extensive intraductal component，EIC）有关。
3. 如果行保乳手术，外科医生不仅要切除针状肿块，而且还要切除肿块导管内的钙化灶，这一点很重要。
4. 病灶范围的测量非常重要。因为医生需要根据病灶范围来决定行保乳肿瘤切除术还是乳腺切除术。另外，多形性钙化灶与患者预后有关。

参考文献

Stomper PC, Connolly JL: Mammographic features predicting an extensive intraductal component in early stage infiltrating ductal carcinoma, *Am J Roentgenol* 158:269-272, 1992.

相关参考文献

Ikeda, *Breast Imaging: THE REQUISITES*, p 92.

点 评

根据乳腺 X 线片所见，完全可以诊断为伴有导管内癌扩散的浸润性导管癌。有 EIC 的肿瘤，其预后极差，在保乳手术和放疗之后局部复发率高。这可能与 EIC 病灶不能被完全切除有关。仔细阅读乳腺 X 线片，认真确定钙化灶范围非常重要。向前朝向乳头方向显示周围组织的放大图像常常能够显示其他可疑钙化丛。虽然活检确诊本病灶是浸润性导管癌，但是如果认为可以行保乳手术的话，则必须用定标针来定位整个病灶范围，以便外科手术能够完全切除肿瘤。可以用针或引导线来确定，将针或引导线放置在肿块最后和最前面的部位，以便将所有导管内病变和浸润性成分都予以切除。

如果想做保乳手术，为了确保所有钙化灶全部切除，那么术后的乳腺 X 线片是必需的。这些病灶常常有导管内节段性浸润。因此，在外科手术中，采用合适的影像检查和定位方法来指导外科医生非常重要。

病例 43

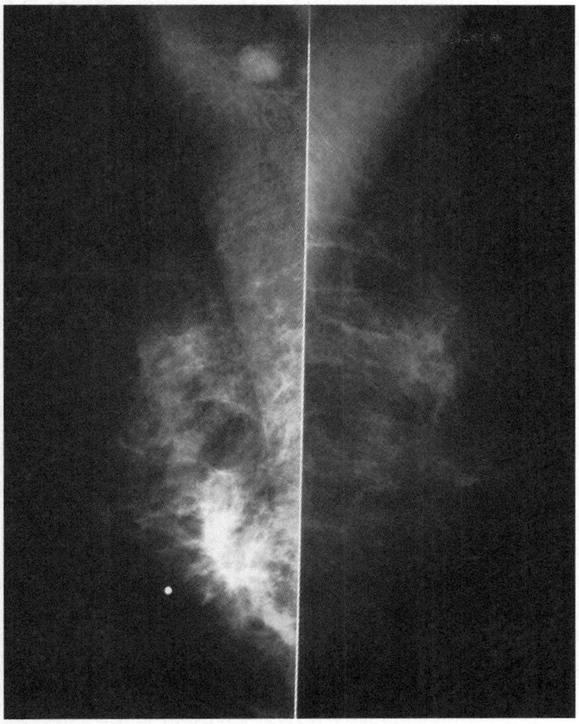

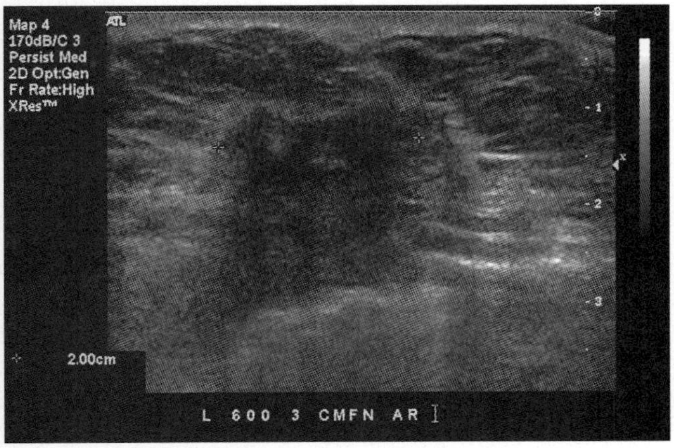

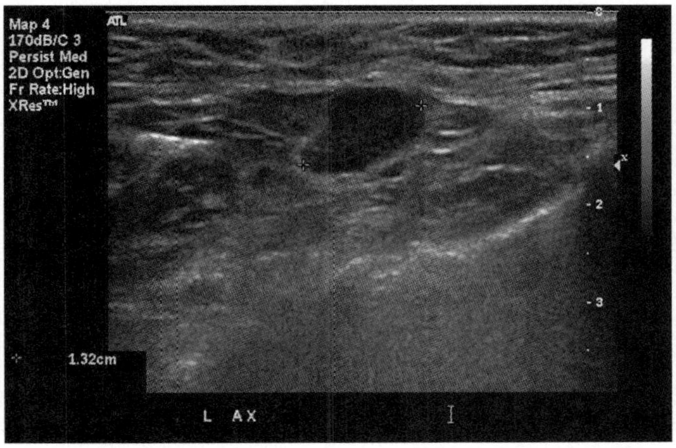

1. 在该乳腺 X 线片中，异常所见是什么？
2. 腋窝内有异常所见吗？
3. 接下来采取什么样的诊断措施？
4. 对腋窝病变进行穿刺活检有帮助吗？

病例 43

乳腺内可疑肿块和腋窝内结节

1. 在左乳下方有致密性可疑针样肿块。
2. 在腋窝内有增大的致密性结节。
3. 接下来可以用超声检查，其理由是：
   （i）评价乳腺 X 线片中的肿块
   （ii）评价可能存在的所有肿块
   （iii）评价腋窝内结节的性质
4. 如果淋巴结的细胞学检查显示为转移性肿瘤，则无需做原发性肿瘤的穿刺活检。

参考文献

Feu J, Tresserra F, Fabregas R, Navarro B, Grases PJ, Suris JC, Fernandez-Cid A, Alegret X: Metastatic breast carcinoma in axillary lymph nodes: In vitro US detection, *Radiology* 205(3):831-835, 1997.

Yang WT, Chang J, Metreweli C: Patients with breast cancer: Differences in color Doppler flow and grayscale US features of benign and malignant axillary lymph nodes, *Radiology* 215:568-573, 2000.

相关参考文献

Ikeda, *Breast Imaging: THE REQUISITES*, p 303.

点　评

在患者左乳下方有可疑性肿块。进一步的工作需要集中在以下三点：

1. 可疑肿瘤的超声表现。可以利用超声进行超声引导下穿刺活检，以明确乳腺 X 线片显示的恶性特点病变的超声表现。
2. 明确是否有多发性肿瘤。其他肿瘤可能发生于原发性肿瘤附近，或在原发性肿瘤与乳头之间，或在乳腺内其他象限内。
3. 明确腋窝内是否有异常结节。如果在乳腺 X 线片上看到腋窝内有增大的致密性结节，可采用超声检查来进一步证实其特性。有时，在乳腺 X 线片为异常的结节，在超声检查图上可显示正常。

正常淋巴结在超声检查上应有特征性表现，其特征性表现是中心有大小不一脂肪性回声的典型淋巴结门结构，其周围是同心圆样低回声性皮质。

异常淋巴结有皮质被浸润的特点，表现为皮质呈非对称性，一侧突出，脂肪性淋巴结门形态异常，浸润继续发展，逐渐影响淋巴结门，最后使之消失。随着淋巴结被浸润，淋巴结会由正常的椭圆形变成圆形。更严重受累的淋巴结表现为低回声性，甚至可以表现为囊样无回声性。腋窝内是不会发生囊肿的，当腋窝内出现低或无回声性肿块时，通常不会是囊肿。彩色多普勒可以帮助确定低或无回声性肿块内是否有血流存在，肿块内有血流表示肿块为实性，而非囊性，也就是说，腋窝内出现的结节就是淋巴结。

有时表现正常的淋巴结也可能已有转移细胞的浸润。腋窝淋巴结细针抽吸活检的应用可为外科医生提供术前重要信息。

如果针吸显示有恶性肿瘤细胞，可能要施行腋窝清扫术，而非淋巴结穿刺活检。

病例 44

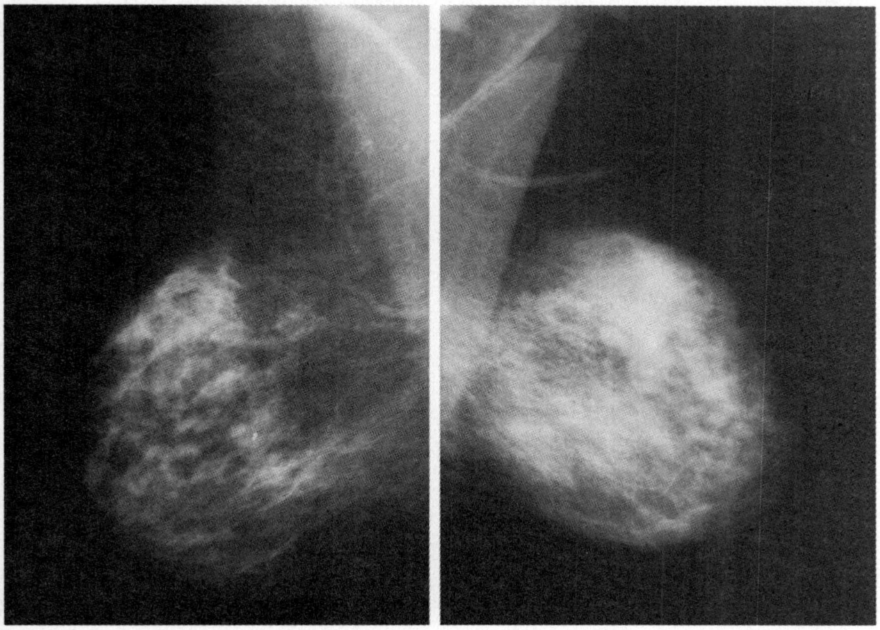

女，54 岁，体检时发现右乳明显增厚，有轻微韧感。

1. 描述乳腺 X 线片所见。
2. 单侧乳腺弥漫性改变的鉴别诊断是什么？
3. 超声对这种情况的病因诊断有帮助吗？
4. 下一个要采用的诊断性方法是什么？

病例 44

炎性乳癌

1. 乳腺 X 线片上表现为全乳非对称性皮肤和小梁结构增厚。
2. 鉴别诊断包括炎性乳癌、感染性乳腺炎、弥漫性浸润性小叶癌或乳腺淋巴瘤。这些疾病的临床表现与炎性乳癌类似。
3. 超声检查常无特异性表现，但超声检查有助于确定分散性肿瘤穿刺活检的经皮位置。
4. 做包括真皮的穿刺活检术，以帮助区别良恶性肿瘤。

参考文献

Kushwaha AC, Whitman GJ, Stelling CB, Cristofanilli M, Buzdar AU: Primary inflammatory carcinoma of the breast: Retrospective review of mammographic findings, *Am J Roentgenol* 174(2):535-538, 2000.

相关参考文献

Ikeda, *Breast Imaging: THE REQUISITES*, p 151.

点 评

炎性乳癌的诊断要基于临床所见，患者常常陈述单侧乳腺无痛性快速增大、水肿和皮肤发红。值得注意的是，弥漫性细菌性乳腺炎也有类似的临床症状，但细菌性乳腺炎的乳腺通常还有明显质韧和体温升高。此外，抗生素对细菌性乳腺炎有显著疗效，而对炎性乳癌只有轻微的改善。炎性乳癌必须由穿刺活检确诊。在组织学上，炎性乳癌常常很难与伴有皮肤淋巴管扩张性肿瘤栓塞的浸润性导管癌相鉴别。而且，炎性乳癌在真皮扩张的大血管周围常常也有淋巴细胞反应。但临床表现对浸润性导管癌并无特异性，也可见于浸润性小叶癌。

单侧、弥漫性乳腺实质密度增高是炎性乳癌最常见的乳腺 X 线照相表现。据报道，58%的炎性乳癌患者有腋下淋巴腺病。淋巴腺病和全乳受累也可见于乳腺弥漫性浸润性小叶癌和淋巴受累，明确诊断要靠穿刺活检。超声对于引导特异性肿块定位穿刺活检很有帮助。然而，弥漫性皮肤增厚和淋巴管扩张可能会导致超声波难以进入乳腺实质。超声检查还用于可疑结节穿刺活检的定位，同样，MRI 也能显示可疑病灶，引导穿刺活检。

病例 45

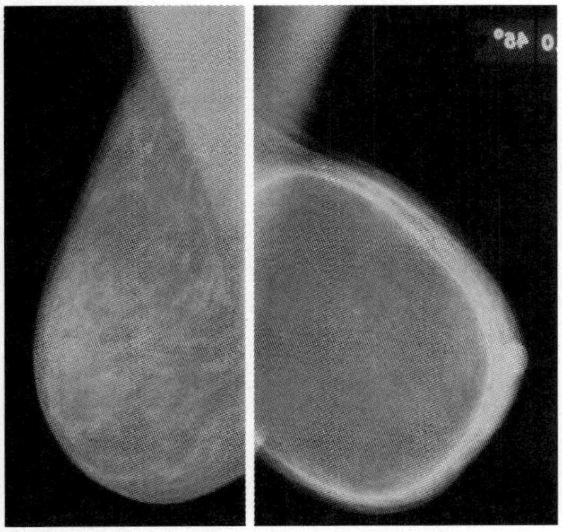

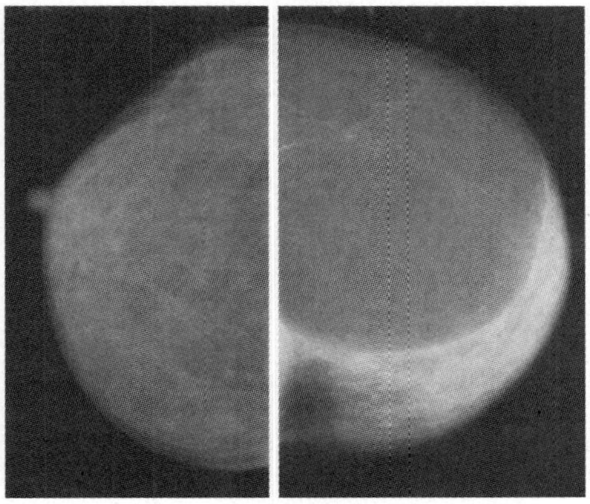

1．女，60 岁，基础筛查性乳腺 X 线片，需要进行其他检查吗？应该选择哪种检查方法？
2．该肿块是什么？
3．BI-RADS 分类是什么？对于该患者，随访的建议是什么？
4．如果该肿块可以触及，随访建议有不同吗？

病例 45

脂肪瘤

1. 乳腺内致密性脂肪性肿块，无需其他影像检查。
2. 这是一个脂肪瘤。
3. BI-RADS 分类 2，良性病变。建议常规随访。
4. 建议做相关体检，但该肿块无需其他影像检查。脂肪瘤可能偶尔被触及，其大小与乳腺 X 线照相图中所见肿块大小完全一样。

参考文献

Lanng C, Eriksen BO, Hoffmann J: Lipoma of the breast: A diagnostic dilemma, *Breast* 13(5):408-411, 2004.

Rodriguez LF, Shuster BA, Milliken RG: Giant lipoma of the breast, *Br J Plastic Surg* 50(4):263-265, 1997.

相关参考文献

Ikeda, *Breast Imaging: THE REQUISTES*, p 122.

点　评

乳腺 X 线片显示有一个边界清晰、内部完全透明，并有薄纤维膜的大肿瘤，这种表现与良性脂肪瘤完全一致。无需其他影像检查，当然，也无需活检。BI-RADS 分类 2，良性。仅需要与纤维腺脂肪瘤（错构瘤）和纤维脂肪瘤（包含更多纤维组织）做出鉴别诊断。

像本病例一样，脂肪瘤通常无症状，偶然可触及活动度良好的肿块。当有可触及性肿瘤存在时，肿瘤的大小一定要与乳腺 X 线片上的透明区域大小相符。如果不相符，就必须做超声检查，以确保没有其他肿瘤。如果患者年龄小于 30 岁，首选超声检查。超声检查表现为有一个相对于周围皮下脂肪层边界清晰、内部回声均匀、低 - 高回声性的肿块。偶尔，脂肪瘤可能有脂肪坏死性的良性钙化灶。组织学上，肿瘤由成熟脂肪细胞组成，周围绕以薄的包膜。

病例 46

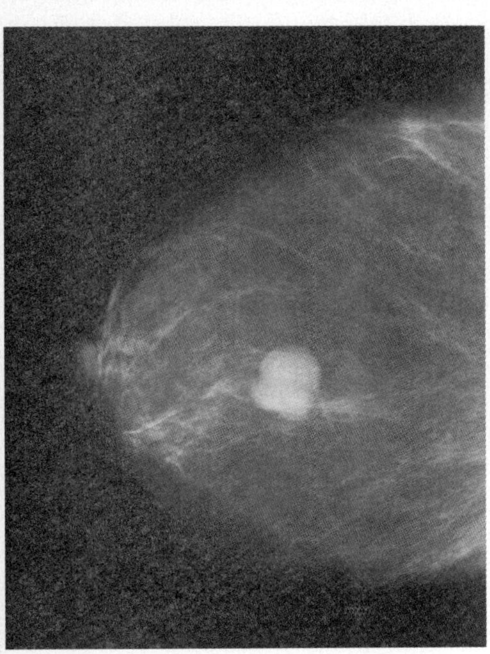

CC 位

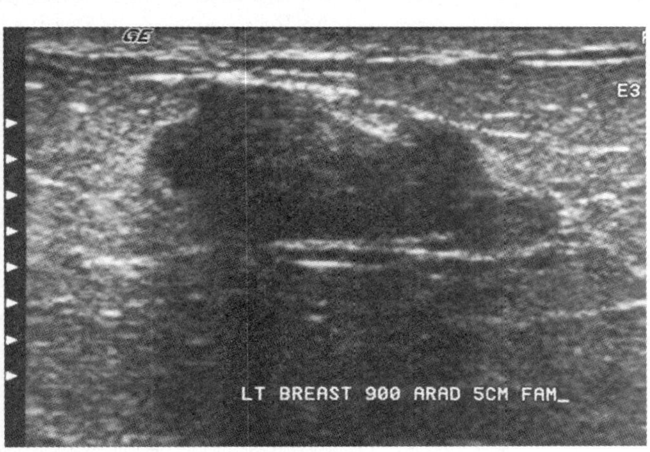

超声

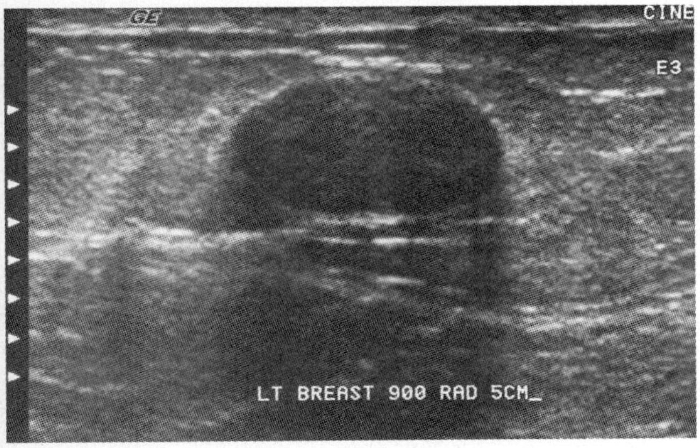

1．女，43 岁，右乳内没有可触及的肿块。描述乳腺 X 线片中所见。
2．描述超声所见。
3．最可能的诊断是什么？
4．超声所见的特异性如何？

病例 46

大分叶状纤维腺瘤

1. 在这幅乳腺 X 线片上，乳腺中心有一个边界清晰的小分叶状高密度肿块。
2. 超声检查显示乳腺内有一个低回声性实性肿块，呈大分叶状，其内部回声均匀，周围伴有薄的回声边界，宽大于高。
3. 纤维腺瘤。
4. 其特异性大于 95%。

参考文献

Stavros AT, Thickman D, Rapp CL, Dennis MA, Parker SH, Sisney GA: Solid breast nodules: Use of sonography to distinguish between benign and malignant lesions, Radiology 196:123-134, 1995.

Stavros AT: Breast Ultrasound, Philadelphia, 2004, Lippincott Williams & Wilkins.

相关参考文献

Ikeda, *Breast Imaging: THE REQUISITES*, p 110.

点 评

乳腺 X 线片显示乳腺内有一个小分叶状肿块，该肿块可能是一个复杂性囊肿或实性肿块。超声检查两个断面中显示该肿瘤呈大分叶状、宽大于高，周围有薄的包膜。根据 Stavros 用于评价非可触及性乳腺实性肿块的诊断标准，该肿物最可能是一个良性纤维瘤。这些所见的特异性高于 95%。

1995 年，Stavros 描述了用于评价非可触及性实性乳腺肿块的超声标准：良性肿瘤超声特点：包括大分叶状、椭圆形、宽大于高和有一个清晰前后边界的包膜；可疑恶性超声特点：包括不规则或针样边界、导管扩张、成角样、高大于宽或为直立位，后方回声失落。根据他的标准，如果可以见到这些恶性特点，应该考虑肿物为恶性肿瘤。

像本病例，实性良性肿瘤超声所见的特异性很高。但如果该肿块是新发现的可触及性大肿块或肿块生长较快，则应考虑做穿刺活检，以确保肿块的确是良性纤维腺瘤。

如果患者认为该肿块多年以来一直都很稳定，或在该侧或对侧乳腺内有多个类似表现的肿瘤，或以前有穿刺活检确诊为纤维腺瘤的病史，则宜严密随访，而非穿刺活检。如选择在超声引导下进行针芯活检，应足以证实这是一个良性纤维腺瘤。

病例 47

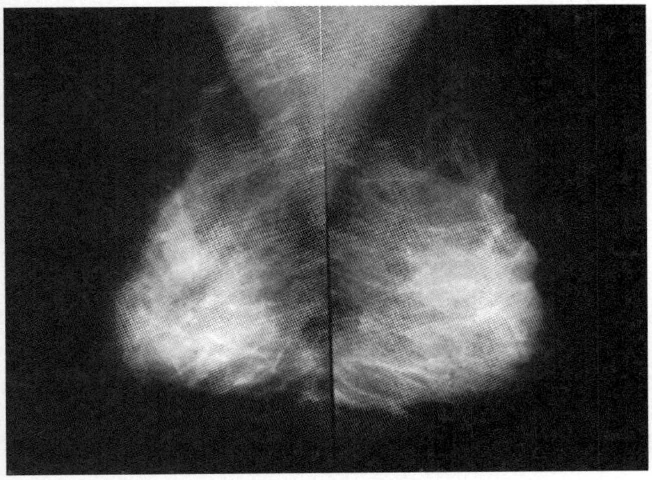

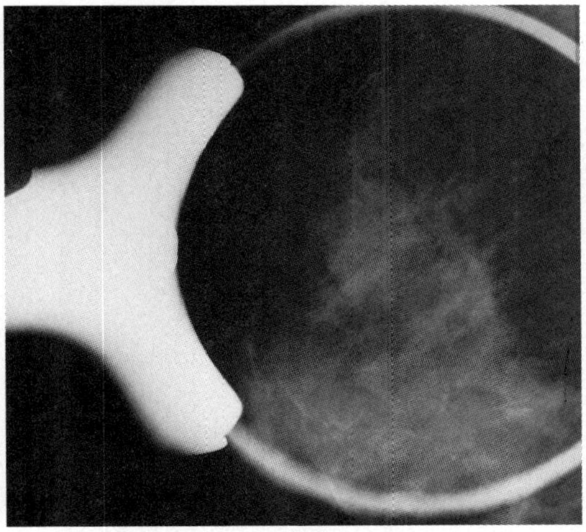

1．乳腺的腺体组织非常致密。在左乳上方有一个模糊的肿块。下一步应该如何做？
2．特定图像可以帮助确定病变性质吗？
3．拍摄特定图像之后，检查完成了吗？
4．需要穿刺活检吗？

病例 47

伴有模糊边界的进展性肿块——囊肿

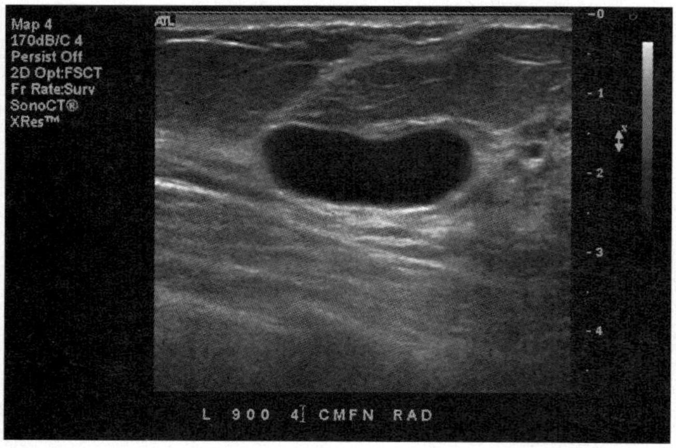

1. 下一步拍摄局部点压图。
2. 局部点压图显示肿块持续存在，部分边界模糊。
3. 检查没有结束，超声可以进一步明确肿块的性质。
4. 单纯性囊肿无需穿刺活检（抽吸）。

参考文献

Berg WA: Cystic lesions of the breast: Sonographic pathologic correlation, *Radiology* 227:183-191, 2003.

Rosner D, Blaird D: What ultrasonography can tell in breast masses that mammography and physical exam cannot, *J Surg Oncol* 28(4):308-313, 1985.

相关参考文献

Ikeda, *Breast Imaging: THE REQUISITES*, p 122.

点　评

乳腺 X 线片显示乳腺组织致密，在左乳外上方有一个新发现的圆形肿物。该肿物部分边界模糊。局部点压图显示部分模糊的边界持续存在。根据乳腺 X 线片诊断标准，这种表现不能确定是良性所见，因此，需要超声检查进一步明确诊断。

超声检查提示该肿物是一个单纯性囊肿。超声判断囊肿的标准有 5 条，该图像完全符合，因此该肿物绝对是一个良性囊肿。标准见下：

- 无回声
- 边界清晰
- 壁回声薄
- 穿透性增强
- 侧方回声失落

本病例是一个低回声性、复杂性囊肿。偶尔，这种含有碎片的复杂性囊肿很难与实性肿瘤鉴别。彩色多普勒有助于鉴别：如果在肿块内探查到彩色血流信号，则该肿块就不可能是复杂性囊肿，而肯定是实性肿瘤。罕见情况下，特别是病变较小的病例，需要在超声引导下穿刺抽吸，来确定该病例是否是良性复杂性囊肿。超声引导下所进行的穿刺抽吸是一简单操作。典型病例无需进一步检查。如果患者有疼痛或患者及医生担心该可触及性囊肿的性质，那么可采取抽吸法来确诊。

病例 48

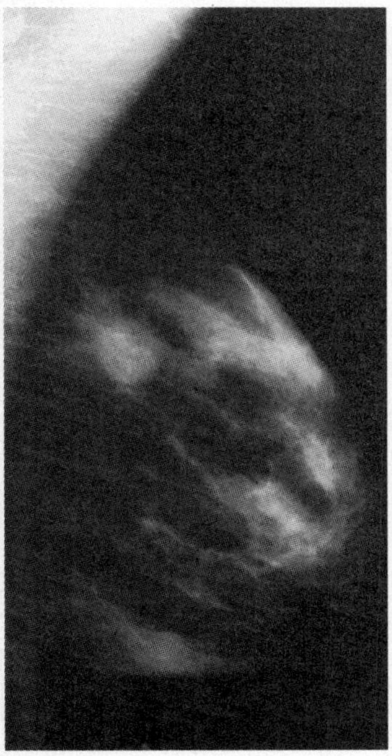

MLO 位

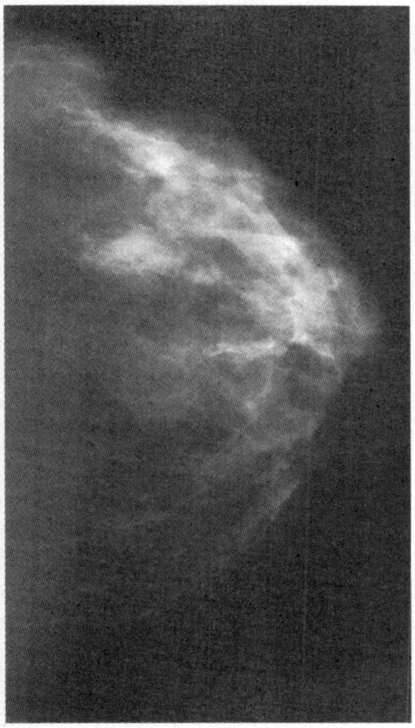

CC 位

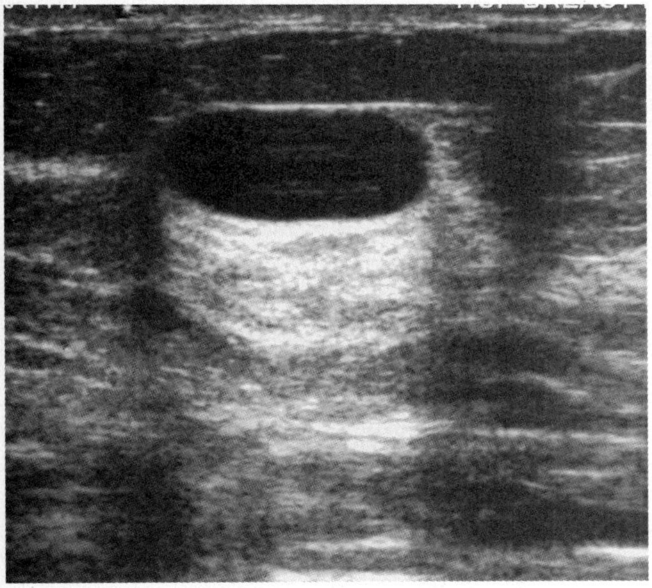

1．52 岁女性，右乳有一个可触及的肿块。描述乳腺 X 线片所见。如果你有一张 ML 图，相对于 MLO 图肿块的位置，肿块会向上或向下移动吗？肿块最可能位于右乳的什么位置？

2．描述超声所见。

3．超声鉴别囊性和实性肿瘤的准确性如何？

4．超声检查中，肿物前面的水平线是什么？

病例 48

伴有回响的囊肿

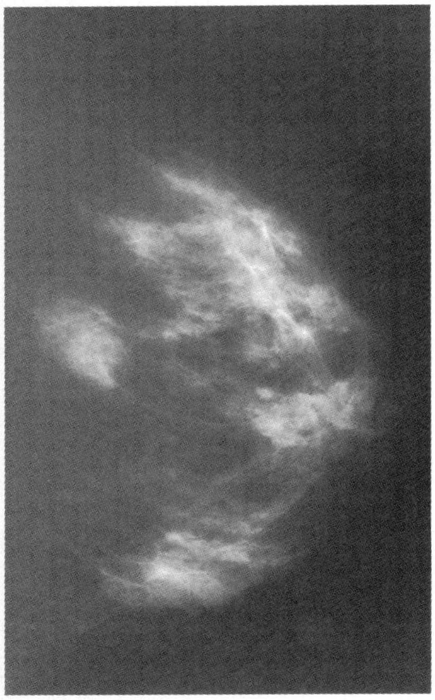

ML 位

1. 位于右乳接近 9 点的位置处，有一个大分叶状、高密度肿瘤。肿瘤的部分边缘模糊。由于肿块在 CC 图上略向外侧，所以在 ML 图或 90° 侧位图上，肿块的位置会相对于肿块在 MLO 的位置处向下移动。
2. 单纯性囊肿的超声表现是边界清晰，后方回声增强。
3. 若能依据鉴别单纯性囊肿与实性肿瘤的严格的超声检查标准，其准确性几乎是 100%。
4. 是人工伪影——前方的回响。

参考文献

Stavros TA: *Breast Ultrasound*, *Philadelphia*, 2004, Lippincott Williams & Wilkins.

相关参考文献

Ikeda, *Breast Imaging: THE REQUISITES*, pp 41, 137.

点 评

只在 CC 图像上显示乳腺侧面肿块部分模糊不清。在 MLO 图像上，肿块位于乳头轴线的略上方。我们可以推测在 ML 或 90° 侧面图上，肿块会投影在相对于在 MLO 图像位置的略下方。理解这种简单的三角测量法有助于确定超声检查的目标，以便超声能够更好地显示肿块的特点。

乳腺 X 线照相检查不易将该肿块与实性肿瘤相鉴别，例如纤维腺瘤或一个部分边界清晰的有可能是癌的实性肿瘤。超声检查提示该肿瘤是单纯性囊肿。按照严格的超声检查标准，单纯性囊肿与实性肿瘤鉴别的准确性几乎达 100%。单纯性囊肿超声检查的标准是囊壁光滑、前后缘清晰、内为无回声性、后方回声增强。囊肿偶尔多发或簇生，并且内部可能有薄的分隔。仔细观察整个囊肿，没有不规则的壁或附壁结节。

在囊肿前部是超声的人工伪影，这是由于增益设置太高引起囊肿前面回响所致。如果囊内见到“真正的”回声，它们可能是由于良性碎片或胆固醇结晶所致。当囊肿随手加压摇动时，常常可见这些内部回声漂流运动。需要指出的是，对壁上实性结节或壁增厚者，要进行穿刺活检。本病例无需进一步检查，因为该囊肿完全符合单纯性囊肿的全部标准。

病例 49

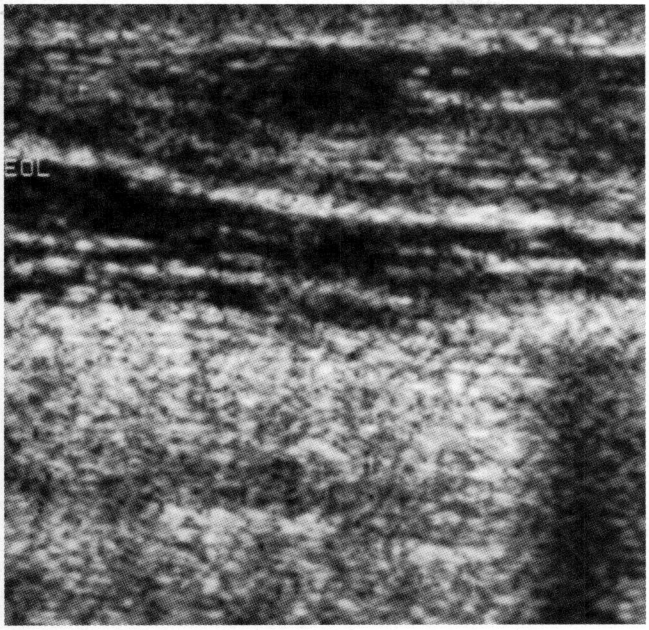

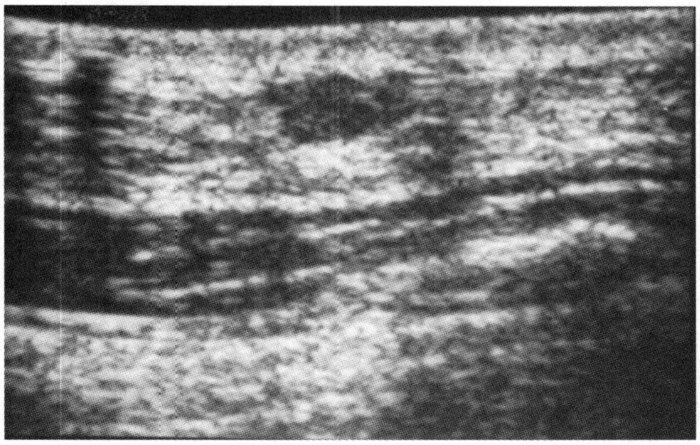

1．女，28 岁，右侧乳腺周围显示有一肿物。首选哪种影像检查？
2．描述第一张超声图像所见。
3．改用什么样的仪器或成像参数可以改善浅表组织结构的成像效果？
4．描述第二张超声图像所见。

病例 49

透声垫

1. 首选超声检查，因为该患者年龄小于 30 岁。
2. 第一张超声图上浅表组织内未发现明确的异常所见。
3. 聚焦带和深度校正在显示近场区域的位置处，或加用透声垫。
4. 发现有一个不到 1cm 的轻微不规则肿块，可疑恶性。

参考文献

Stavros TA: *Breast Ultrasound*, *Philadelphia*, 2004, Lippincott Williams & Wilkins.

相关参考文献

Ikeda, *Breast Imaging: THE REQUISITES*, p 133.

点　评

对于 30 岁以下年龄的年轻女性，应该首选可触及区域的聚焦超声检查。由于腋尾部乳腺实质非常少，所以显示该区域病变的左侧图像的扫查加压深度和聚焦带位于近肌肉和肋骨处，该图像不能很好地评价近场组织；右侧图像的扫查加压深度和聚焦带位于要显示的非常薄的乳腺浅表组织处。由于技术的改善，该区域的不规则性小肿块显示清晰。虽然本病例不规则肿块在超声上呈可疑恶性，但也应该做乳腺 X 线照相，以更全面地评价肿瘤。

超声引导穿刺活检证实这个不规则性小肿块是一个浸润性导管癌。如果超声检查没有采用校正的最佳聚焦位置的话，那么这个可触及性小肿块将会被漏掉。

病例 50

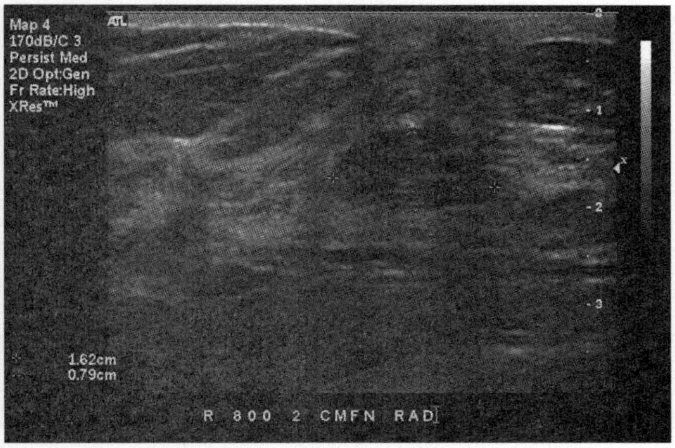

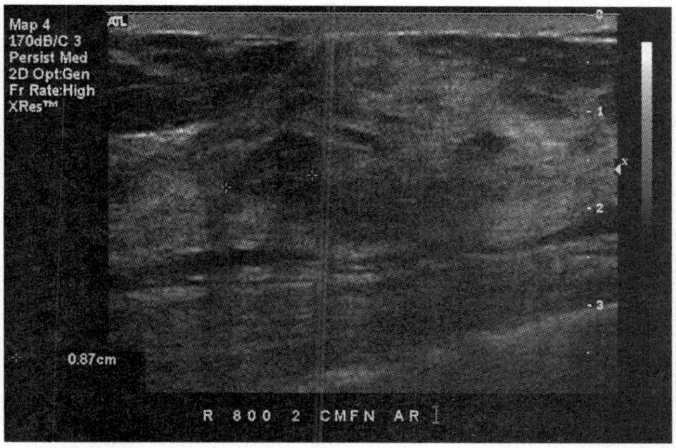

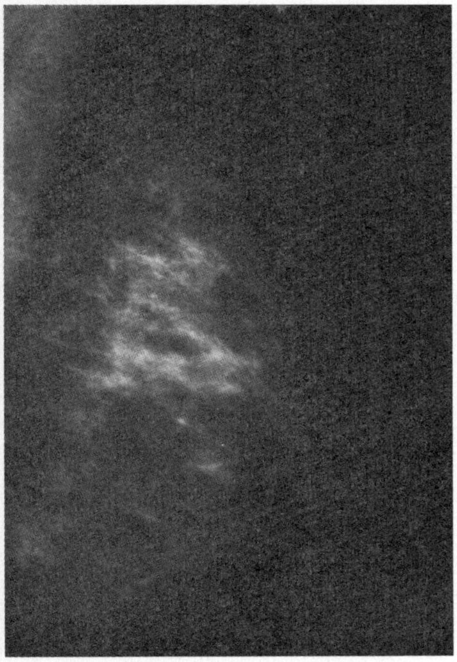

1. 女，57 岁，右侧乳晕下方有一可触及性结节。患者做了乳腺超声检查，描述超声检查所见。
2. 这种超声所见提示该可触及性结节是可疑性结节吗?
3. 乳腺 X 线片显示右侧乳晕下方有异常所见吗?
4. 脂肪小叶的其他超声特点与真正肿块的鉴别是什么?

病例 50

脂肪小叶

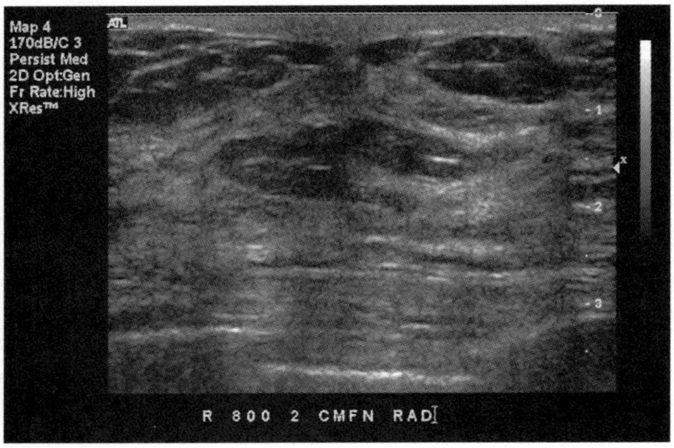

1. 在右侧乳晕下方有一个低回声区，相对于脂肪是等回声，其周围有纤维组织包绕。
2. 这种超声所见无可疑的特点，其特点与脂肪小叶相符。在一个平面内可以发现多个这样可以展开、与邻近脂肪组织相连接的脂肪小叶，不像肿块一样在所有断面内都可以显示。
3. 没有，乳腺 X 线片显示正常。
4. 脂肪小叶内含有与皮肤平行的薄而直的回声线，这些回声线是再次分割小叶的纤维隔膜；探头加压，脂肪小叶将被压缩。

参考文献

Moy L, Slanetz PJ, Moore R, Satija S, Yeh ED, McCarthy KA, Hall D, Staffa M, Rafferty EA, Halpern E, Kopans DB: Specificity of mammography and US in the evaluation of a palpable abnormality: Retrospective review, *Radiology* 225(1):176-181, 2002.

Spencer GM, Rubens DJ, Roach DJ: Hypoechoic fat: A sonographic pitfall, *Am J Roentgenol* 164:1277-1280, 1995.

Venta LA, Dudiak CM, Salomon CG, Flisak ME: Sonographic evaluation of the breast, *RadioGraphics* 14:29-50, 1994.

相关参考文献

Ikeda, *Breast Imaging: THE REQUISITES*, p 143.

点　评

超声所见的脂肪小叶有可能被误诊为实性肿瘤，本例就做出了假阳性的解释。特别是在可触及性肿块中，你必须仔细确定所见肿块是脂肪小叶，而非相对于脂肪小叶是等回声的实性肿块。脂肪小叶可以触及，但不应该是一个固定的可疑肿块。

在超声检查中，像纤维腺瘤这样的实性良性肿瘤可能与脂肪小叶有类似的超声表现。恶性肿瘤通常至少有一个恶性肿瘤的特征，如有不规则边界的垂直位性肿瘤、有不规则边缘的高回声性肿瘤或肿瘤后方有声影。脂肪小叶绝对没有这些特点。当看到一个类似肿瘤的低回声结构时，要将探头旋转 90° ，对最初的扫描平面进行检查。如果是一个脂肪小叶，它会同周围的脂肪一起出现，不会在两个断面上都有肿瘤的表现。脂肪小叶含有薄而直的水平纤维分隔线，恶性肿瘤无此特点。

必须对可触及的肿块做乳腺 X 线照相检查。对于这一原则，也有一些例外：最近（<1 个月）接受过乳腺 X 线照相检查显示正常的女性，例如脂肪性乳腺；孕妇超声图像显示为正常妊娠期乳腺变化。（如果超声检查可疑恶性，那么也要对孕妇进行乳腺 X 线照相检查。）如果乳腺 X 线照相和超声检查都正常的话，那么所担心区域的正常预测值几乎是 100%。

病例 51

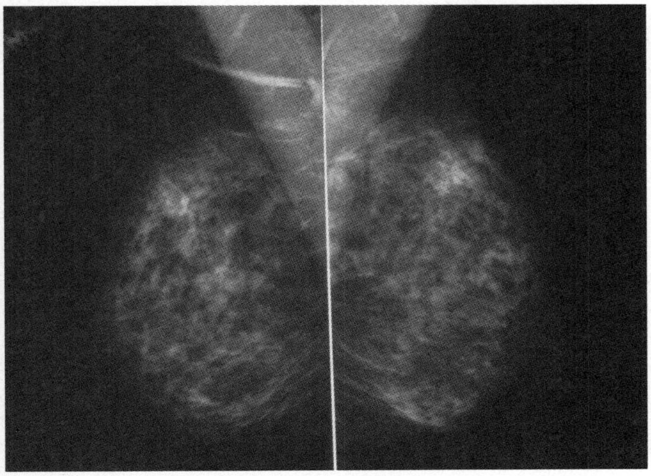

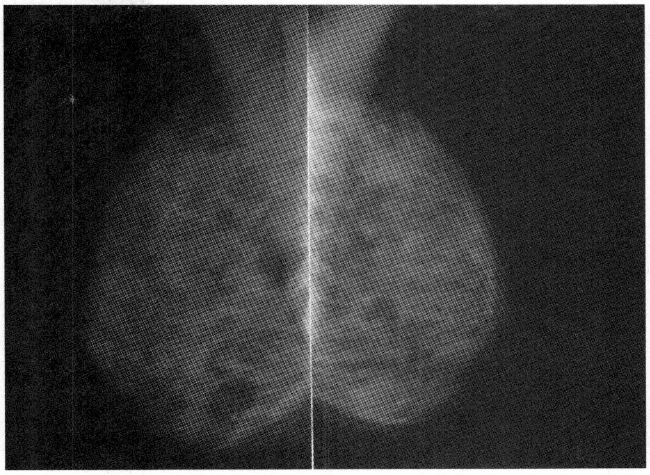

1．这 2 张乳腺 X 线片是 1 年内做的，上面标有同一个名字。这 2 幅图像是同一位患者的吗？
2．你如何解释 1 年内乳腺 X 线片上的变化？
3．为什么核实胶片上患者的姓名非常重要？
4．体重下降是如何影响乳腺 X 线片的变化？

病例 52

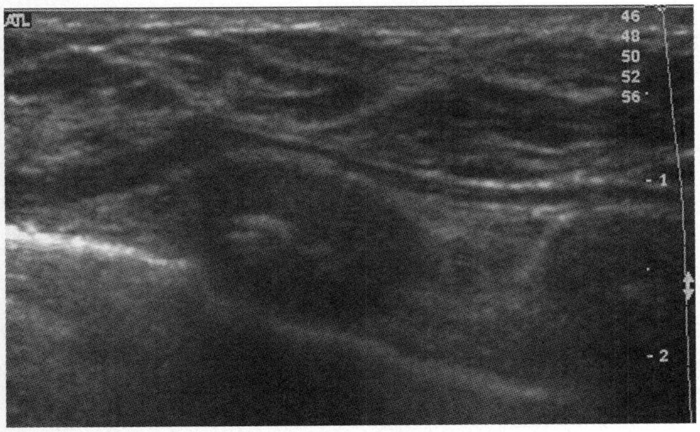

内侧

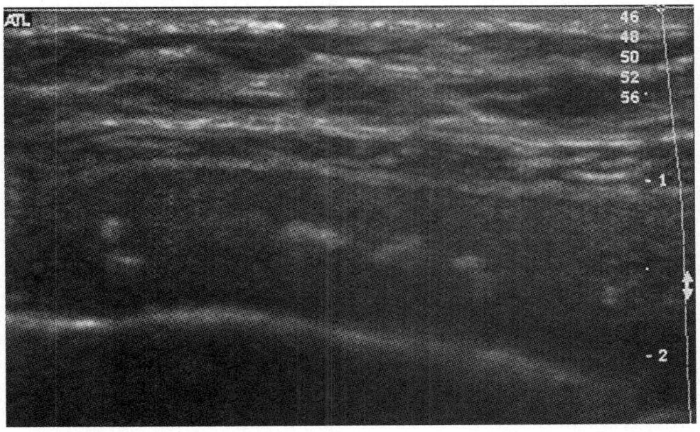

桡侧（外侧）

1．25 岁患者乳腺的侧面有一个令人担心的可触及性肿块。为明确病变性质，首选哪种检查方法？
2．在超声检查上，有可疑的异常所见吗？
3．在这两张图像中，有可能被误认为肿瘤的正常结构是什么？
4．超声所见的 BI-RADS 分类是什么？

病例 51

体重下降对乳腺 X 线片的影响

1. 这两张乳腺 X 线片是同一患者的。
2. 患者体重一直有明显下降。
3. 胶片有可能被技术员标错。确保乳腺 X 线片正确标记非常重要。
4. 体重下降会造成相对于腺体组织而言，乳腺内脂肪组织的减少。体重下降之后的乳腺在乳腺 X 线片上表现为致密性。

参考文献

Stomper PC, D' Souza DJ, DiNitto PA: Analysis of parenchymal density on mammograms in 1353 women 25-79 years old, *Am J Roentgenol* 167:1261-1265, 1996.

Boyd NF, Greenberg C, Lockwood G, Little L, Martin L, Byng J, Yaffe M, Tritchler D: Effects at two years of a low-fat, high-carbohydrate diet on radiologic features of the breast: Results from a randomized trial. Canadian Diet and Breast Cancer Prevention Study Group, *J Natl Cancer Inst* 89(7):488-496, 1997.

相关参考文献

Ikeda, *Breast Imaging: THE REQUISITES*, p 28.

点　评

评价乳腺 X 线片间隔性变化很重要，将新拍摄的乳腺 X 线片与以前的乳腺 X 线片比较，观察其致密性、肿块和钙化灶是否有变化。这看似容易，但在某些情况下，与以往的乳腺 X 线片比较，进行全面评价很困难。这可能发生于患者开始或停止使用激素替代疗法或体重极度下降时，像本病例，就是体重极度下降的案例。该患者体重在 2 次乳腺 X 线照相期间下降了 63 磅（最初体重的 1/3）。这种体重下降引起乳腺 X 线片密度发生了巨大变化。最初图像表现为散在腺体成分间隔有脂肪组织。体重下降之后的图像表现为乳腺腺体组织更加致密，图像内对比性差。这种巨大变化足以使我们怀疑这两张图像是否属于同一位患者。

当乳腺 X 线片表现发生明显变化时，就显示出强调适当标记图像的重要性了。每一张胶片上都要永久标记患者的名字和病案号（不是在胶片上附一个标签）。技术员必须在患者离开之前，观看图像、核实姓名。当胶片被插入投影灯时，要再次核实患者姓名。当放射科医生阅读胶片时，还要再次核实。

病例 52

肋骨超声

1. 对于 30 岁以下的年轻患者，首选超声检查。
2. 在乳腺实质内未见异常所见。
3. 可见正常的腺体组织结构、肌肉和肋骨。肋骨有可能表现为类肿瘤样，但需要仔细观察，明确该结构是否位于胸大肌的后方。
4. BI-RADS 分类 1：阴性。建议相关的临床对比。

参考文献

Dennis MA, Parker SH, Klaus AJ, Stavros AT, Kaske TI, Clark SB: Breast biopsy avoidance: The value of normal mammograms and normal sonograms in the setting of a palpable lump, Radiology 219:186-191, 2001.

Soo MS, Rosen EL, Baker JA, Vo TT, Boyd BA: Negative predictive value of sonography with mammography in patients with palpable breast lesions, Am J Roentgenol 177(5):1167-1170, 2001.

相关参考文献

Ikeda, *Breast Imaging: THE REQUISITES*, p 136.

点　评

本病例是一位年轻女性患者，在其乳腺侧面有一个令人担心的可触及性区域，该区域的乳腺组织很少。在两个不同方向的图像中，仔细观察乳腺实质没有发现有异常结构，可见正常的胸大肌和肋骨结构。但在横断面图像上，由于肋骨表现为椭圆形和骨皮质造成的声衰减，有可能会被误认为是肿瘤。肋骨位于胸大肌的后方以及在桡侧肋骨长轴上显示该结构不是肿瘤，而是正常肋骨结构。因为没有明显异常所见，所以建议对比相关的临床体检。在这种情况下，超声的阴性预测值接近 100%。

提高篇

病例 53

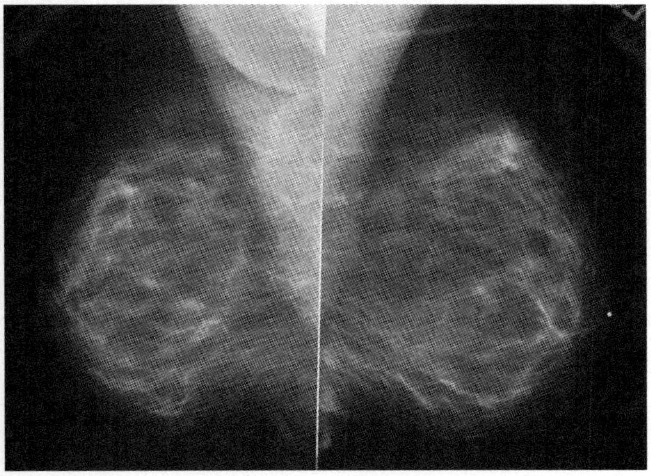

初始片

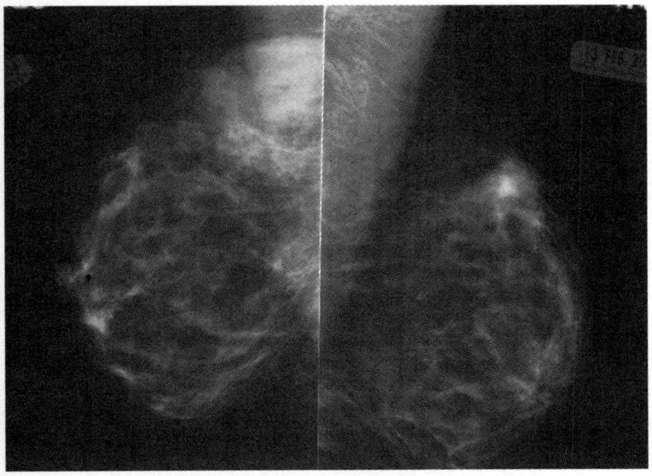

4 年后

1. 在 4 年内拍摄了两张乳腺 X 线片，这两幅图像有何变化?
2. 下一步应该做什么检查?
3. 需要穿刺活检吗?
4. MRI 有用吗?

病例 53

进行性发展的非对称性腺体组织

1. 在左乳上方出现了腺体组织密度增加的局灶性区域。
2. 拍摄局部点压图像并做超声检查。
3. 如果乳腺 X 线照相或超声检查没有发现明确局灶性肿块的话，建议做穿刺活检，以期得到更为全面的评价，但这不是强制性的。
4. 可用 MRI 代替穿刺活检来评价该异常增强性区域。

参考文献

Homer MJ, Smith TJ: Asymmetric breast tissue, *Radiology* 173:577-578, 1989.

Piccoli CW, Feig SA, Palazzo JP: Developing asymmetric breast tissue, *Radiology* 211(1):111-117, 1999.

Samardar P, de Paredes ES, Grimes MM, Wilson JD: Focal asymmetric densities seen at mammography: US and pathologic correlation, *RadioGraphics* 22 (1): 19-33, 2002.

相关参考文献

Ikeda, *Breast Imaging: THE REQUISITES*, p 30.

点　评

BI-RADS 将局灶非对称性特征描述为“局灶非对称组织其密度与腺体组织一致，其形状在两张图中类似，但完全缺乏真正肿瘤的边界和显著性”。在常规乳腺 X 线片中，局灶非对称性组织并不少见，据报道约见于 3%的女性。虽然这是一种正常结构，但是进行性发展的局灶非对称性腺体组织也可能是恶性肿瘤的征象，因此必须仔细观察和全面评价。

复习所有以前的乳腺 X 线片非常重要。与以前乳腺 X 线片比较，如果该局灶非对称性组织的位置与以前的位置不同，那么该区域就值得关注；如果该区域显示比较稳定，就不必做进一步检查。

本例的局灶非对称区域是新出现的。必须仔细观察是否有恶性肿瘤的特点：是否有突出的边界？边界是否有针样改变？是否有钙化？如果病变组织向外扩散，则需加做其他影像检查。仔细观察，发现局灶非对称性组织内间杂有脂肪组织，这是良性的特点。其他影像检查包括局部点压图、系列 CC 图和 / 或正侧位图。超声对于评价局灶非对称性组织是一个非常有用的工具。典型的超声表现是高回声性纤维组织伴导管通过。这不是一个肿块、实质紊乱区域或声影异常区域。

如果有令患者担心的区域或非对称性区域可以触及，则需要做针芯活检。组织学常有间质性纤维化或假性血管瘤性基质增生。MRI 可以代替穿刺活检。在 MRI 上，非对称组织的增强与乳腺内其他腺体组织的增强一样，无异常增强。

病例 54

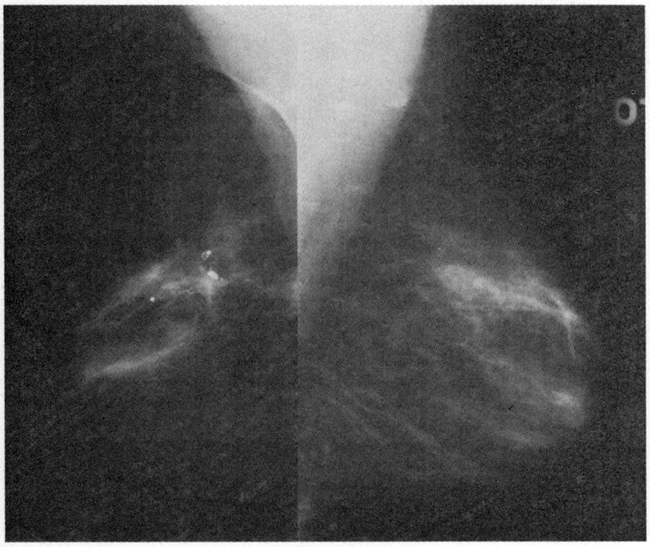

MLO 位

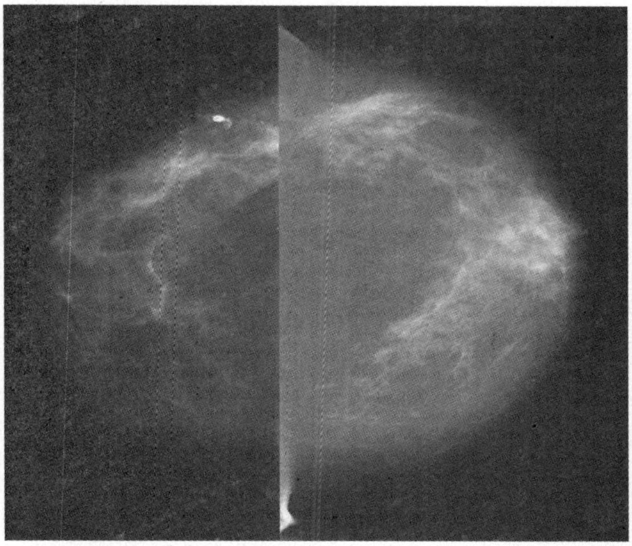

CC 位

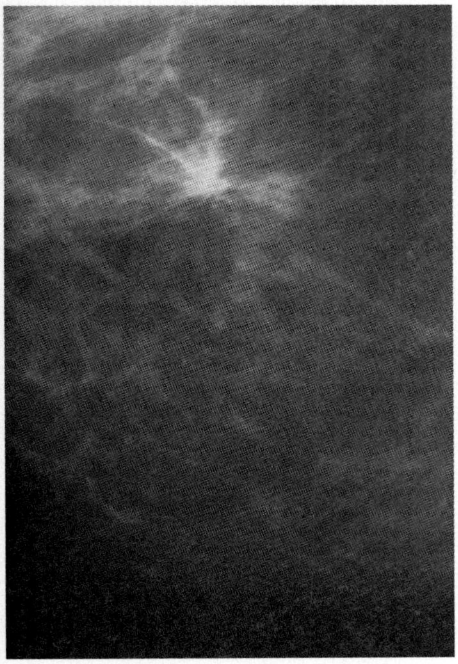

左侧 CC 位局部定点片

1．患者曾做过左侧乳腺肿瘤切除术（在外上象限）、左侧腋窝淋巴结清扫和局部放射治疗。描述 CC 图中左侧乳腺内侧所见（看局部放大图）。
2．最可能的诊断是什么？应询问患者什么病史？
3．它的 BI-RADS 分类应该是什么？
4．最终的评估分类是什么？

病例 54

瘢痕——旧胶片的重要性

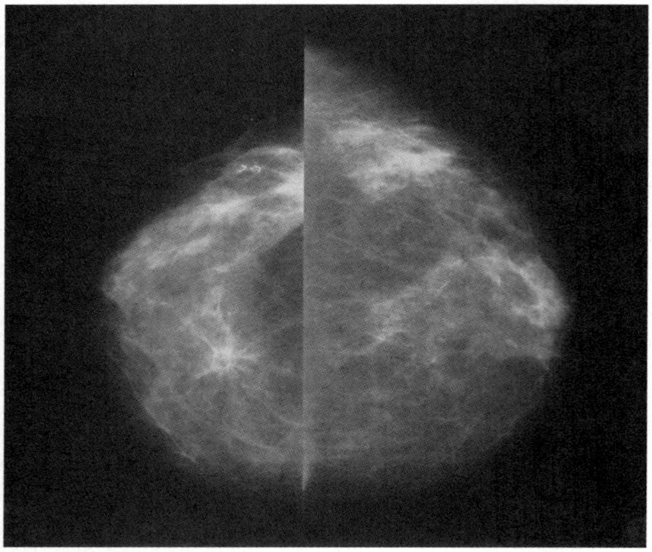

过往的 CC 位片

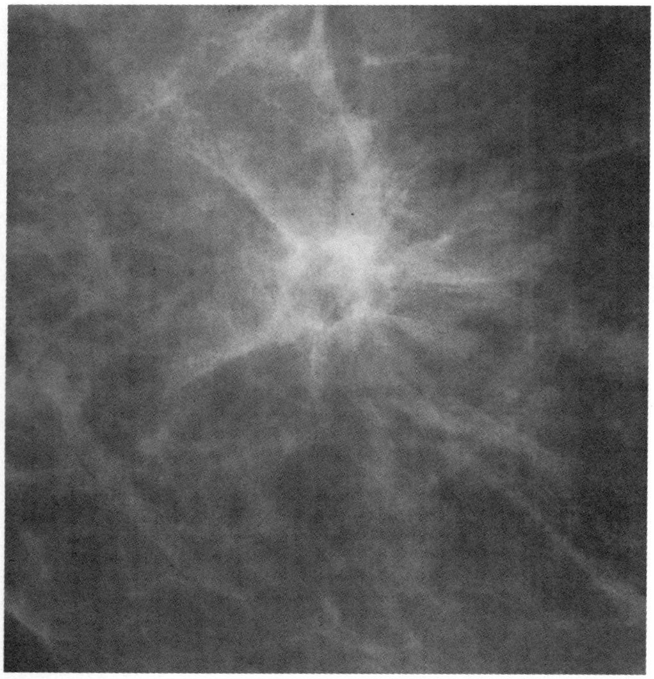

过往左侧局部定点放大 CC 位片

1．在左乳内侧有一个针样小肿块。
2．这很可能是一个新的恶性病灶，应该确认该区域是否是手术区域，是否有可以用来对比分析的旧胶片。
3．如果旧胶片在诊断时得不到，则 BI-RADS 分类应为 0。
4．“不完全性，需要与以前的胶片比较。”

相关参考文献

Ikeda, *Breast Imaging: THE REQUISITES*, pp 39, 110.

点　评

该病例证明了获得所有相关病史和旧胶片的重要性。该患者不记得是否在左乳内侧做过穿刺活检。我们看不出技术员是否在皮肤伤疤处做过标记，也问不到患者相关问题。在左乳外上象限肿瘤切除处，的确有明显乳腺实质紊乱性改变。如果患者有旧胶片，必须与旧胶片比较后，方可做出最终诊断。因为该患者的旧胶片在另一个机构，目前得不到，因此，分类还得认为是 0：不完全性。

与以前的旧胶片比较后，立即证明左乳内侧针样紊乱区是由于手术活检所致。旧胶片（左侧）显示该实质结构紊乱区的中心是透亮的脂肪性液化坏死。这种变化会随时间的延长逐步好转，发生瘢痕组织性收缩。虽然当前的图像在左乳内侧有令人担心的针样可疑恶性区，但是与旧胶片比较后，证明此区域实际上比过去所显示的范围更小，并在溶解，完全符合良性变化。本病例最重要的就是有可用于对比分析的旧胶片，从而避免了穿刺活检。在与旧胶片比较之后，确定 BI-RADS 分类为 2，良性。建议常规随访。

病例 55

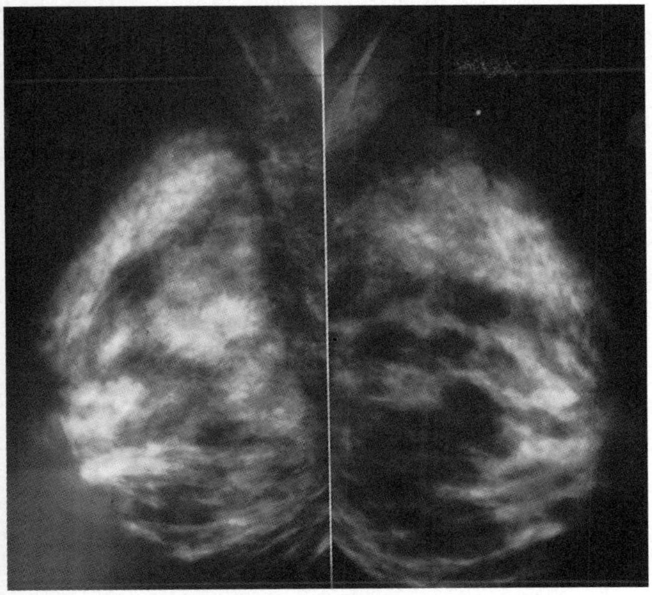

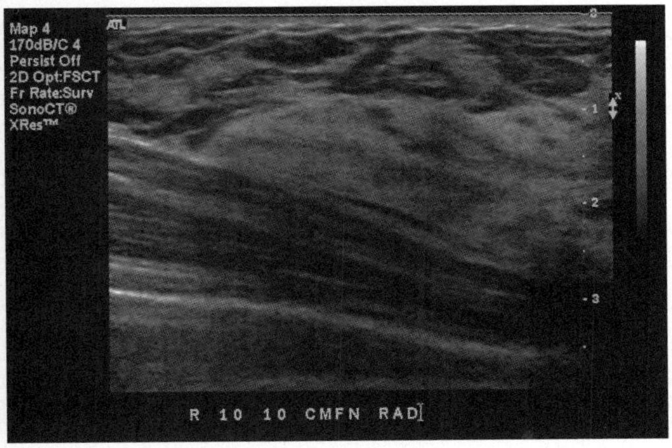

1．描述这位年轻女性右乳外上象限可触及性肿物的乳腺 X 线片特征。
2．下一步应该做哪种影像检查？
3．如果乳腺 X 线照相和超声检查都正常，接下来应该做什么检查？
4．需要将你的所见立即告知临床医生吗？

病例 55

乳腺 X 线照相和超声检查的阴性预测值

1. 乳腺腺体组织密度呈非均匀性改变。无明显异常所见。
2. 应该对临床检查发现的可触及区域进行超声检查。
3. 告知临床医生阴性的影像检查结果，并建议根据临床检查结果进行随访。是否进行穿刺活检要依据临床。
4. 如果对令人担心的可触及区域的检查结果有疑问，当天告知临床医生非常重要。

参考文献

Dennis MA: Breast biopsy avoidance: The value of normal mammograms and normal sonograms in the setting of palpable lump, *Radiology* 219:186-191, 2001.

Moy L, Slanetz PJ, Moore R, Satija S, Yeh ED, McCarthy KA, Hall D, Staffa M, Rafferty EA, Halpern E, Kopans DB: Specificity of mammography and US in the evaluation of a palpable abnormality, *Retrospective Rev Radiol* 225:176-181, 2002.

Shetty MK, et al.: Prospective evaluation of the value of combined mammographic and sonographic assessment in patients with palpable abnormalities of the breast, *J Ultrasound Med* 22:263-268, 2003.

相关参考文献

Ikeda, *Breast Imaging: THE REQUISITES*, p 150.

点 评

临床医生发现患者左侧乳腺外上象限内有一个可触及性异常区域。患者 38 岁，基础筛查性乳腺 X 线片未发现异常征象。

接下来应该做超声检查。进行超声检查时，先对可触及异常区触诊或让患者指出所担心的区域。有时患者并不能指出确切位置，特别是可疑位置是临床医生注意到而非患者时。之后再进行超声检查，在进行超声检查时，要注意是否存在囊性肿物、实性肿物或结构紊乱性区域。

可能无局灶性证据能解释可触及区域。你有可能只发现被脂肪性低回声区所包绕的高回声性腺体组织，这在临床检查中显而易见。这种情况十分常见，是一个可以信赖的阴性所见。即使超声检查未见异常，也应该保留并记录所担心区域的图像。

研究认为，乳腺 X 线照相和超声检查对临床上触及可疑区域的阴性预测值几乎是 100%。

检查报告单应该详细描述影像征象，给临床医生提供关于阴性图像所见的可靠性依据。临床医生也可以单独依据临床特点来进行可触及异常区域的穿刺活检术。

病例 56

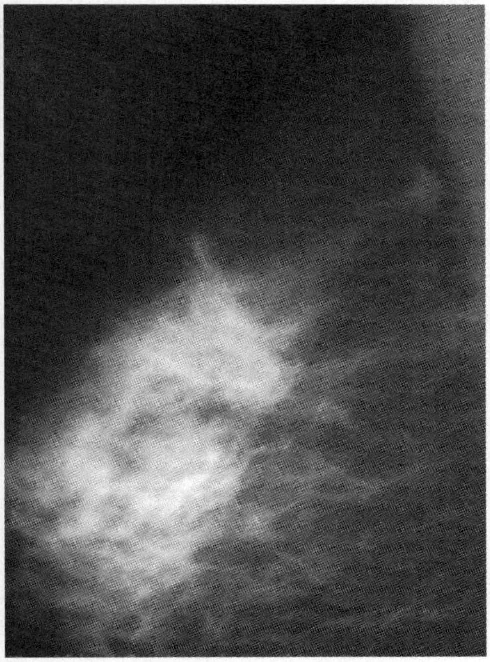

初始片

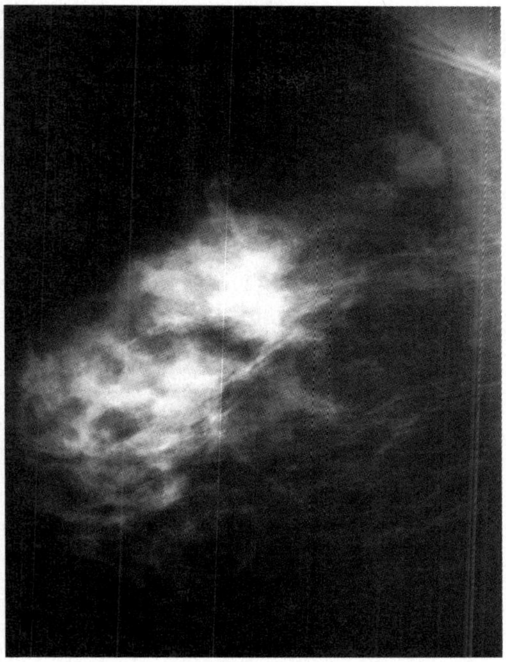

1 年后

1．最初的左侧 MLO 图像上有可疑所见吗？
2．左侧的 1 年后 MLO 图像上有可疑所见吗？
3．在最初的图像中没有注意到肿块的原因是什么？
4．如何降低乳腺 X 线照相的假阴性？

病例 56

假阴性——漏诊的癌

1. 在左侧 MLO 图像的外上象限内有一个 1cm 的可疑针样肿块。
2. 自最初检查以来，可疑肿瘤明显增大，符合恶性肿瘤的特征。
3. 由于位于乳腺腋尾部的肿瘤反应在胶片的边缘，而且仅见于一张图像；另外，前面乳腺组织的致密性有可能也转移了阅片者的注意力。
4. 通过以下方法可以降低假阴性：学习早期癌的特点；培训放射科医生采用系统化处理方法；仔细检查乳腺外上象限易隐匿癌的可疑区域；仔细阅读腺体组织的边缘；由第二位放射科医生或采用计算机辅助检测方法对乳腺 X 线照相进行双重阅读，以降低假阴性。

参考文献

Ikeda DM, Birdwell RL, O' Shaughnessy KF, Brenner RJ, Sickles EA: Analysis of 172 subtle findings on prior normal mammograms in women with breast cancer detected at follow-up screening, *Radiology* 226: 494-503, 2003.

Thurfjell EL, Lernevall KA, Taube AA: Benefit of independent double reading in a population-based mammography screening program, *Radiology* 191:241, 1994.

相关参考文献

Ikeda, *Breast Imaging: THE REQUISITES*, pp 315-316.

点　评

假阴性乳腺 X 线片是一个很重要的问题。虽然发现所有早期癌非常困难，也是不可能的，但必须努力降低潜在可检出病变的漏诊率。学习各种早期乳腺癌的乳腺 X 线片表现和癌的好发部位，会有助于降低漏诊率。改善乳腺 X 线片的技术质量很重要，因为图像技术不太理想会影响检查结果。致密性乳腺可能会转移医生的注意力，特别是有其他病变并存时。小肿瘤可能因太小而被忽略。腋窝内病变可能被误诊为正常淋巴结。

放射科医生阅片的环境很重要。筛查性乳腺 X 线片（本病例 2 次都是筛查性检查，未发现肿瘤）应该由常规阅片的放射科医生在可控的环境中阅读，在阅读期间不应该被干扰中断。研究表明双重阅读或计算机辅助筛查性乳腺 X 线照相将会降低早期乳腺癌的漏诊率约 7%～15%。如果时间和工作人员允许的话，这是一种可行的选择方法。

尽管我们为发现所有乳腺癌尽了全力，但仍不可能完全避免漏诊。复习被漏诊癌的原因，会有助于培训放射科医师提高癌的检出率。

病例 57

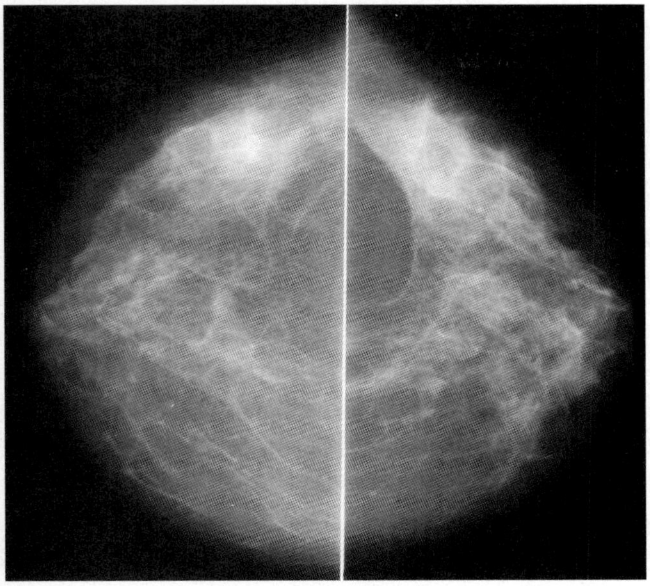

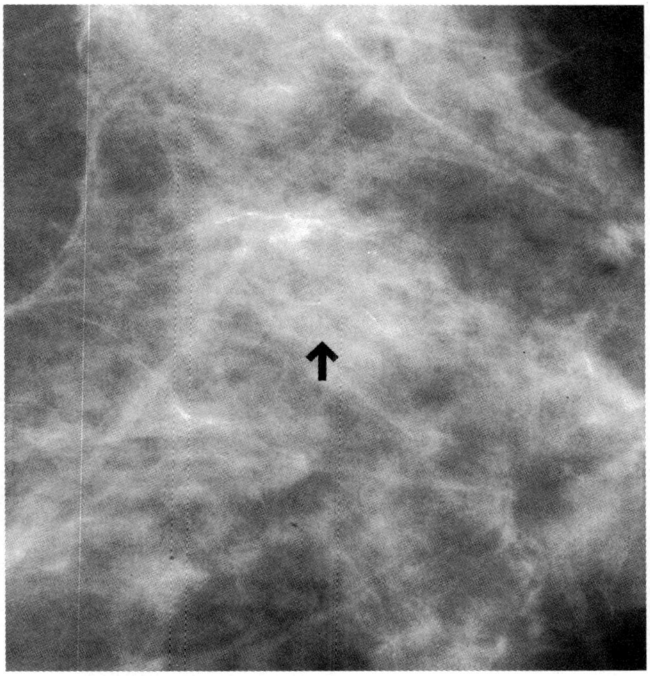

右侧放大的 CC 位

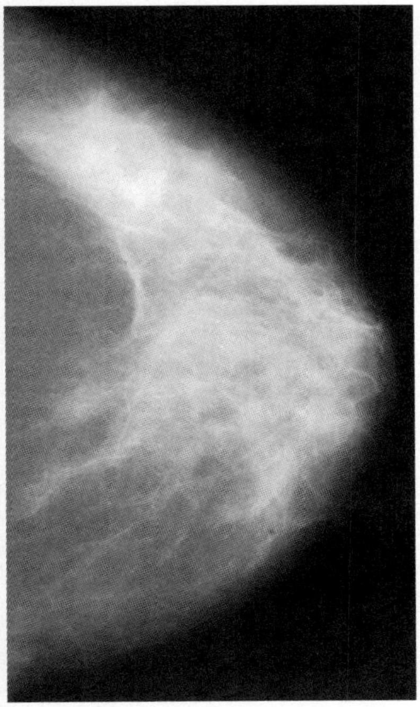

6 个月后

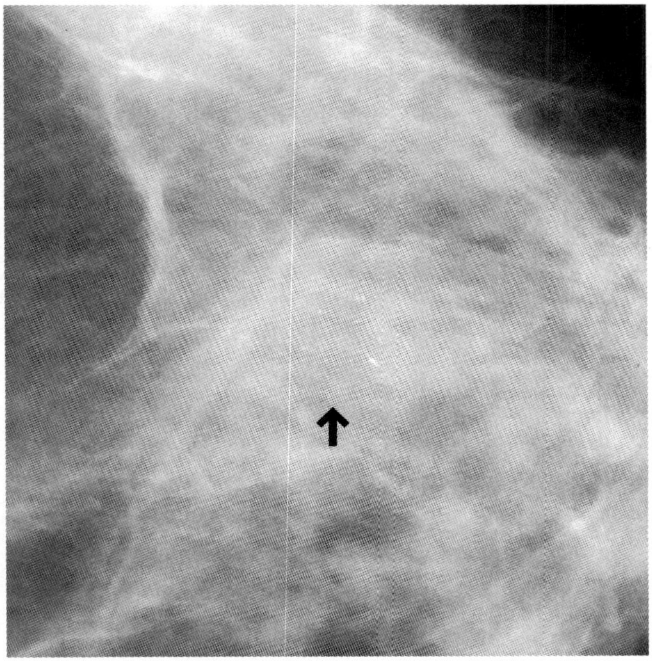

6 个月后放大 CC 位

1．患者 47 岁，在筛查性乳腺 X 线片上发现右侧乳腺内有丛样小钙化灶，被召回加做 CC 图像，在 CC 图像上显示得很清晰（箭头）。在该筛查性图像中，BI-RADS 分类是什么？总体印象是什么？
2．在加做的放大图像上可见一些钙化灶，建议短期随访。BI-RADS 分类是什么？总体评估是什么？
3．BI-RADS 分类 3 的恶性可能性是多少？
4．该患者短期随访的间隔多长时间进行？

病例 57

钙化灶随访

1. BI-RADS 分类 0：不完全性，需要加做图像。总体评价：不完全性。
2. BI-RADS 分类 3：可能良性，建议短期随访。总体评价：可能良性。
3. 读片的放射科医生应该明白：恶性的可能性非常小，不到 2%。
4. 对于令人担心的模糊钙化灶，患者应该每 6 个月进行一次严密随访。随访应该做放大图像。一般来讲，对于可能良性的钙化灶，如果没有值得关注的变化，严密随访应该是每 6 个月进行一次，持续 2 年。若有令人担心的改变，则建议做穿刺活检。

参考文献

Orel SG, Kay N, Reynolds C, Sullivan DC: BI-RADS categorization as a predictor of malignancy, Radiology 211:845, 1999.

Rosen EL, Baker JA, Scott Soo M: Malignant lesions initially subjected to short-term mammographic followup, *Radiology* 223:221, 2002.

Vizcaino I, Gadea L, Andreo L, Salas D, Ruiz-Perales F, Cuevas D, Herranz C, Bueno F: Short-term follow-up results in 795 nonpalpable probably benign lesions detected at screening mammography, Radiology 219:475, 2001.

相关参考文献

Ikeda, *Breast Imaging: THE REQUISITES*, p 84.

点　评

当在解释筛查性图像并将患者召回加做图像时，恰当的 BI-RADS 分类是 0：不完全性。在召回患者加做放大性图像之后，认为钙化灶最可能是良性，BI-RADS 分类是 3：可能良性，建议短期随访。本病例建议每 6 个月做一次右侧乳腺放大性图像随访。然而，在这 6 个月随访时，钙化灶发生了明显变化，建议穿刺活检。活检证实钙化灶由高分化性粉刺原位管癌所致。

放大图像因为可以显示常规图像上看不到的模糊钙化灶，故对评价钙化灶非常重要。图像上未见需进行穿刺活检的钙化灶。如果钙化灶是新出现的，更重要的是注意钙化灶的形态和分布。本病例基础筛查性研究认为钙化灶是点状良性钙化灶，而非与恶性有关的线样或多形性钙化灶。但在每 6 个月的随访中，钙化灶发生了明显变化。不仅数量上有所增加，而且还出现了线样钙化灶。穿刺活检证实为原位管癌。之后，患者接受了肿瘤切除术和放射治疗。

只有认为病灶极可能是良性时，才可进行短期随访。系列建议之一是，如果病灶分类是 3：可能良性。那么该病灶恶性的可能性非常低，小于 2%。其他建议：因为经皮穿刺活检简单易做，而且没有危险性，所以短期随访发现恶性变的可能性应该更低，小于 1%。

病例 58

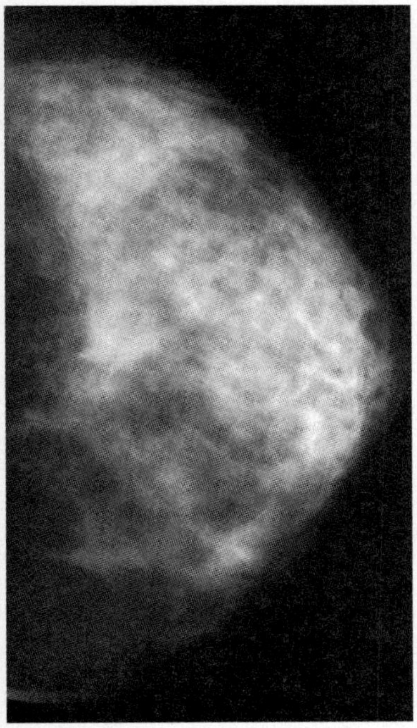

CC 位

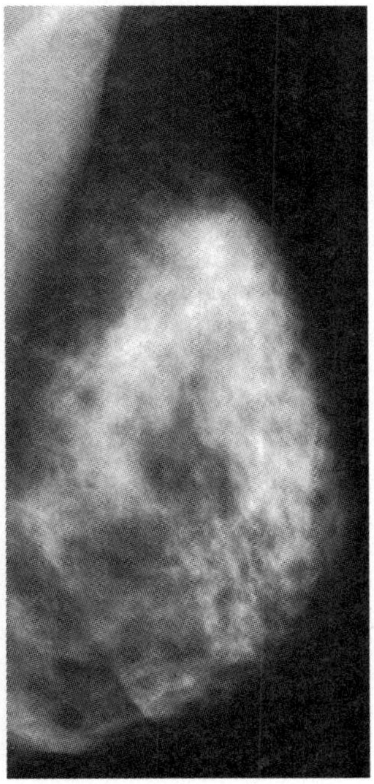

MLO 位

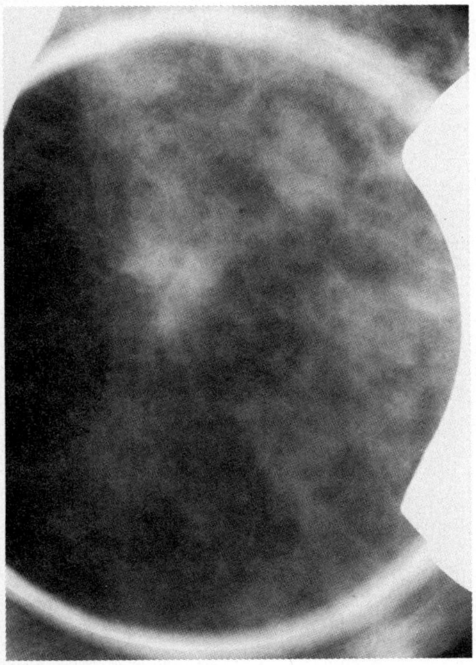

局部定点放大 CC 位片

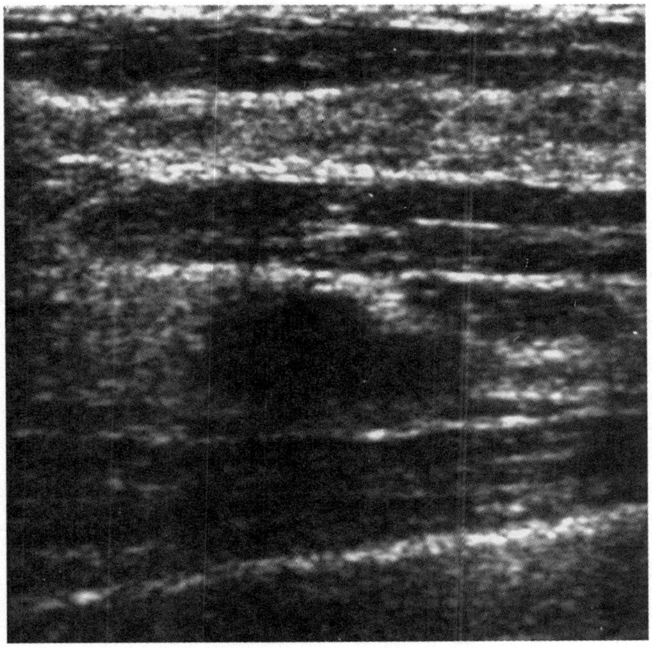

超声

1. CC 图显示右乳中后区域内有致密性局限非对称性改变。在 MLO 图上未见明确异常。下一步应做何影像检查？
2. 这种局限非对称性改变在局部放大图上表现为不规则性，但在侧位图上未见异常。下一步应做何影像检查？
3. 在超声检查中，将在乳腺的什么部位可见该病变？
4. 根据乳腺 X 线片和超声检查结果，BI-RADS 分类是什么？

病例 58

寻找在一张图片上看到的针样肿瘤

1. 需要拍摄 CC 局部放大图像，以评价是“真”有局部非对称性改变或恰好是正常组织的重叠。此外，局部放大图像还可以评价肿块的边缘。正侧位图可以对病灶进行三角定位测量。
2. 建议超声检查。
3. 因为病灶位于 CC 图的中心，所以目标超声应该在 6-12 点处探查。
4. 超声检查显示邻近胸大肌处有一个不规则性低回声肿块。BI-RADS 分类 5：高度可疑，需要穿刺活检。

相关参考文献

Ikeda, *Breast Imaging: THE REQUISITES*, pp 46, 92.

点　评

异常所见只在单一一张乳腺 X 线片上看到，这并非不常见。首先要做局部点压图像，以确定病灶是否会随加压持续存在。如果病灶随加压仍持续存在，观察分析病灶的边缘。本病例在局部加压后，显示出更可疑的针样肿块。（癌的粘连反应在局部点压图上显示得更明显。）下一步的影像检查是对可疑病灶进行确切的三角定位，以便指导超声检查病灶和进行最终的穿刺活检。在正侧位图上未见可疑的异常区域。采用系列 CC 图对某些病例可能有所帮助。

接下来对病灶进行进一步评价和局部定位，要采用超声检查。在 CC 图中心深处看到的针样肿块，超声检查应该直接在 6 和 12 点近胸壁处探查。在超声检查上接近胸大肌处，看到一个不规则低回声肿块。乳腺 X 线照相与超声检查结果结合起来提示病灶高度可疑恶性，BI-RADS 分类 5：高度可疑。超声引导下穿刺活检证实该病灶是浸润性导管癌。

病例 59

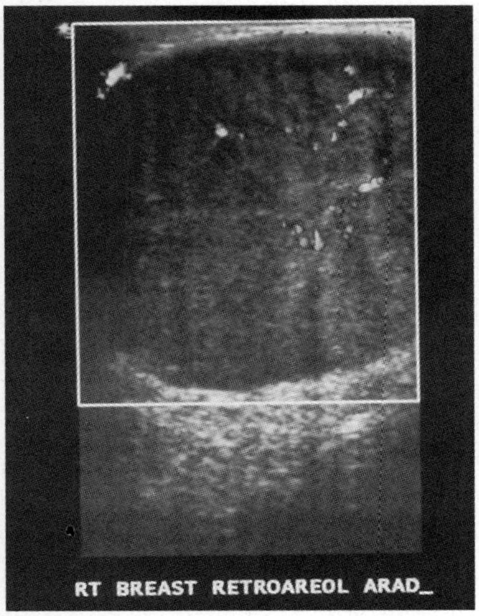

较大的肿块

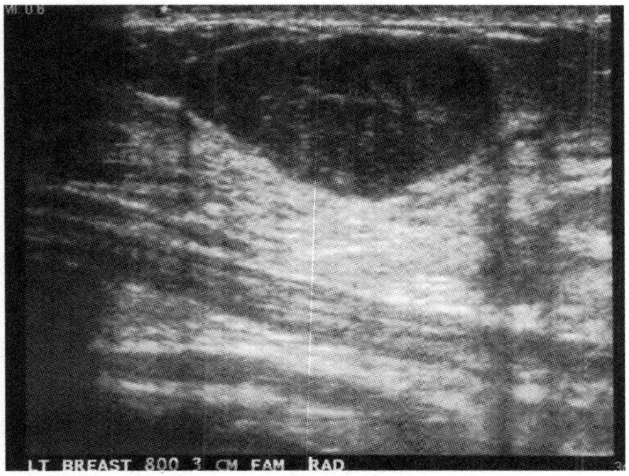

另一个较小的肿块

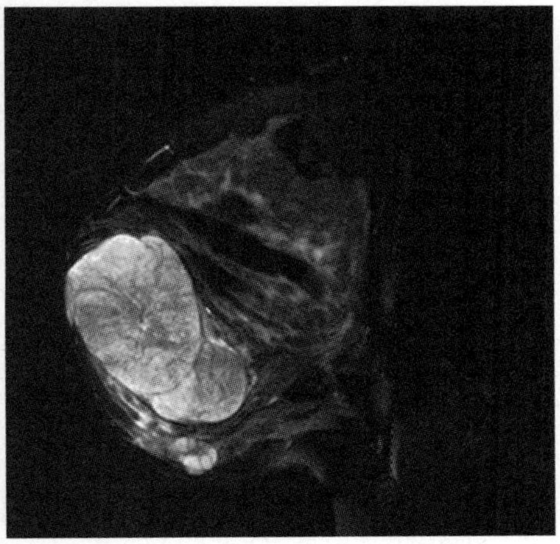
T2 抑脂像

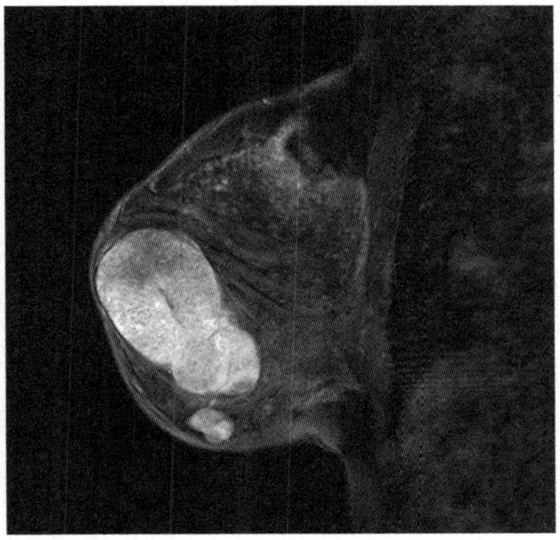
增强后

1．16 岁，双侧乳腺非对称性增大，描述超声和 MRI 所见。
2．需要做乳腺 X 线片吗？
3．这种疾病的鉴别诊断和恰当的处理方案是什么？
4．对侧乳腺有处理方案吗？

病例 59

幼年性纤维腺瘤

1. 超声检查显示乳腺内有一个边界清晰、混合性回声的实性大肿块。肿块在 MRI 上显示有丰富的血管，T2 表现为高信号。周围乳腺组织内有多个较小的实性肿块。
2. 16 岁的患者无需做乳腺 X 线片检查。超声检查就能够很好地确诊本病灶，无需进行筛查性检查，因为乳腺癌在该年龄段的发生率极低。
3. 病灶很可能是一个巨大的幼年型乳腺纤维腺瘤。因为有明显双侧乳腺呈非对称性改变，从美观角度讲，建议外科切除。
4. 建议双侧乳腺进行 MRI 检查，以确定乳腺的基本大小，并定位其他病灶。

参考文献

Orel SG, Schnall MD: MR imaging of the breast for the detection, diagnosis, and staging of breast cancer, *Radiology* 220:13-30, 2001.

Weinstein SP, Conant EF, Orel SG, Zuckerman JA, Bellah R: Spectrum of US findings in pediatric and adolescent patients with palpable breast masses, *RadioGraphics* 20:1613-1621, 2000.

White Nunes L, Schnall MD, Orel SG, Hochman MG, Langlotz CP, Reynolds CA, Torosian MH: Correlation of lesion appearance and histologic findings for the nodes of a breast MR imaging interpretation model, *RadioGraphics* 19:79-92, 1999.

相关参考文献

Ikeda, *Breast Imaging: THE REQUISITES*, pp 110, 205.

点 评

因为是年轻患者，癌的可能性极低而且病变也表现为良性，故首选超声检查，无需做乳腺 X 线照相检查。超声显示有一个边界清晰的大肿块，肿块内部有小的囊性区域。在 T2 抑制脂肪的 MRI 图上，该大肿块显示为极高信号和稳定地逐渐增强。可见纤维血管分隔成黑的带样结构通过肿块。在该年龄组最常见的实性肿瘤是纤维腺瘤。在青少年（13～19）或年轻少女中，快速增长的纤维腺瘤称为幼年型或巨大型纤维腺瘤。本病例是一位十几岁的少年，长有一个非常大的纤维腺瘤，为了美观，希望外科切除。如果不做手术切除，如此大的肿瘤也要进行穿刺活检术，以除外罕见的叶柄状肿瘤，该肿瘤有局部浸润，偶尔可有远处转移。

大约 20%的纤维腺瘤是多发性的。双侧乳腺的超声和 MRI 检查有助于对该患者制定出病变侧治疗方案，并提供病变侧与对侧乳腺是否有任何其他病变的基本图像。不是所有典型的良性小肿瘤都需要做穿刺活检，但是建立一个基本图像有助于随后的临床随访。本例患者的其他肿瘤无需进一步影像随访，但是如果以后发生其他肿瘤，MRI 可以帮助确定肿瘤是否是间隔性生长。偶尔，当一名新的体检医生做乳腺检查时，在图像上一直稳定的肿块可表现为“新的可触及性”肿块。

病例 60

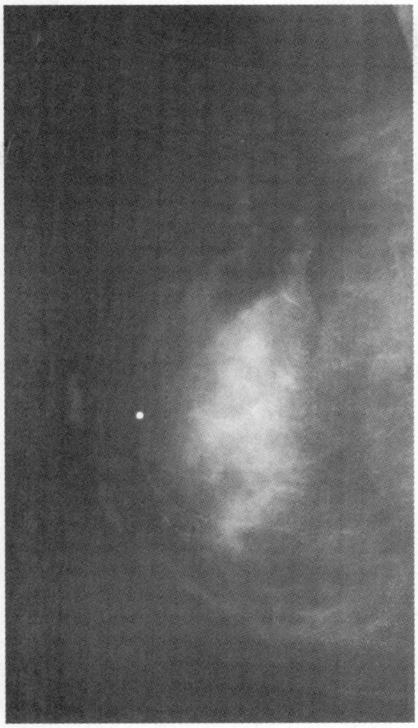
MLO 位

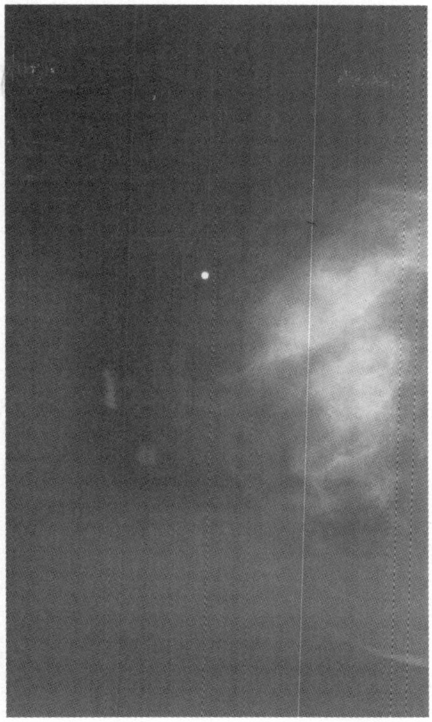
CC 位

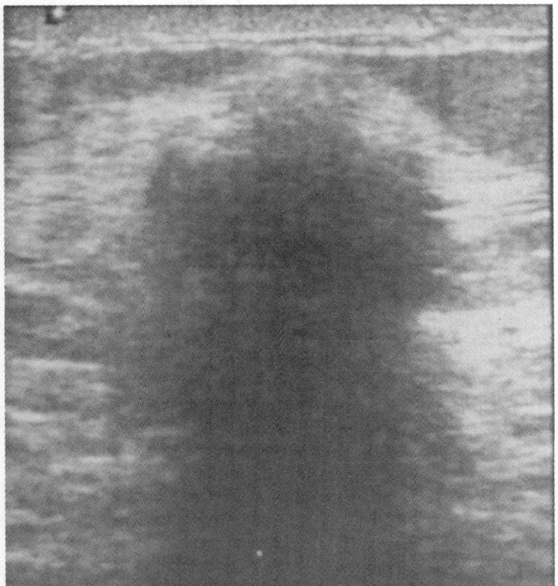
超声（桡侧）

1．女，40 岁，患有青少年型糖尿病，乳腺内有一个新发现的可触及肿块。描述超声和乳腺 X 线片所见。
2．该肿块 BI-RADS 分类是什么？鉴别诊断是什么？
3．建议什么类型的穿刺活检？
4．这类患者其他系统的常见并发症是什么？

病例 60

糖尿病性乳腺病

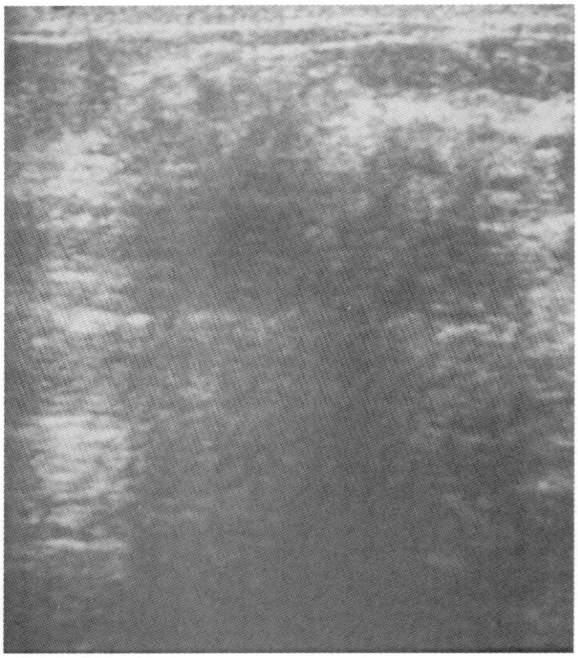

超声（两侧）

1. 左侧乳腺内有一个局灶非对称性改变。这种改变不是乳腺 X 线片上肿块的表现，因为在两张图上都没有凸面边缘。但在超声检查上显示有不规则的、其后方伴有声影的实性肿瘤特征。
2. BI-RADS 分类 4，可疑。建议穿刺活检，以除外恶性肿瘤的可能。鉴别诊断包括糖尿病性乳腺病和浸润性乳腺癌。
3. 糖尿病性乳腺病的诊断依赖于超声引导下针芯活检的病理诊断。
4. 一般来讲，长期存在青少年型糖尿病的糖尿病性乳腺病患者，还应该同时合并有糖尿病的其他并发症。

参考文献

Weinstein SP, Conant EF, Orel SG, Lawton TJ, Acs G: Diabetic mastopathy in men: Imaging findings in two patients, Radiology 219:797, 2001.

相关参考文献

Ikeda, *Breast Imaging: THE REQUISITES*, pp 308-309.

点 评

在长期胰岛素依赖型糖尿病患者身上，糖尿病性乳腺病是一种不常见的病变，常发生于绝经前女性，但也可发生于男性。最常见的表现是患者新发现一个固定的可触及性肿块，该肿块的乳腺检查特征与乳腺癌的表现类似。患者常常还患有糖尿病的其他并发症，例如糖尿病性肾病、糖尿病性视网膜病变和心血管疾病。

糖尿病性乳腺病的乳腺 X 线片所见通常表现为边界不清的肿块或一个致密的局灶非对称性区域；在乳腺 X 线片上常常能够看到由于长期糖尿病并发的血管性钙化灶。但由于这些胰岛素依赖型糖尿病患者大多数都是年轻人，所以肿块很可能会因为周围致密的乳腺组织而在乳腺 X 线片上看不到。超声检查表现为边界不清晰的肿块或强声影区域。

根据临床病史和超声表现，可以做出糖尿病性乳腺病的诊断，但是为了除外恶性肿瘤的可能性，需要有组织学诊断。针芯活检显示病变表现为粗胶原束和小叶、血管及导管周围的炎性浸润。这种表现是由自身免疫所致。

病例 61

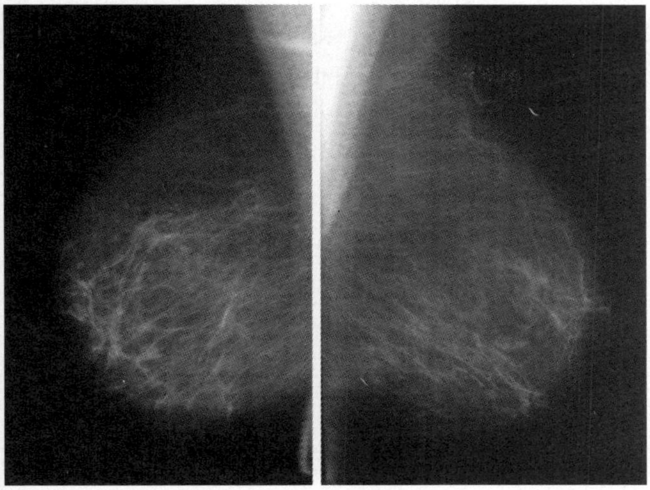

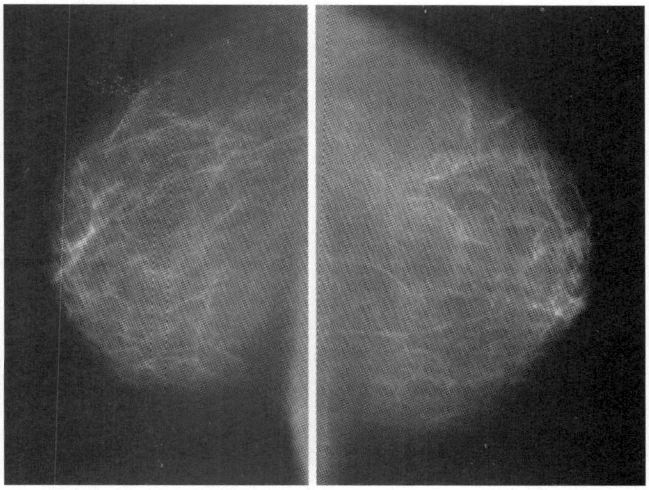

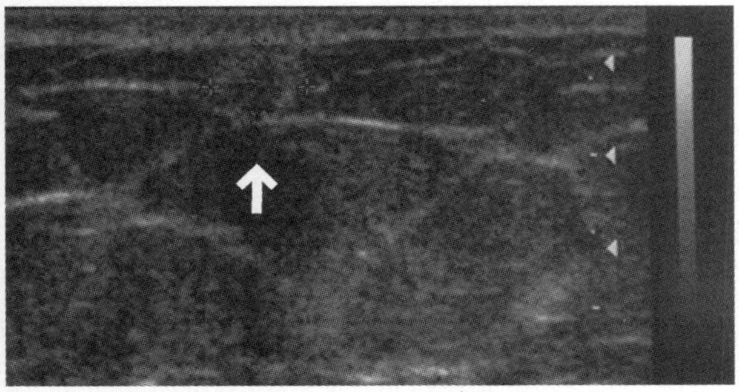

1．左乳内上象限有一可触及性肿物。需要加做哪种影像检查？
2．有其他重要病史吗？
3．你的鉴别诊断是什么？
4．超声表现可疑恶性吗？

病例 61

乳腺的血管脂肪瘤

1. 局部点压图、带有 BB 标记的切线位图和超声检查。
2. 是的，有外伤或擦伤史。
3. 血肿、脂肪瘤、血管瘤、血管脂肪瘤、血管肉瘤。
4. 超声表现不是典型的良性表现。它的可触及性和超声表现是穿刺活检的指征。

参考文献

Stavros AT, et al.: Solid breast nodules: Use of sonography to distinguish between benign and malignant lesions, *Radiology* 196:123-134, 1995.

Weinstein SP, Conant EF, Acs G: Case 59: Angiolipoma of the breast, *Radiology* 227:773-775, 2003.

相关参考文献

Ikeda, *Breast Imaging: THE REQUISITES*, p 134.

点　评

患者有一个可触及的浅表性肿块。在乳腺 X 线片上表现为边界清晰的低密度肿块。在局部点压图上肿块持续存在。超声检查显示肿块刚好位于皮下，肿块边缘呈小分叶状，有一个厚的、不规则的、高回声性包膜，这些特点提示可疑恶性。皮肤表面正常。

患者陈述没有外伤史。外伤后常见可触及的包块、血肿，在乳腺 X 线片和超声检查图上都有典型表现。仔细询问患者是否最近有外伤史，并检查乳腺是否有擦伤的征象，对于诊断外伤后引起的包块和血肿很有帮助。如果临床表现与外伤相符，就无需穿刺活检。要求患者在 6～8 周内复查。如果包块完全消失，就无需进一步检查。如果包块出血并增大，那么很可能是外伤后引起的值得关注的一个可触及性隐匿性恶性肿瘤。

本例患者做了采用空吸技术的穿刺活检术，组织学报告该肿瘤是一个不常见的血管性病变，伴有细胞的非典型性增生和有丝分裂，大部分由血管脂肪瘤样细胞构成。为了除外血管肉瘤的可能，建议切除肿瘤残留部分。切除标本的组织学显示皮下组织是血管脂肪瘤样细胞，未见恶性转移征象。这是一种不常见的乳腺肿瘤，更典型的多发于背部、颈部和肩部。

病例 62

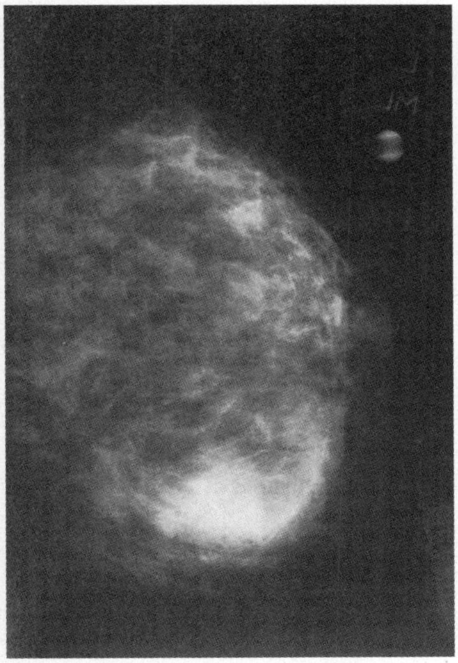

ML 位

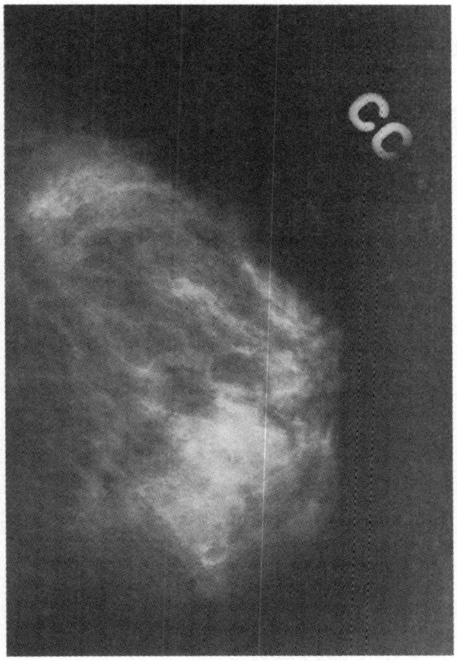

CC 位

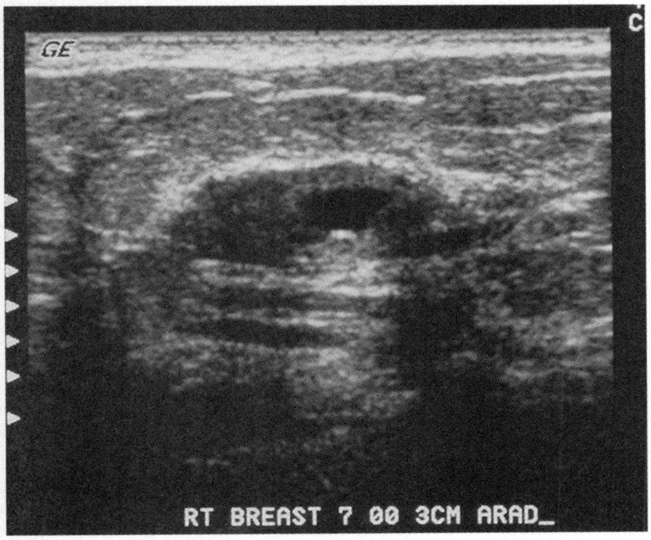

超声

1. 女，45 岁，显示有一个新发现的可触及性肿块。接下来需要做哪种影像检查?
2. 描述超声检查和乳腺 X 线片所见，BI-RADS 分类是什么?
3. 最可能的诊断是什么?
4. 针芯活检是假性血管基质增生（PASH）。恰当的处理是什么?

病例 62

PASH（假性血管基质增生）

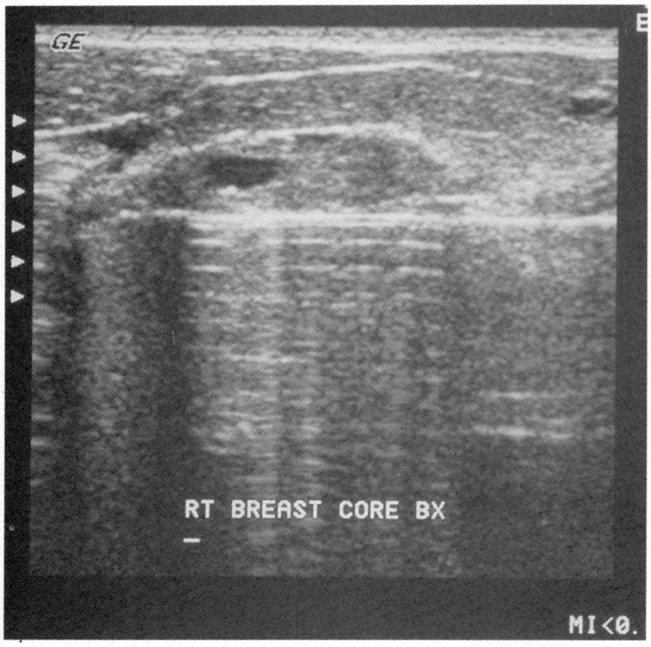

1．应该先做乳腺 X 线照相检查，更好的方法是在照相前在关注的可触及性区域用 BB 做标记（本病例没有这样做）。同时，还需用定向超声检查法来评价此区域。
2．超声检查显示这是一个边界清晰的大分叶状、低回声性实性肿块，肿块内部有囊性间隙。BI-RADS 分类 4：建议穿刺活检。
3．纤维腺瘤或其他良性纤维上皮细胞性病变或叶柄状肿瘤。
4．PASH 是一种良性的基质增生。

参考文献

Cohen MA, Morris EA, Rosen PP, Dershaw DD, Liberman L, Abramson AF: Pseudoangiomatous stromal hyperplasia: Mammographic, sonographic, and clinical patterns, *Radiology* 198:117, 1996.

Stavros AT, et al.: Solid breast nodules: Use of sonography to distinguish between benign and malignant lesions, *Radiology* 196:123-134, 1995.

相关参考文献

Ikeda, *Breast Imaging: THE REQUISITES*, p 118.

点　评

乳腺 X 线片显示乳腺内侧的局限性非对称区域与可触及性区域的大小和部位完全吻合。乳腺 X 线片的表现是非特异性的，无结构紊乱和可疑性钙化灶，需要超声检查来进一步明确所担心区域的特性。超声检查显示肿瘤边界清晰、内有囊性间隙，外形呈大的分叶状。根据 Stavros 超声检查实性肿瘤特征的标准，该肿块很可能是良性肿瘤，可能是良性纤维腺瘤。因为肿瘤较大且随时间长大，故建议做穿刺活检。活检证实肿瘤是良性，假性血管基质增生（PASH）。

1986 年，首先把假性血管基质增生（PASH）描述为是由一种局灶基质增生构成的临床病理肿块，这种肿块形成了一个常为绝经前女性可触及的不连续的无痛性乳腺肿块。最常见的临床诊断是纤维腺瘤，在影像学上，它们的表现也非常类似。虽然 PASH 以肿块的形式多见于绝经前女性，在活检中常表现为局灶基质性改变，但其病因还不清楚。有研究表明，PASH 可能是对激素的反应，而且在病灶内有可以确认的雌激素和孕激素受体。PASH 可通过针芯活检来确诊，本病例就是如此。组织学确诊之后，无需再进一步检查，患者可回到常规随访。

病例 63

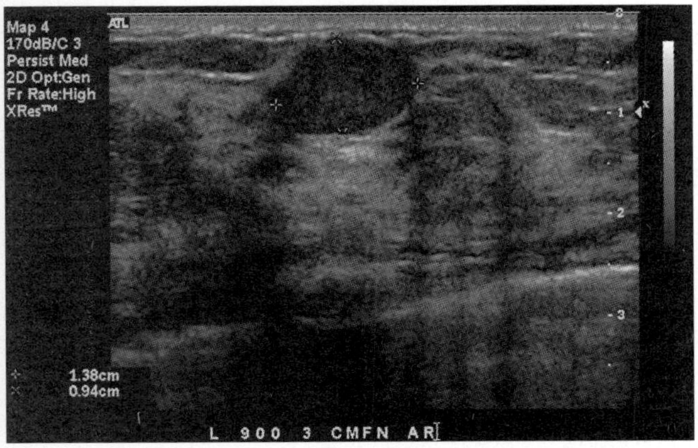

1．女，15 岁，发现乳腺内有一实性肿块。最好采用哪种影像检查方法？

2．该肿块是囊性还是实性？

3．你将如何处理一个可触及性囊肿？

4．这种病变的处理方案是什么？

病例 63

青少年乳腺肿瘤

1. 该年龄组患者最好采用超声检查，不提倡采用乳腺 X 线照相检查。
2. 这是一个实性肿瘤。
3. 单纯性囊肿无需进一步检查。但如果患者同意，可以对可触及性囊肿进行穿刺抽吸。
4. 实性肿瘤的处理方案有多种选择，因为它具有良性肿瘤的特征，患者可以选择随访。如果想得到组织学诊断，可以做穿刺活检。因为肿瘤可能会继续生长，外科切除是一个合理的选择。

参考文献

Kronemer KA: Gray scale sonography of breast masses in adolescent girls, *J Ultrasound Med* 20(8):881, 2001.

Stavros AT, et al.: Solid breast nodules: Use of sonography to distinguish between benign and malignant, *Radiology* 196(1):123, 1995.

相关参考文献

Ikeda, *Breast Imaging: THE REQUISITES*, p 150.

点　评

超声检查因为没有电离辐射，故年轻人常常选用。在评价长有肿块的患者时，让患者指出所关心的区域。超声检查可以明确可触及性肿块是囊性还是实性肿瘤。实性肿块的回声与其周围脂肪组织比较，可能表现为低回声或等回声性。在评价实性肿块时，通过观看其特征来帮助区别良恶性肿瘤。这些特征包括对肿块边缘的分析、声影和回声特性。良性肿瘤的特征大多是椭圆形、轻微分叶、肿瘤与皮肤平行和有清晰的边界。

本例患者的超声检查显示乳腺内的肿瘤呈低回声性，边界清晰，有轻微分叶，与触诊完全符合，最可能的诊断是纤维腺瘤。

纤维腺瘤是最常见的良性乳腺肿瘤，女性中发病率大约为 10%～25%。纤维腺瘤来源于腺叶，其很可能是由雌激素刺激引起。多发性纤维腺瘤大约占 20%。在组织学上，有纤维基质和上皮细胞成分，没有细胞非典型增生。在形态学上，多呈圆形、椭圆形或哑铃形，可以发生于乳腺的任何部位。

一项针对 57 例青春期（平均年龄 15.4 岁）少女肿块的研究发现，所有肿瘤都是良性的，其中有 36 例是纤维腺瘤。在该年龄组，恶性肿瘤极其罕见。

因为恶性肿瘤极其罕见，所以青春期乳腺实性肿瘤的处理有多种方案。传统上选择切除活检术。一旦超声检查证实有良性肿瘤的特征，即可对其进行随访。如果肿块继续增大，建议切除。如果期望有组织学诊断而又不想手术，建议针芯活检。针芯活检可以提供可靠的组织学诊断。本病例做了肿瘤切除术，病理结果是纤维腺瘤。

病例 64

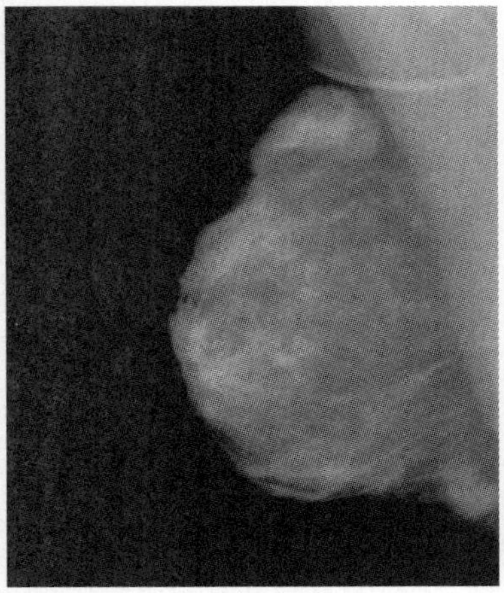

MLO 位

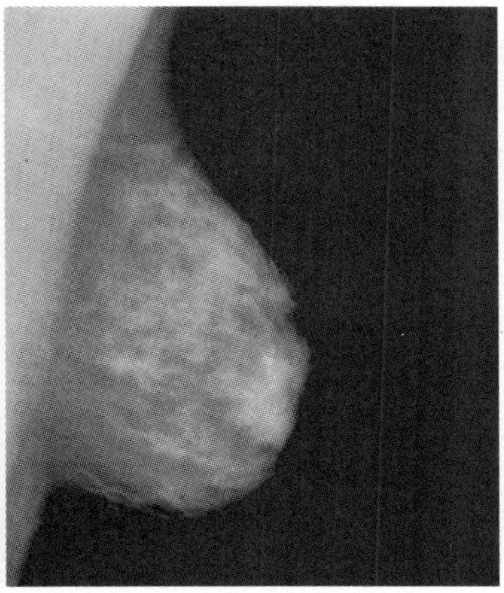

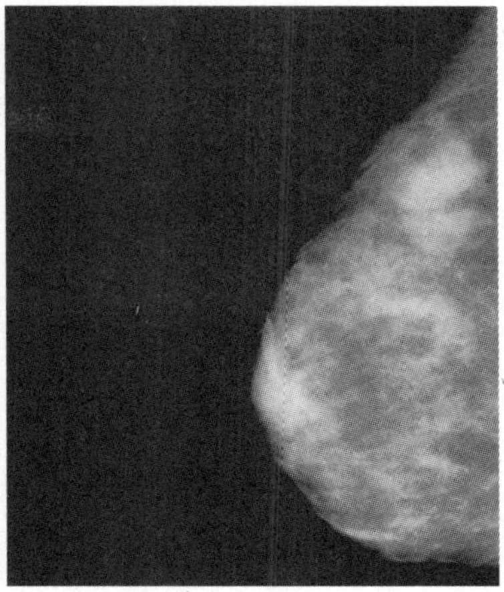

外侧旋转 CC 位

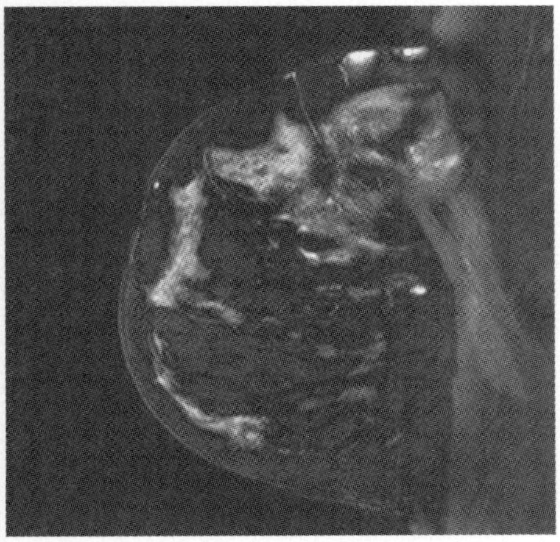

增强后

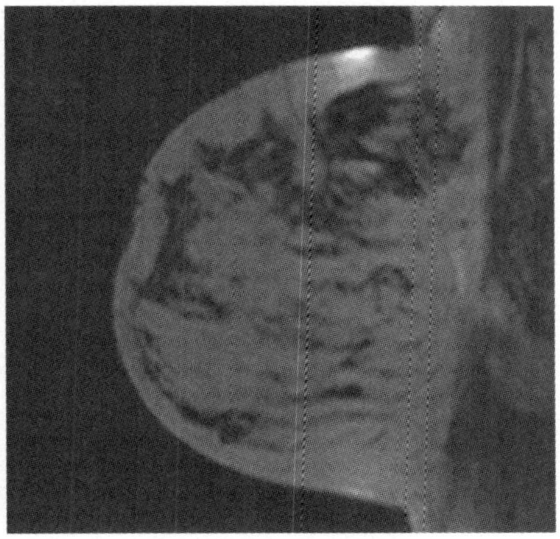

T1 像

1．患者左乳外上象限有一个增厚的可触及区域。描述乳腺 X 线片所见。
2．有助于明确诊断的其他影像检查是什么？
3．超声检查为阴性，建议做 MRI 检查。描述 MRI 所见。最可能的原因是什么？
4．该病变的 BI-RADS 分类是什么？

病例 64

局灶非对称性改变

1. 左乳的头尾旋转性 CC 图和 MLO 图显示乳腺外上象限内有一局灶非对称性改变。该非对称性区域显示为混合性密度，无实质紊乱的证据。
2. 接下来要做超声检查，以明确该增厚区域是否有肿瘤或其他任何可疑表现。
3. 随着腺体组织的强化，MRI 显示为增强模式。MRI 上无可疑表现。这种局灶非对称改变常常代表正常的非对称性乳腺组织。
4. BI-RADS 分类 2：良性，无恶性肿瘤证据。

参考文献

Piccoli CW, Feig SA, Palazzo JP: Developing asymmetric breast tissue, *Radiology* 211(1):111-117, 1999.

Samardar P, Shaw de Paredes E, Grimes MM, Wilson JD: Focal asymmetric densities seen at mammography: US and pathologic correlation, *RadioGraphics* 22:19, 2002.

相关参考文献

Ikeda, *Breast Imaging: THE REQUISITES*, p 37.

点　评

该患者左乳外上象限有一增厚的可触及区域。多个乳腺 X 线片显示左乳外上象限的局灶非对称性表现基本与正常腺体组织的表现一致。但由于该区域是可触及的，所以要做超声检查。超声检查未见可疑实性肿瘤或乳腺实质紊乱区域，可见正常腺体组织和导管结构。因为该区域是患者担心的可触及性区域，因此建议进一步做 MRI。MRI 显示此区域是正常腺体组织增强形式，未见可疑征象。结合正常超声所见、乳腺 X 线片上的混合性致密区和正常 MRI 表现，认为这是一个正常腺体组织非对称性的区域。建议严密临床随访和体检，无需进一步影像检查和穿刺活检。

病例 65

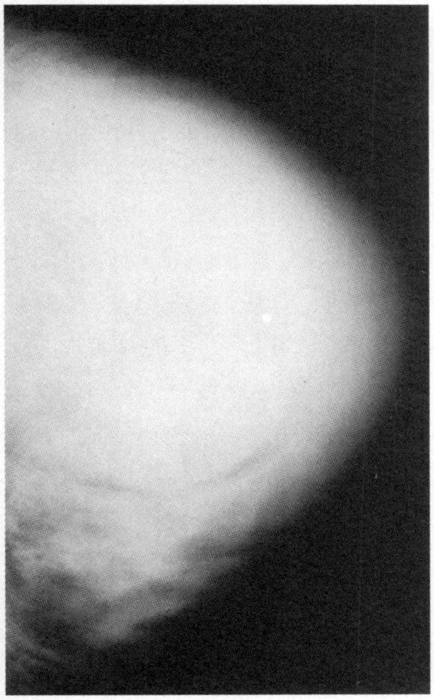
CC 位

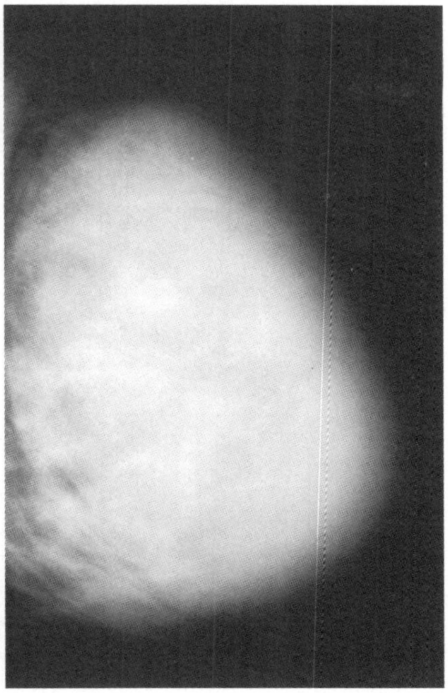
MLO 位

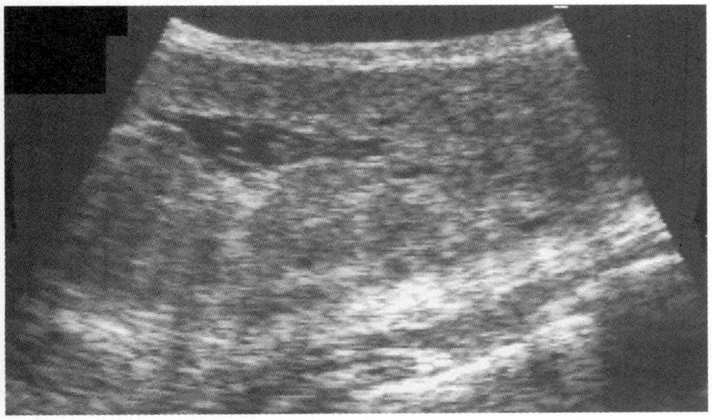
超声

1．38 岁，产后不久发现右乳内有一可触及的巨大肿块。肿块在妊娠 6 个月时开始迅速生长，体检测量肿块大小约 12cm。如何开始影像检查？
2．描述乳腺 X 线片和超声检查所见。
3．该肿瘤的鉴别诊断是什么？
4．这些良性肿瘤的自然病程是什么？

病例 65

泌乳性腺瘤

1. 超声检查之后做乳腺 X 线照相检查。
2. 乳腺 X 线片显示乳腺极度致密，肿块几乎完全被致密性乳腺组织所遮盖。但在 CC 图上显示有一个中等大小边界清晰的肿块。超声检查只能显示肿块的一部分，表现为实性不均质肿块，其内有大的囊性区域。
3. 该肿块最可能是良性泌乳性腺瘤或纤维瘤。
4. 因为肿瘤巨大，而且生长迅速，患者和主管医生都要求穿刺活检。影像特征和临床病史符合良性泌乳腺瘤。这样的肿瘤可以随访。在妊娠和妊娠结束之后，这样的病变常常自然消失或明显缩小，无需切除。

参考文献

Cardenosa G: *The Core Curriculum: Breast Imaging*, Philadelphia, 2004, Lippincott Williams & Wilkins, p 221.

Sumkin JH, Perrone AM, Harris KM, Nath ME, Amortegui AJ, Weinstein BJ: Lactating adenoma: US features and literature review, *Radiology* 206:271, 1998.

相关参考文献

Ikeda, *Breast Imaging: THE REQUISITES*, p 116.

点 评

妊娠和哺乳期女性可触及实性乳腺肿瘤的主要鉴别诊断包括纤维腺瘤、泌乳性腺瘤、导管性腺瘤、局灶性乳腺炎、乳腺囊肿、哺乳期乳腺腺体组织的生理变化（小叶增生）和可能发生的乳腺癌。

该患者有一个泌乳性腺瘤，是发生于孕期女性乳腺内的一种典型良性基质性肿瘤，表现为活动度良好的可触及肿块，且生长迅速。因为患者均为年轻（<30 岁）或孕期女性，所以常常不用乳腺 X 线照相检查。

乳腺 X 线片显示肿块巨大。如果患者是在哺乳期，由于乳腺腺体组织高度致密，致使肿块不能很好地与其周围乳腺腺体组织区分。这种肿瘤在超声检查上常表现为边界清晰的低回声性实性肿瘤，肿瘤呈大分叶状，其长轴与胸壁平行，其内常常有大的囊性区域，本病例就是如此。由于肿瘤组织内部成分相同，故显示其后方回声增强。偶尔，泌乳性腺瘤边界可能不清晰或不规则，内部回声不均质，后方有声影，难以与恶性肿瘤相鉴别。这种生长迅速的良性肿瘤是富血管性的。因为生长迅速，患者要求做穿刺活检。

这些肿瘤的组织学表现以充满泡沫样物质和细胞原生质的大泡样间隙为特征，特别是在妊娠 6 个月时。当这些病灶迅速生长时，可能会有梗塞和坏死。在超声检查上还可见这些区域的囊性变化。一般来讲，当患者停止哺乳或到产后期，这些病变可消失或明显缩小。但在下次妊娠时，可能复发。

病例 66

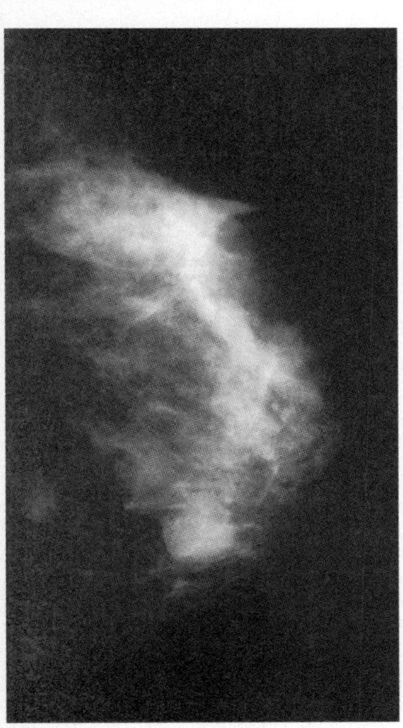

CC 位

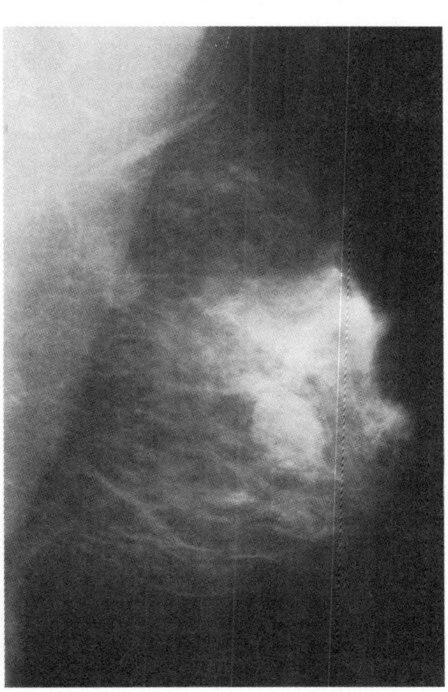

MLO 位

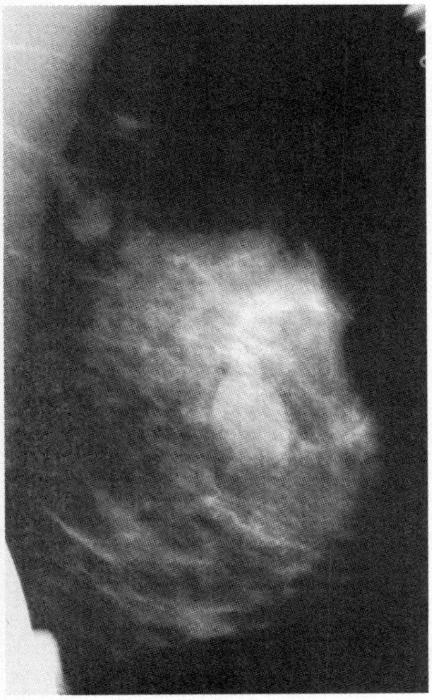

ML 位

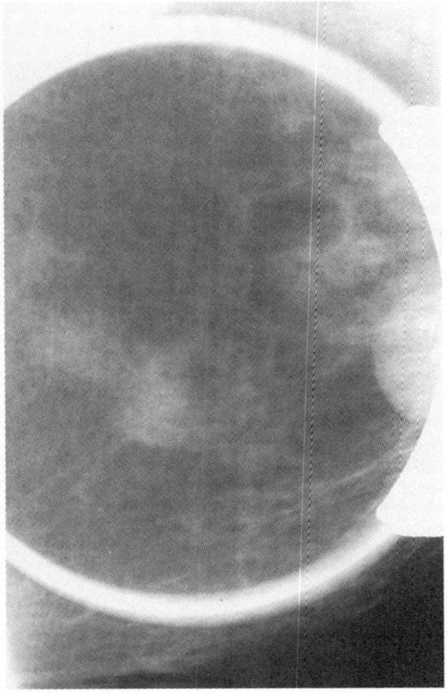

局部定点放大 CC 位

1．患者右侧乳腺内有两个病灶，描述前面病灶的特征，并指出它的 BI-RADS 分类。
2．描述后面病灶的特征，并指出它的 BI-RADS 分类。
3．估计前面病灶的钟点位置。
4．估计后面病灶的钟点位置。为什么在 MLO 和 ML 图像之间，后面病灶比前面病灶的 " 活动性 " 更大?

病例 66

囊肿和癌的三角测量法

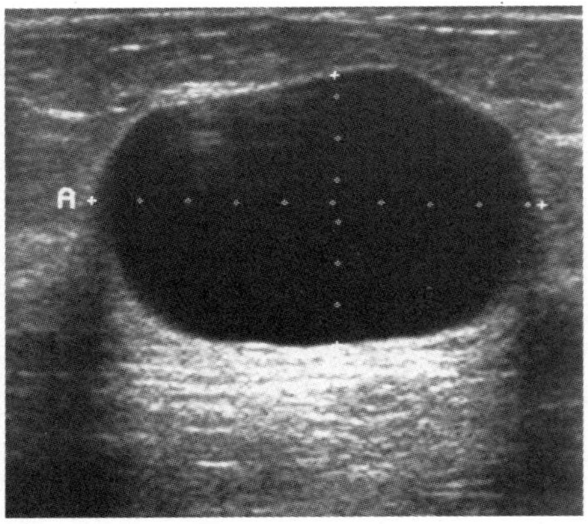

前面肿块的超声

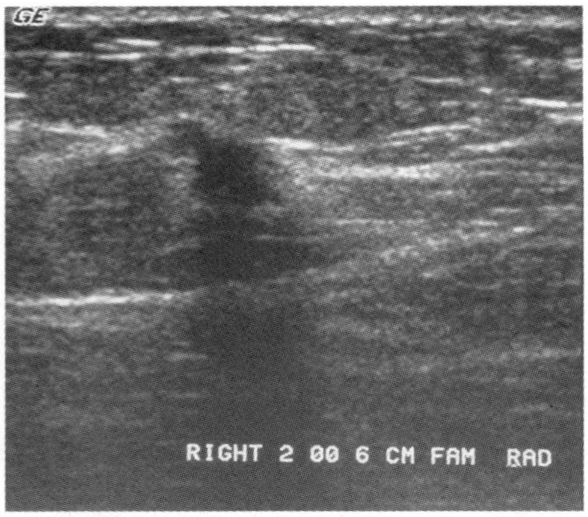

后面肿块的超声

1. 在乳腺前中部有一个椭圆形、部分边界清晰的高度致密肿块。BI-RADS 分类 0：需要做超声检查。
2. 在乳腺上内侧有一个不规则性伴有可疑针样改变的肿块。该肿块的 BI-RADS 分类也应该是 0：需要做局部点压图和超声检查。
3. 前面的椭圆形肿块位于乳腺 2-3 点处，从乳晕开始测量肿瘤的大小，约为 2cm。超声检查显示该肿瘤是一个单纯性囊肿。BI-RADS 分类 2：良性。
4. 后面的肿瘤位于乳腺 2 点近胸大肌处。由于该可疑性肿瘤位于远离乳头的乳腺周边处，因此肿块会随着投射角度的变化而发生位置的改变(在 MLO 与 ML 之间)，它会比前面的肿瘤更容易移动。肿瘤在 MLO 图像上会比在 ML 图像上表现得更靠上。肿瘤真正的位置是位于两图位置的中间。超声检查显示肿瘤边缘成角，高大于宽，低回声，并伴有后方声影。BI-RADS 分类 5：高度可疑。需要做穿刺活检。

参考文献

Stavros TA：*Breast Ultrasound*，Philadelphia，2004，Lippincott Williams & Wilkins.

相关参考文献

Ikeda, *Breast Imaging: THE REQUISITES*, p 47.

点 评

这是一个非常好的病例。在乳腺前中部我们很快就会注意到一个非常明显的椭圆形肿块，虽然依据乳腺 X 线片征象其边界清晰，提示这是一个良性肿瘤(如纤维腺瘤或囊肿)，但还需要超声检查来确定肿瘤的囊性或实性。此椭圆形肿瘤光滑清晰，其大小及其密度会立即吸引人们的注意力，并有可能影响人们仔细评价其余部位。

乳腺靠后的位置一个边界不规则的小肿块，如果读者的注意力只在前面的圆形肿块上，就很可能会漏掉该肿块。这个不规则性肿块的局部放大图显示肿瘤呈针样，并有模糊的钙化灶。超声检查不仅可以进一步明确它的性质，而且还能进行超声引导下穿刺活检的定位。最初 CC 图上看到肿瘤位于右侧乳腺内侧的深面，MLO 图则显示肿块的一部分重叠在胸大肌之上。正侧面图确定这的确是同一个肿瘤，因为在 ML 图上看到肿瘤向上升高或较 MLO 图上所显示的更靠上。

在乳腺 1～2 点处，沿乳腺深部内上侧进行超声检查，在 2 点处可见一个不规则的小肿块，高度可疑恶性。患者仰卧位，从乳晕测量肿瘤，其大小约为 6cm。有时超声探查乳腺后方的病灶，让患者坐起来可能会更容易显示。本病例患者应该采取平卧位或轻度左前斜位，以便乳腺的可疑区域能够固定，得到理想的全面扫查。

对乳腺后方不规则性肿块在超声引导下行穿刺活检，提示这个 1cm 的肿块是浸润性导管癌。对于前面的囊肿无需处理。

病例 67

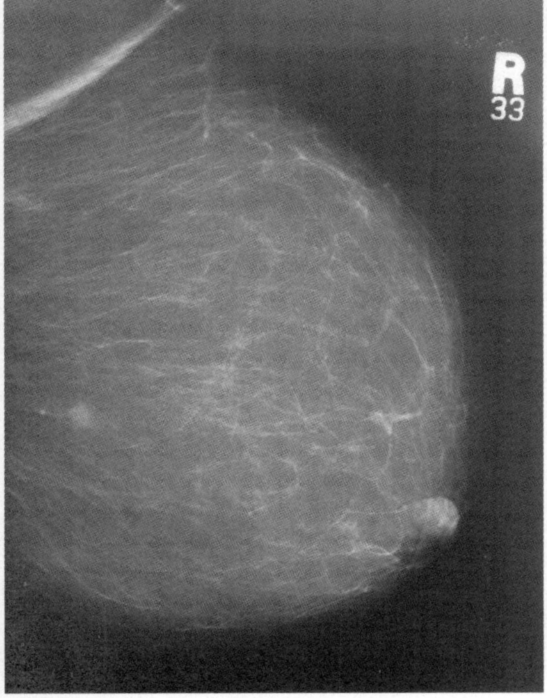

MLO 位

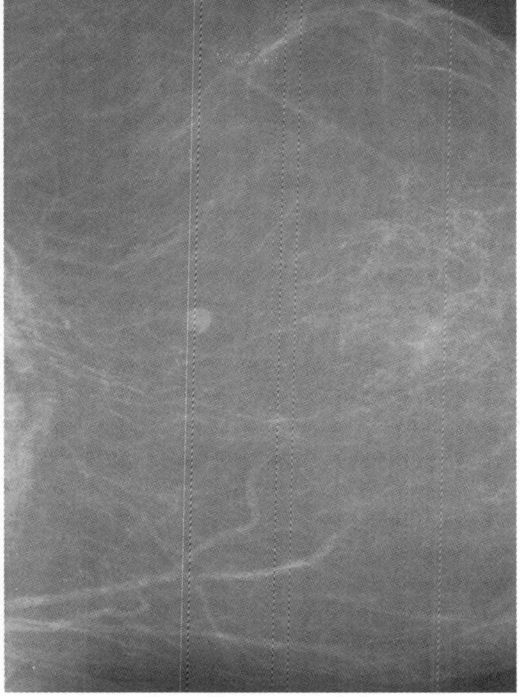

CC 位

1. 这是无症状患者的基础筛查性乳腺 X 线片。根据乳腺 X 线片特征，你认为右侧乳腺的肿块位于什么部位？
2. 在患者返回放射科加做诊断性影像检查时，你可能要问患者什么样的临床问题？
3. 如果有相关的临床表现，你要加做其他什么乳腺 X 线照相？
4. 这个良性病灶的特征性超声表现是什么？

病例 67

脂肪性囊肿

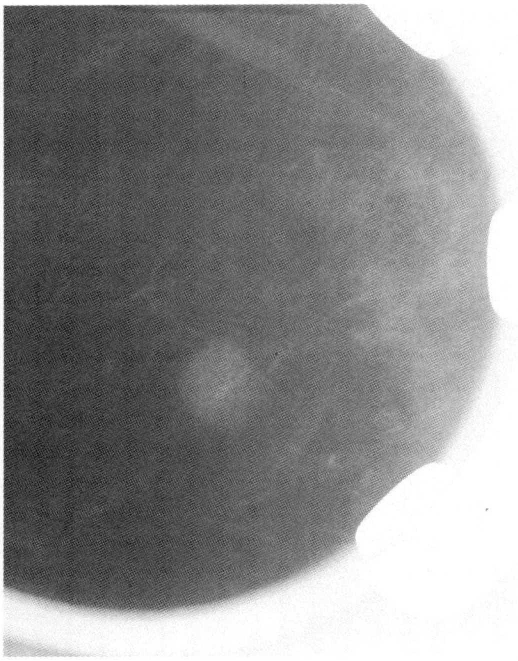

局部定点放大 CC 位

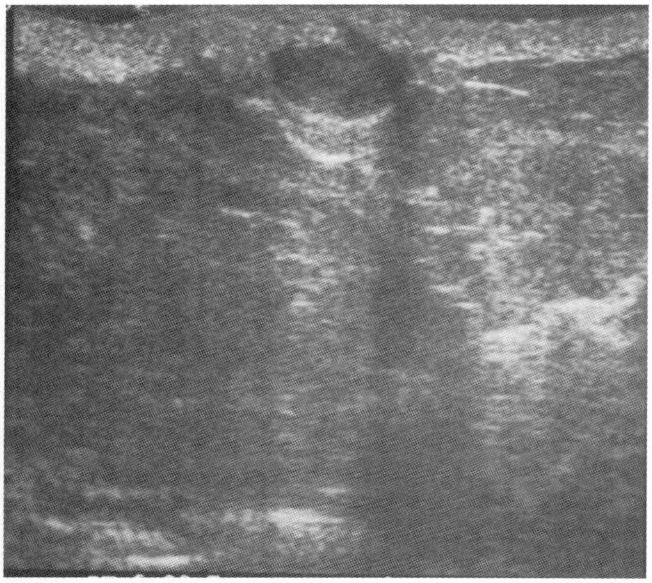

超声

1. 在 CC 图上，病灶位于乳腺中央。在 MLO 图上，病灶位于乳腺的下半部。这些特点提示该病灶可能位于乳腺的 6 点处。
2. 应该询问患者可触及病灶的位置，以及是否有皮肤病变或脂肪性囊肿。
3. 如果有皮肤病变，就要将一个金属 BB 放在病变处，并重新做乳腺 X 线照相检查。
4. 超声检查显示为非常表浅的低回声病灶，延及皮肤而呈细颈样，这符合良性脂肪囊肿的超声征象。

参考文献

Baker JA, Scott Soo M: Breast US: Assessment of technical quality and image interpretation, *Radiology* 223: 229, 2002.

相关参考文献

Ikeda, *Breast Imaging: THE REQUISITES*, p 128.

点　评

乳腺 X 线片显示一个等密度性肿块，三角测量肿块位于乳腺下部。在 CC 图上肿块位于乳腺 12 点或 6 点位置处。MLO 显示肿块位于乳腺下部。因为 MLO 是在 45° 角的位置进行投照，所以肿块不会出现在乳腺的下缘。如果投照正侧位图像，肿块会位于乳腺下方极表浅处。询问（或检查）患者可能会发现与脂肪性囊肿相关的皮肤的感染性病灶。脂肪性囊肿是脂肪腺体内的潴留性囊肿，常发生于乳腺下方的褶纹处，沿乳腺中下部分布，或发生于乳晕周围或腋窝处，与表皮混合性囊肿类似。表皮囊肿是由于毛囊梗阻或创伤性皮肤损伤所致。

在体检时可见斑点样、黑头脂肪性囊肿。由于没有浅表皮肤的感染，患者常常意识不到脂肪性囊肿的存在。在这些病例中，超声检查非常有帮助。超声检查显示带有细颈的低回声肿块，其边界清楚，这个细颈是小囊的导管从皮肤层扩展到皮肤表面。为了显示这个细颈，可能需要透声垫或高频探头。一旦病因确定，就无需进一步的检查，常规随访即可。

病例 68

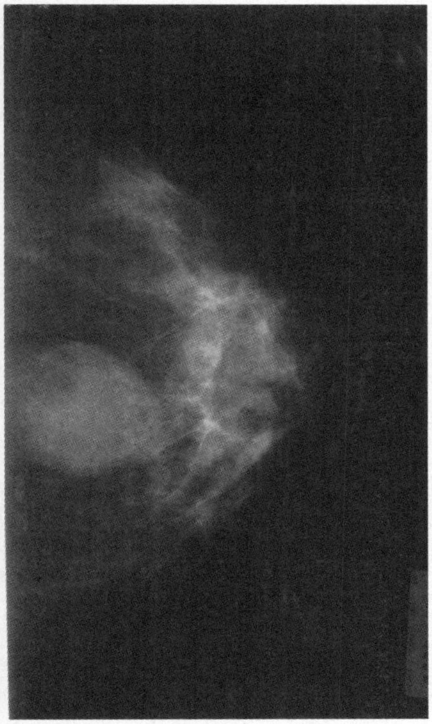

CC 位

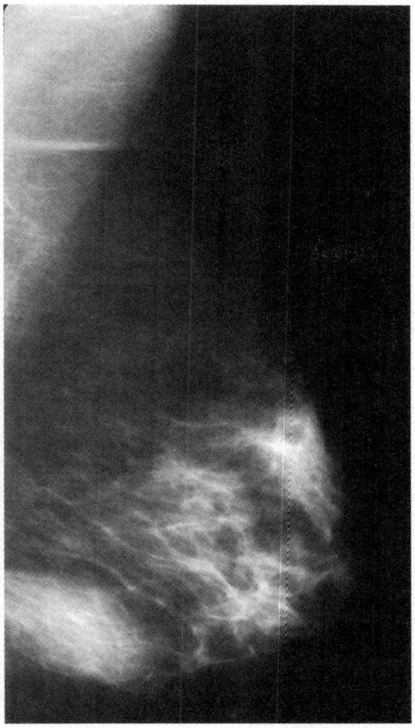

MLO 位

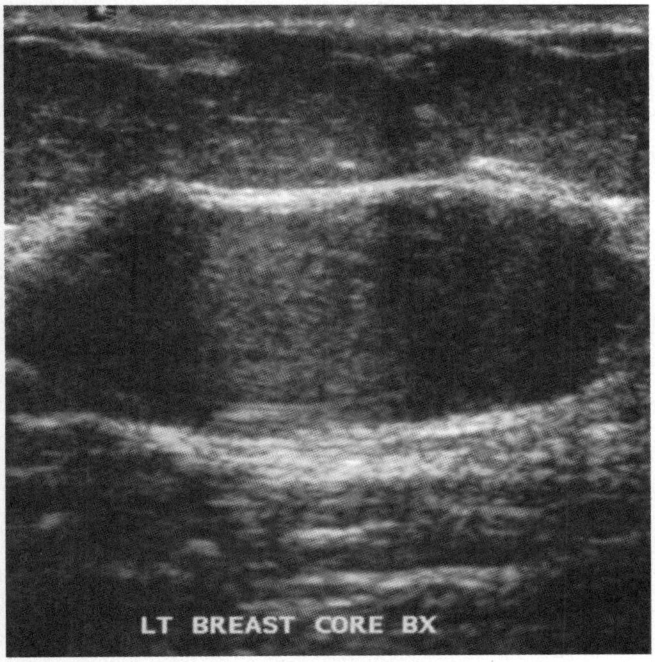

超声

女，44 岁，右侧乳腺下方有一个生长迅速的肿块。

1. 描述乳腺 X 线照相图和超声检查所见。
2. 最可能的诊断是什么？它的 BI-RADS 分类是什么？
3. 穿刺活检是伴有细胞结构的纤维上皮。它的组织学意义是什么？
4. 恰当的临床处理是什么？

病例 68

良性叶柄状肿瘤

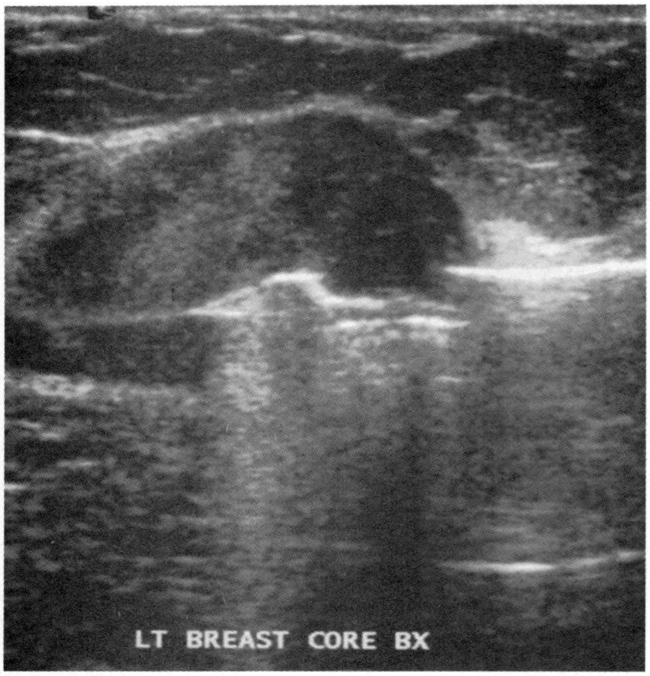

超声引导下穿刺活检

1. 乳腺 X 线片显示右侧乳腺 6 点处有一个椭圆形等密度性大肿块，其边界清晰。超声检查显示该肿瘤是一个低回声性、椭圆形、实性大肿块，其边界清晰。
2. 最可能的诊断是良性纤维腺瘤，建议活检或切除，其根据是肿瘤较大、新发现、可触及性，而且生长较快。BI-RADS 分类 4。
3. 活检组织学不能确定。该病变可能是一个叶柄状肿瘤或一个复杂性纤维腺瘤。
4. 因为该诊断不够特异，故需切除活检。

参考文献

Liberman L, Bonaccio E, Hamele-Bena D, Abramson AF, Cohen MA, Dershaw DD: Benign and malignant phyllodes tumors: Mammographic and sonographic findings, *Radiology* 198:121, 1996.

相关参考文献

Ikeda, *Breast Imaging: THE REQUISITES*, pp 110-113, 183.

点 评

该病灶在乳腺 X 线片和超声检查上都表现为边界清晰、宽大于高的椭圆形的明显良性肿瘤特征。但患者对这个新发现的逐渐长大的肿瘤很担心，因此建议穿刺活检。如果患者认为肿瘤多年来一直很稳定，并且其稳定性能被以前的系列乳腺 X 线照相和超声检查所证实，则建议随访而非穿刺活检。本病例穿刺活检缺乏明确的纤维腺瘤诊断依据，根据穿刺活检显示丰富的细胞结构和迅速生长的病史，认为该病灶与叶柄状肿瘤相符。建议手术切除，组织学证实这是一个良性的叶柄状肿瘤。

囊性肉瘤样叶柄状肿瘤约占所有乳腺肿瘤的 0.3%，多为单侧实性肿瘤，通常比纤维腺瘤大（大多数叶柄状肿瘤大于 4cm）。发生叶柄状肿瘤患者的平均年龄约为 45 岁，比纤维腺瘤患者的平均年龄大 10～15 岁。与纤维腺瘤一样，叶柄状肿瘤也是激素反应性结果。

这种肿瘤在乳腺 X 线片上表现为致密性、圆形或椭圆形、无钙化、边界清晰，除了罕见有钙化灶以外，其表现几乎与纤维腺瘤一样。大约有 20%的叶柄状肿瘤临床未触及，是在筛查性乳腺 X 线照相检查中偶然发现的；大约有 20%～30%的可触及性叶柄状肿块会突然快速增大。叶柄状肿瘤在超声检查上可表现为低回声、等回声或不均质回声，常伴有不规则囊性结构。

组织学上，肿瘤是由梭形成纤维细胞和叶状突入囊间隙的结构所构成（故称“叶柄状”）。叶柄状肿瘤的分级取决于其组织学边界和细胞类型。高度非典型增生或多核巨细胞型；伴有轻微非典型增生的毛刺样边界的低级叶柄状肿瘤；伴有中重度非典型增生浸润性的高级叶柄状肿瘤，建议手术切除范围要大于肿瘤边界 1cm。这样恶性肿瘤患者的 5 年存活率为 55%～75%。

最常见的诊断问题是对针芯活检标本的鉴别诊断，在组织学上需要鉴别病变是良性的叶柄状肿瘤还是交界性叶柄状肿瘤，还是更为常见的纤维腺瘤。因为取样的问题，有时很难做出诊断。因此，当针芯活检做出非特异性诊断或当看到梭形细胞时，建议手术切除。

病例 69

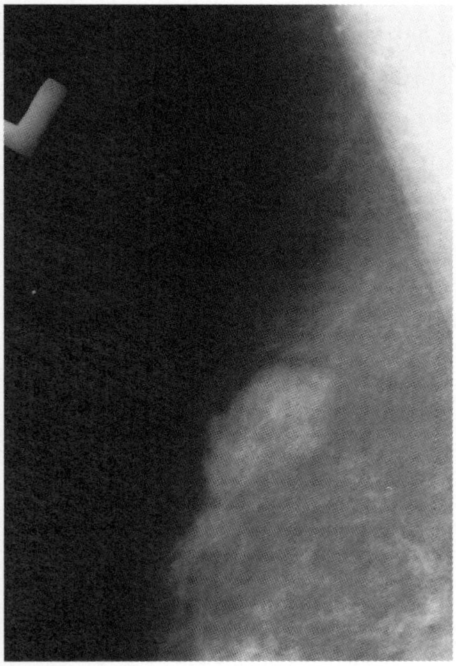

MLO 位

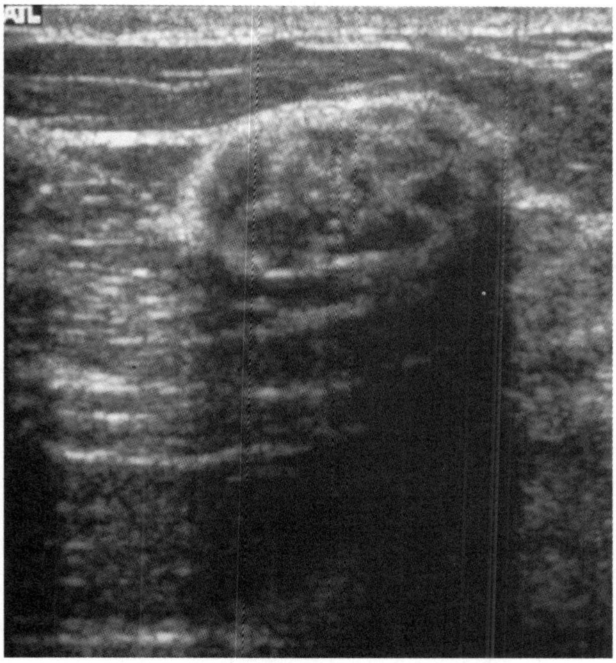

超声

女，41 岁，左侧乳腺上方有一个可触及的肿块。

1．描述乳腺 X 线片所见。
2．描述超声所见。
3．恶性可能性有多大？需要穿刺活检吗？
4．穿刺活检结果是复杂的纤维腺瘤。描述它的临床意义。

病例 69

复杂性纤维腺瘤

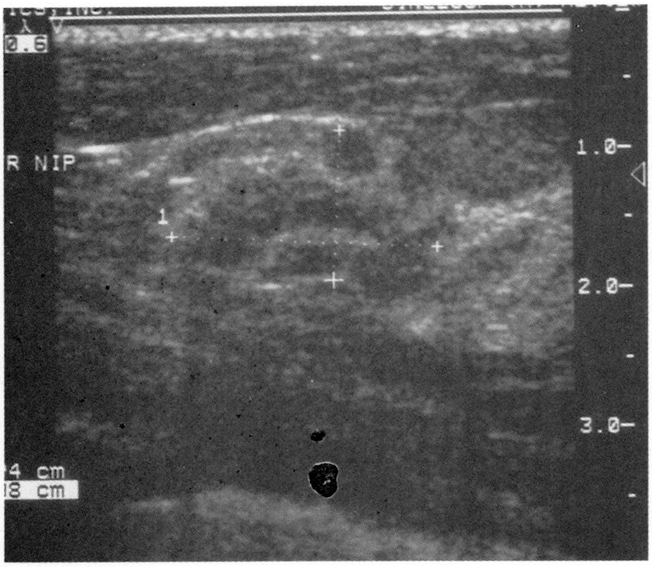

超声

1. 乳腺 X 线片显示在左侧乳腺上方有一个边界清晰的等密度性椭圆形肿块。采用超声检查进一步显示其特征。
2. 超声检查显示该实性肿块回声不均质、内部结构复杂，边界呈小分叶状。
3. 建议穿刺活检，但这最可能是一个纤维腺瘤。
4. 复杂性纤维腺瘤的诊断可从穿刺活检获得。如果组织学无非典型增生，则这种病例无须切除。但有复杂性纤维腺瘤的患者，以后患乳腺癌的几率较大。

参考文献

DuPont WD, Page DL, Pari FF, et al.: Long term risk of breast cancer in women with fibroadenoma, *N Engl J Med* 351(1):10-15, 1994.

相关参考文献

Ikeda, *Breast Imaging: THE REQUISITES*, pp 110, 141.

点 评

复杂性纤维腺瘤这一术语描述了一种含有多种增生性变化的纤维腺瘤，如硬化性腺病、导管性增生或乳头状分泌性化生（囊肿形式）。Dupont 等命名了这个术语，并发现依据组织学特征大约有 33%的纤维腺瘤属于 " 复杂性 " 纤维腺瘤，他们还发现患有这种复杂性纤维腺瘤的患者比正常人群将来罹患乳腺癌的危险性更高，约为正常人群的 3.88 倍。虽然这种病变本身无需手术切除，但更重要的是，要让患者知道她们比普通人群发生乳腺癌的危险性更高。理解复杂性纤维腺瘤和增生性变化的特征很重要，这两种病变是双侧乳腺发生病变危险的标志。在复杂性纤维腺瘤内发生癌的可能性不大，但穿刺活检发现有增生性变化预示双侧乳腺有弥漫性增生改变。

病例 70

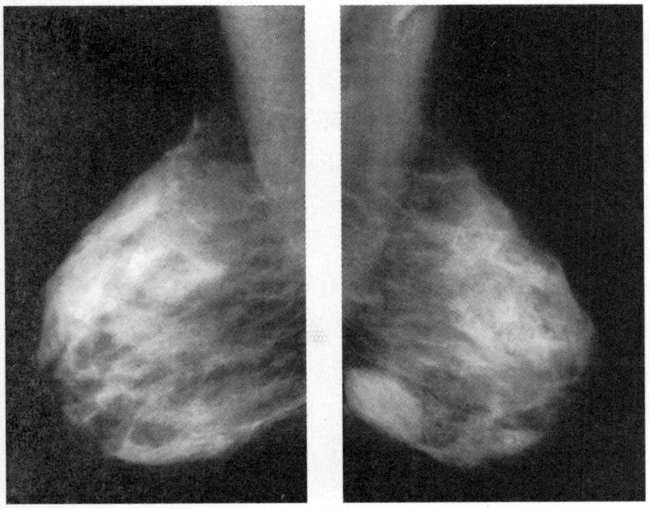
MLO 位

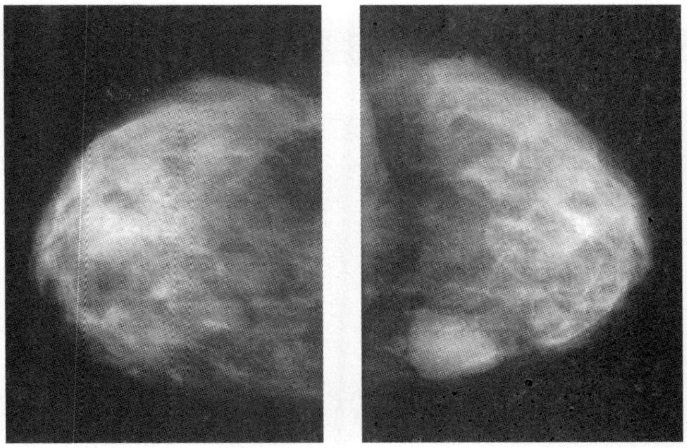
CC 位

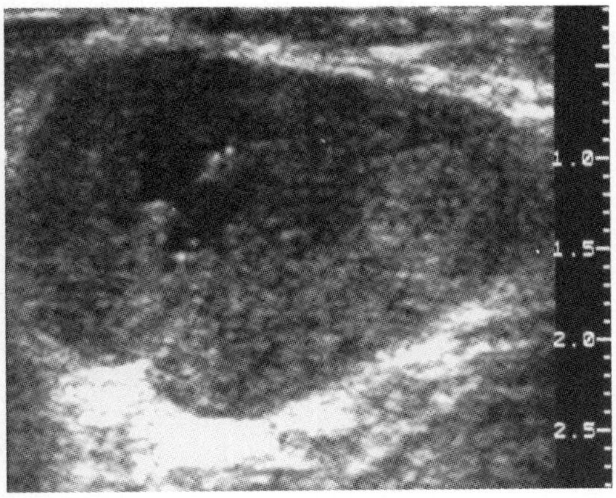

内侧

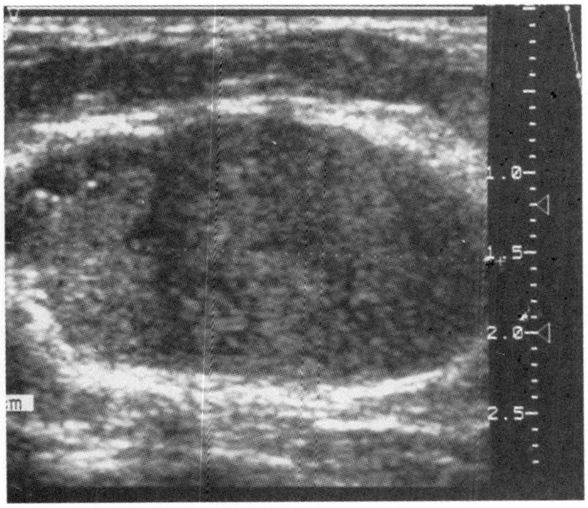

桡侧（外侧）

女，35 岁，右侧乳腺内有生长迅速的肿块。3 年前，患者接受过肾移植手术，并一直服用环孢素。

1．描述乳腺 X 线片中所见。
2．描述超声所见。
3．最可能的诊断和病因是什么？
4．需要穿刺活检吗？

病例 70

环孢素导致的纤维腺瘤

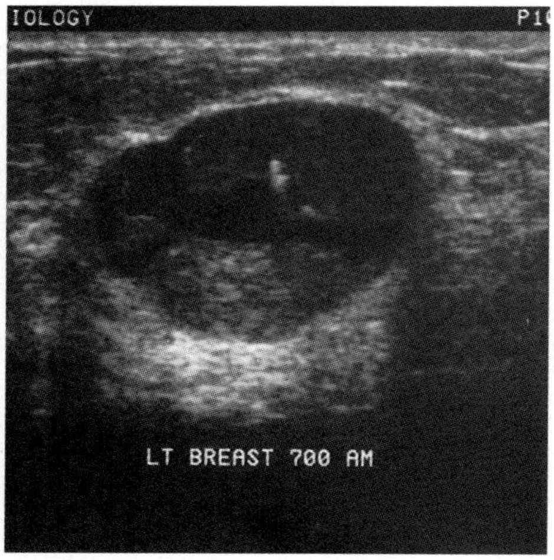

1. 在右侧乳腺中下部有一个边界清晰的高密度性肿块。
2. 超声检查显示该实性肿块边界清晰，呈大分叶状，其内有囊性结构。
3. 最可能的诊断是环孢素诱导的纤维腺瘤，其病因是患者因肾移植服用环孢素所致。
4. 需要，穿刺活检证实这是一个大的生长快速的良性肿瘤。

参考文献

Weinstein SP, Orel SG, Collazzo L, Conant EF, Lawton TJ, Czerniecki B: Cyclosporin A□induced fibroadenomas of the breast: Report of five cases. *Radiology* 220(2):465-468, 2001.

相关参考文献

Ikeda, *Breast Imaging: THE REQUISITES*, p 110.

点 评

乳腺 X 线片显示乳腺内有一个边界清晰的椭圆形实性大肿块。超声检查显示肿瘤内部有囊性结构，这种囊性结构在两种良性纤维腺瘤和罕见的叶柄状肿瘤中都可以见到。结合患者接受环孢素治疗的临床病史，提示该肿瘤很可能是良性纤维腺瘤。但由于该肿块生长较快，所以还是建议做穿刺活检。活检证实该肿块是良性纤维腺瘤。

有报道认为环孢素可诱发纤维腺瘤，特别是肾移植术后患者接受药物治疗的过程中。对于双侧、多发、巨大型纤维腺瘤，真正的发生机制还不清楚。目前有多种假说，其中有环孢素对成纤维细胞的作用（一些成纤维细胞有环孢素受体）；环孢素对下丘脑-垂体轴的作用；此外，还有环孢素作用于 B、T 淋巴细胞上促乳素受体的拮抗作用。众所周知，服用环孢素可导致促乳素水平的增加。促乳素对纤维腺瘤中的成纤维细胞有直接的向性作用。一项研究认为，患者接受环孢素治疗 23～126 个月后有发生纤维腺瘤的可能。同时还认为，停用环孢素后，纤维腺瘤会自然消失。

病例 71

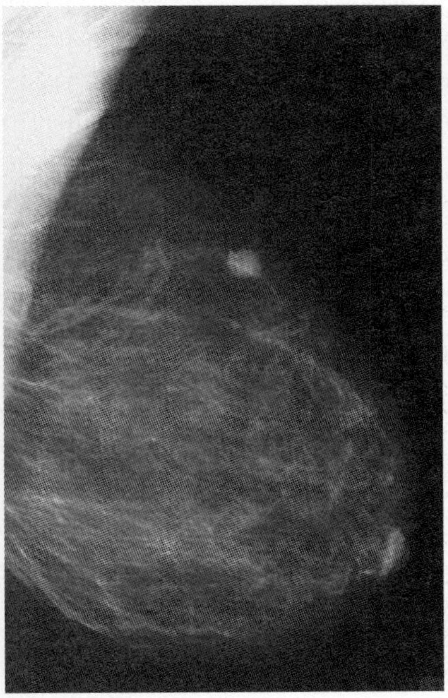

MLO 位

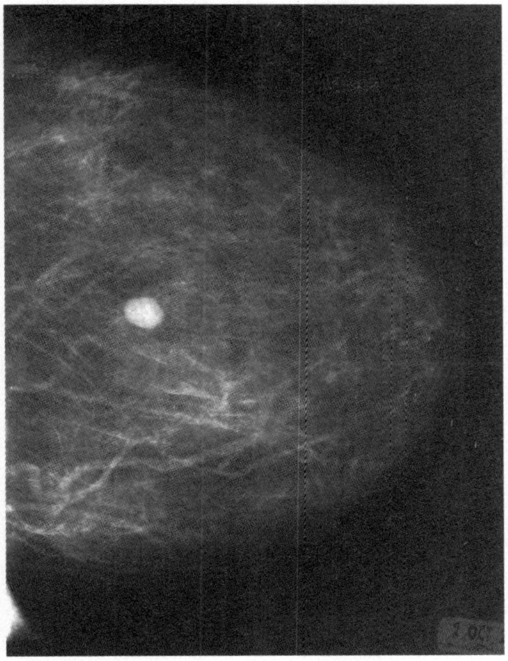

CC 位

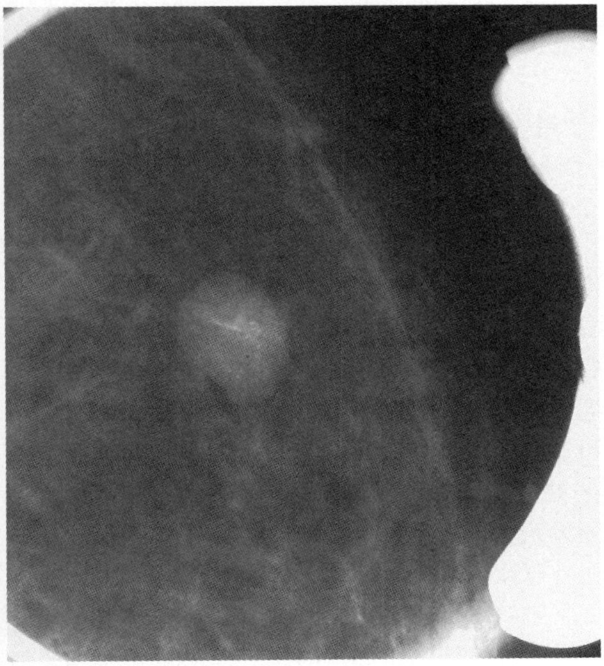

局部定点放大 CC 位

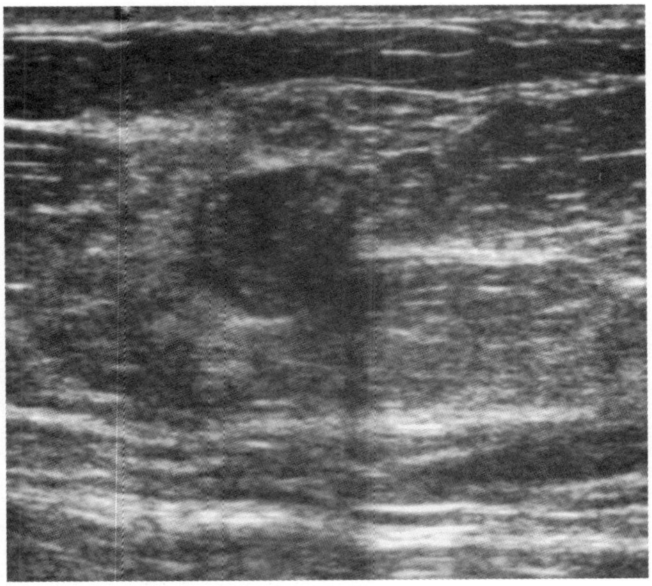

超声

1. 右侧乳腺上方有一个多年来大小相对稳定的肿块。但在最近的乳腺 X 线片上，肿块内出现了模糊钙化灶。该肿块最可能的诊断是什么?
2. 它的 BI-RADS 分类是什么?
3. 如果这是一个淋巴结，超声检查能够确定吗?
4. 应该做哪种穿刺活检术?

病例 71

复杂性纤维腺瘤 /DCIS

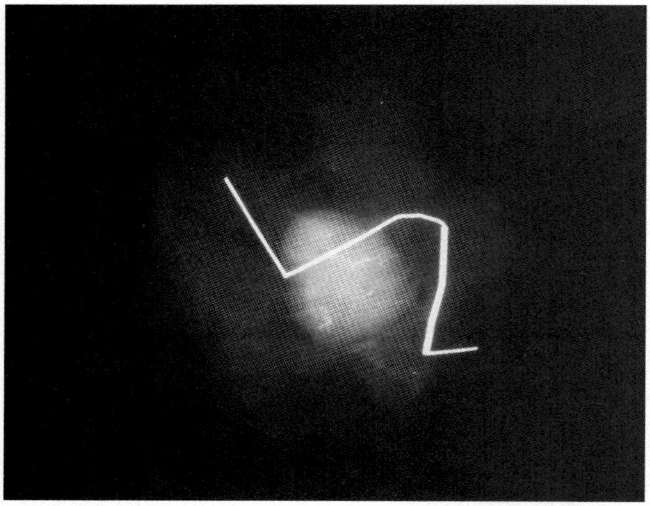

标本的 X 线片

1. 最可能的诊断是纤维腺瘤。因为有钙化灶，所以很可能是复杂性纤维腺瘤的一个亚型，但也不完全排除是淋巴结的可能。但要考虑到随着时间的变化，肿块内新出现钙化灶的表现。
2. 最初的 BI-RADS 分类应该是 0，应该召回患者加做钙化灶的放大图。放大图显示：钙化灶不均质，呈多形性，建议穿刺活检。
3. 超声检查显示肿块边界清晰，没有典型的淋巴结脂肪门的超声特征。肿块边界相当清晰，但在乳腺 X 线片和超声检查上，都可见可疑性多形性钙化灶，所以，考虑至少也是一个复杂性纤维腺瘤。建议穿刺活检。
4. 因为有模糊的钙化灶，这至少也是由非典型性导管增生所致，所以建议切除病灶。切除的病灶显示，在复杂性纤维腺瘤中有 DCIS。

参考文献

DuPont WD, Page DL, Pari FF, et al.: Long term risk of breast cancer in women with fibroadenoma, *N Engl J Med* 351(1):10-15, 1994.

相关参考文献

Ikeda, *Breast Imaging: THE REQUISITES*, pp 110, 141.

点 评

这是一个不常见的复杂性纤维腺瘤（CFA）发展为 DCIS 的病例。据推测，这种 CFA 有导管增生性癌，后者可进一步发展导致 DCIS。根据肿瘤内合并有纤维囊性变、囊肿大于 3mm、硬化性腺病、上皮性钙化和基质内乳头样结节改变，认为这样的纤维腺瘤大约有 33%是复杂性纤维腺瘤。肿瘤内增生性改变越严重，发展为乳腺癌的危险性也就越大。认为只有 CFA 内有增生存在时，才会增加其危险性。因此，如果没有非典型增生，采用针芯活检即足够。由于本病例出现了多形性新钙化灶，因此，建议切除而非穿刺活检。结果显示在纤维腺瘤的导管成分中发现 DCIS。

病例 72

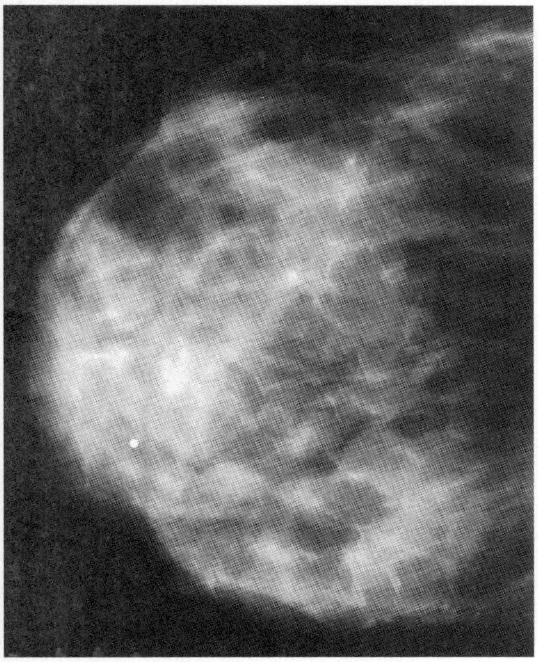

CC 位

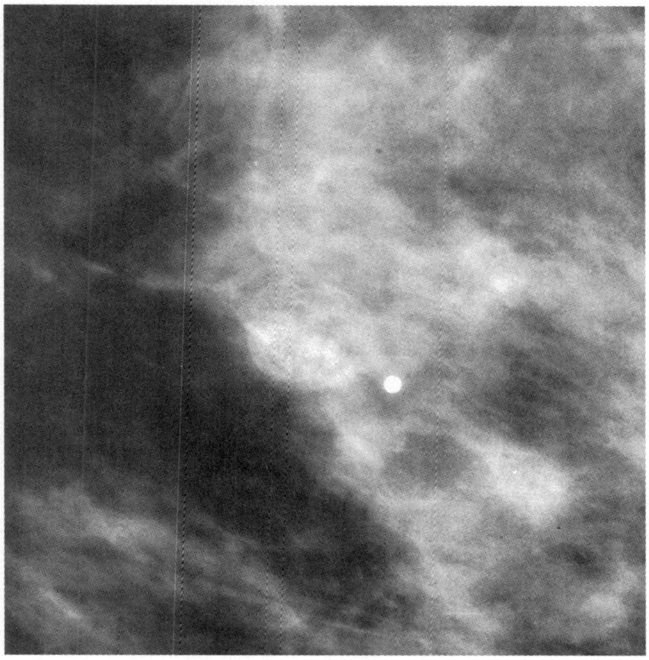

放大 CC 位

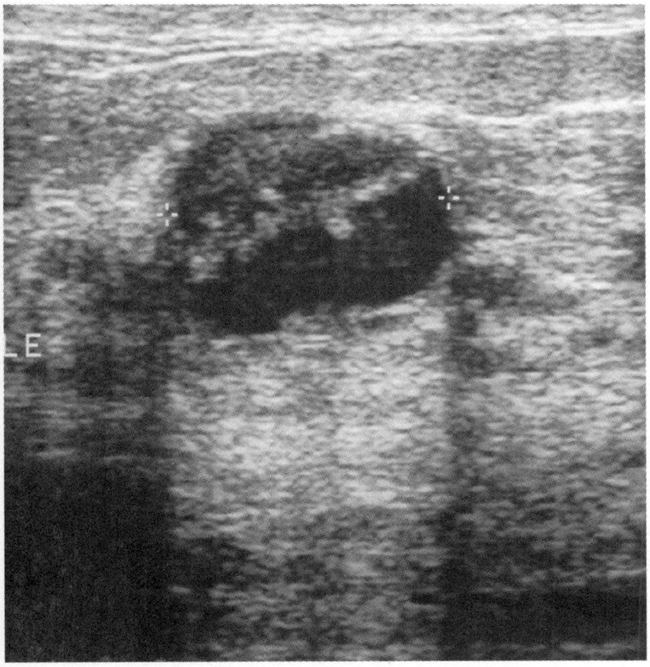

超声

1．女，34 岁，左侧乳腺内有一可触及性小结节。患者约在 3 个月前刚刚停止哺乳。该患者应该如何开始检查？
2．描述乳腺 X 线片所见，最好是描述 CC 放大图像中金属 BB 所示区域。
3．描述超声所见。
4．最可能的诊断是什么？该患者的 BI-RADS 分类是什么？

病例 72

乳腺囊肿

1. 因为该患者的年龄在 30 岁以上，所以可以先采用乳腺 X 线照相检查。将金属 BB 放在左侧乳腺可触及性结节处。
2. 在局部放大图像上，在金属 BB 下可见一个边界清晰、混合密度（透亮性和软组织性密度）性肿瘤。
3. 在超声检查上，肿块内部回声呈复杂分层、多种回声性改变。
4. 根据患者最近有哺乳史和良性影像所见，最可能的诊断是乳腺囊肿。BI-RADS 分类 2：良性，建议常规随访。

参考文献

Berg WA, Campassi CI, Ioffe OB: Cystic lesions of the breast: Sonographic-pathologic correlation, *Radiology* 227:183, 2003.

相关参考文献

Ikeda, *Breast Imaging: THE REQUISITES*, p 128.

点　评

本例患者最近不久刚刚停止哺乳，其乳腺内的混合性液性包块最可能的诊断是乳腺囊肿。因为患者的年龄大于 30 岁，因此首选检查应该是乳腺 X 线照相。在可触及肿块区域内有一个透射线性肿块，由金属 BB 标记。进行超声检查应结合体检及乳腺 X 线照相，以除外超声检查上任何可疑的病变。乳腺 X 线片所见和超声检查所见一致，二者都符合良性乳腺囊肿诊断的标准，是充满乳汁性物质的乳腺囊肿，推测是由部分导管梗阻所致。乳腺囊肿通常在哺乳期或哺乳停止后几个月内出现，表现为可触及性、无韧性肿块。

乳腺 X 线片和超声检查表现的特点取决于乳腺囊肿内脂肪和蛋白质含量的多少。本病例的乳腺囊肿较为成熟，几乎充满了脂肪性物质，这就是乳腺 X 线片表现为部分透亮的原因，类似油性囊肿的表现。超声检查可以表现为边界清晰，其内有液性碎片的囊肿，也可表现为其内为实性低回声性肿块。本例乳腺囊肿内的主要成分是脂肪性成分。混合密度性肿块（部分透亮性）的乳腺 X 线片表现与混合性复杂性囊肿的超声表现均提示有脂肪坏死，这种脂肪坏死可发生于多种病变中。当影像所见与病史和体检相符时，无需进一步检查。

病例 73

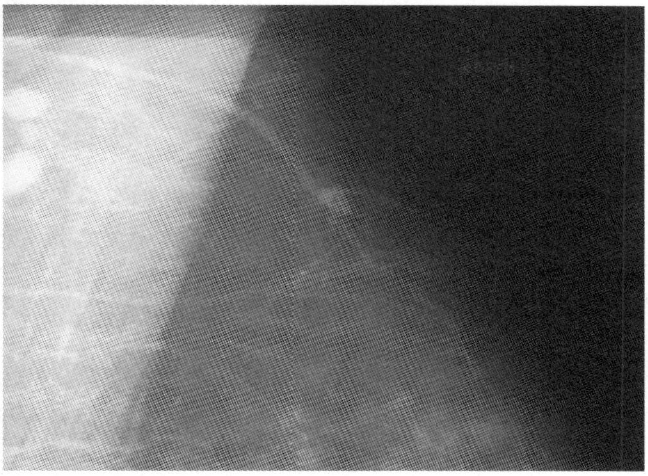

初始 MLO 位

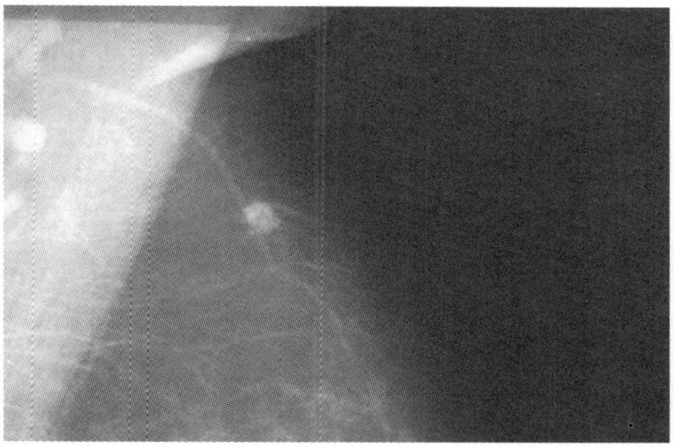

2 年后 MLO 位

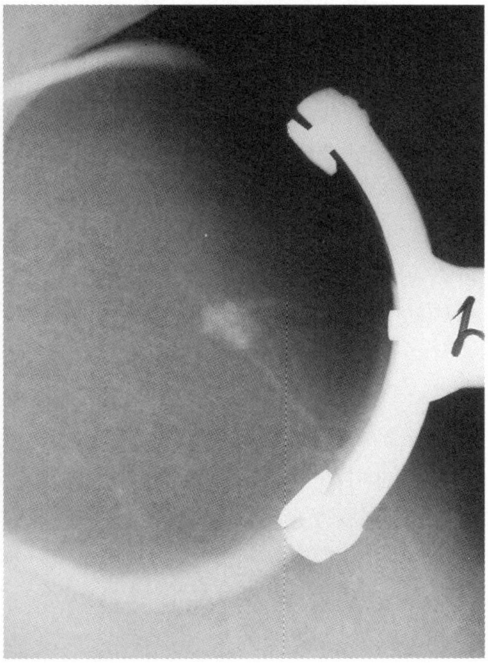

2 年后局部定点加压片

1．第一张右侧 MLO 图像与 2 年后的 MLO 图像之间有什么变化？
2．对于这个单侧性病灶，鉴别诊断是什么？
3．需要进行其他什么影像检查？
4．该病灶需要穿刺活检吗？

病例 73

乳腺内淋巴瘤

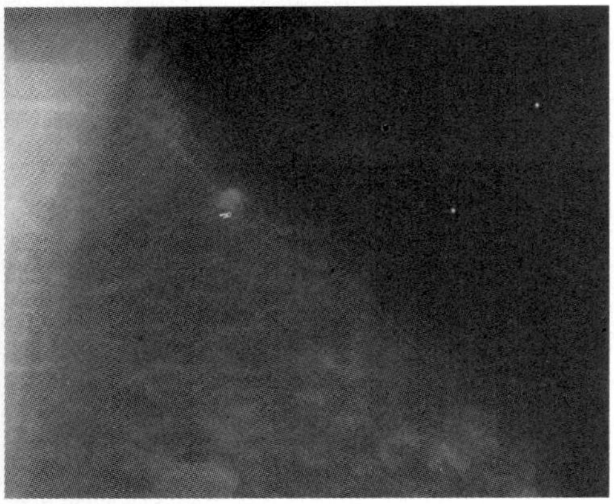

钳夹活检后

1. 右侧腋窝低位淋巴结增大，其密度逐渐增加，脂肪性淋巴结门消失。
2. 鉴别诊断包括乳腺的恶性肿瘤、恶性黑色素瘤或淋巴瘤。良性增生性病变、炎性病变和感染性病变的可能性不大。
3. 超声将有助于进一步明确病变的性质并可引导穿刺活检。
4. 理想的穿刺活检技术是接下来的有效检查方法。

参考文献

Cyrlak D, Carpenter PM: Cases of the day: Breast imaging case of the day, *RadioGraphics* 19:S73-S79, 1999.

Lee CH, Giurescu ME, Philpotts LE, Horvath LJ, Tocino I: Clinical importance of unilaterally enlarging lymph nodes on otherwise normal mammograms, *Radiology* 203:329-334, 1997.

相关参考文献

Ikeda, *Breast Imaging: THE REQUISITES*, p 117.

点　评

女，68 岁，右侧乳腺内有一个肿大的淋巴结，与过去的乳腺 X 线片检查结果比较，明显增大。在早期的检查中，表现为椭圆形、低密度、皮质对称，并且有脂肪性淋巴结门，具有正常淋巴结的特征。无需进一步的影像检查。但 2 年后的乳腺 X 线检查显示该淋巴结较前增大、淋巴结门消失、密度增加，并且出现了不规则的边界，以前所见正常淋巴结结构完全消失。

孤立的单侧性淋巴结变化很可能是良性病变所致，例如肉芽肿性疾病、胶原性血管性疾病、感染性或增生性，但是必须首先除外转移性肿瘤和淋巴瘤的可能。转移性肿瘤可能来源于乳腺、肺或原发性黑色素瘤。穿刺活检可做出组织学诊断，有助于下一步方案的制订。

如果淋巴结内含有转移性乳腺癌的成分，而在乳腺 X 线片上没有发现原发病灶时，则需用 MRI 来评价这种隐匿性癌，因为对于原发性浸润性恶性肿瘤的诊断，MRI 比乳腺 X 线片和超声检查的分辨率更高。本患者进行了超声引导下的穿刺活检术，结果显示病灶是 I 级滤泡样淋巴瘤。穿刺后在病灶处放置标记物，以便外科切除。

病例 74

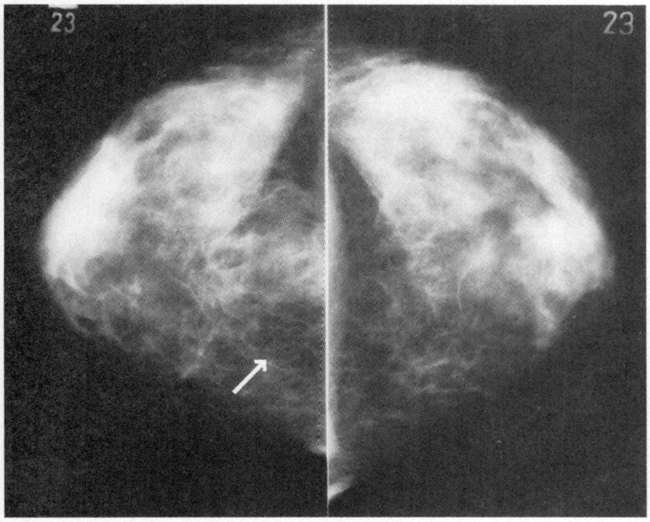

CC 位

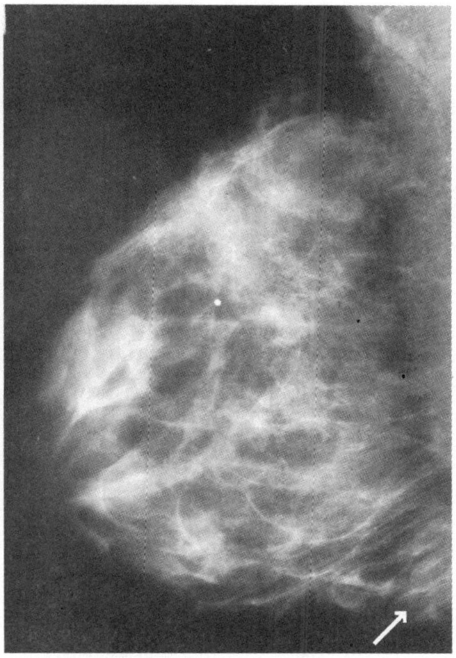

左侧 MLO 位

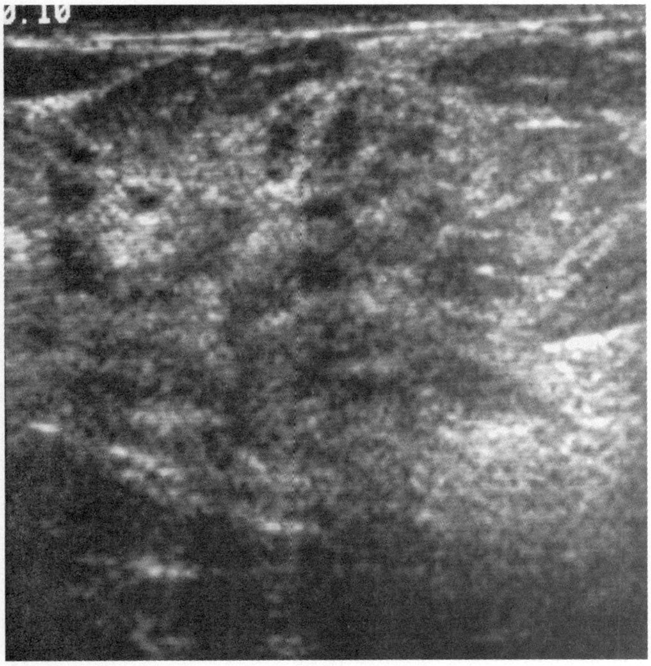

6 点位超声

本例患者最近接受了激素替代疗法，在左侧乳腺内发现有一个新的可触及性增厚区域。

1．描述左侧乳腺的乳腺 X 线片所见，最好是描述 CC 图上左侧乳腺后、中区域所见。
2．在 MLO 图上，该病灶位于乳腺的什么部位？
3．描述超声检查所见。
4．需要进一步的影像检查吗？最可能的诊断是什么？

病例 74

副乳

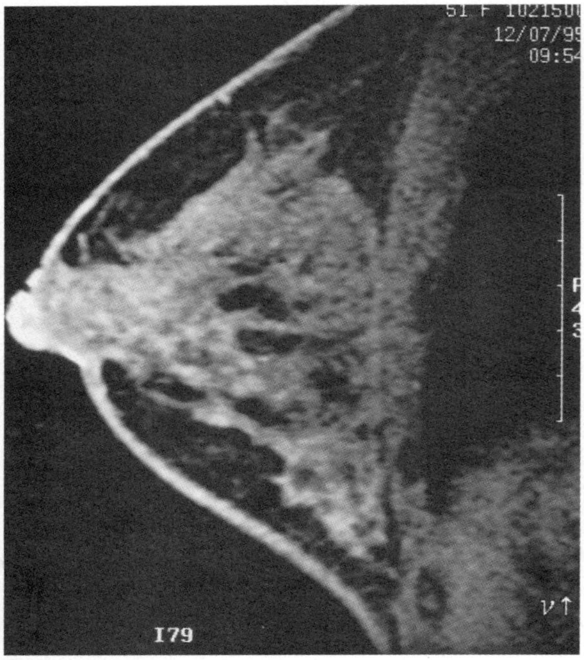

增强后 MRI

1. 在左侧乳腺的后中部位，有一个局灶非对称性病灶。这个非对称性病灶呈混合密度型。
2. 在 MLO 图上该病灶位于左侧乳腺下方，在该图像上只看到病灶的一部分。
3. 超声检查显示病灶局部为正常腺体和导管组织，没有可疑肿块的证据。
4. 无需进一步影像检查；但因为该病灶是新发现可触及的，建议做 MRI 检查。MRI 显示位于乳腺下方的可疑病灶为正常的副乳组织。

参考文献

Dixon JM, Mansel RE: ABC of breast diseases: Congenital problems and aberrations of normal breast development and involution, *Br Med J* 309:797-800, 1994.

相关参考文献

Ikeda, *Breast Imaging: THE REQUISITES*, p 37.

点　评

大约有 2%～6%的女性有副乳。多数副乳分布于乳腺腋尾部向上延伸的区域，即多位于乳腺的腋窝区域。位于乳腺下方的副乳很少见，可从乳腺中下部向下达腹股沟区域。沿胚胎乳线发生的副乳或多发乳头是胚胎乳线的不完全退化或残留所致。

在体检中，副乳表现为局部腺体组织堆积或增厚。在乳腺 X 线片上副乳表现为脂肪和腺体组织的非特异性混合密度型，偶然可在皮肤切线图看到一个乳头。当异位组织堆积显著并可触及时，超声检查可以除外肿瘤的存在。副乳组织在超声上显示为脂肪小叶、腺体和导管这些正常组织。一般来讲，超声检查和临床体检足以确定正常副乳组织的存在。但由于本病例的可触及性区域是新发现的，作为穿刺活检的替代检查，所以做了 MRI 检查。位于乳腺下方的异位乳腺组织很容易就得到证实。MRI 显示可触及性区域呈正常腺体组织的信号和增强模式，这进一步证实为良性病变。建议常规随访。

病例 75

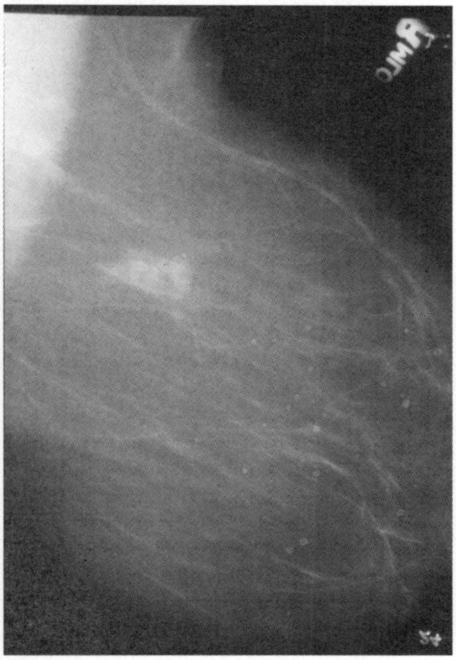

MLO 位

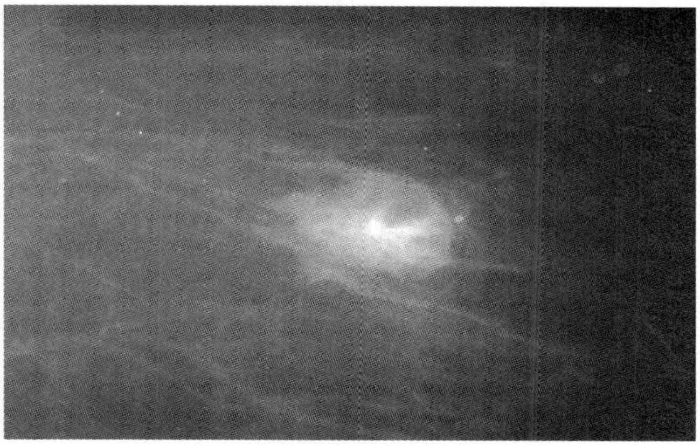

放大片

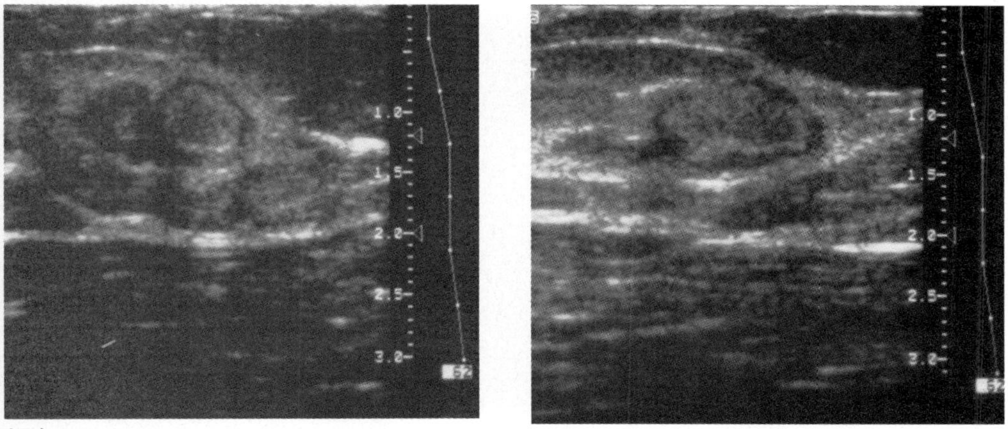

超声

1．本例患者乳腺有可触及的新肿块，描述乳腺 X 线片所见。
2．描述超声检查所见，并指出鉴别诊断。
3．你会就临床病史向患者提出哪些适当问题？在体检时，你要注意什么？
4．最终的 BI-RADS 分类是什么？恰当的特异性随访建议是什么？

病例 75

乳腺血肿

1．在乳腺 X 线片上可见局灶非对称性混合密度性区域。（这种表现不是乳腺 X 线片上的肿块，因为它缺乏清晰的向外突出的边界。）

2．在超声检查上，乳腺内有一个不均质回声肿块，肿块中心区域的回声几乎是囊性的低回声，该区域非常大，沿 Cooper 韧带进入周围组织。这与可触及性区域和乳腺 X 线片上所看到的区域一致。结合乳腺 X 线片上混合性密度的非对称性表现和超声检查所见，提示该肿块是一个血肿。

3．应该询问患者最近是否有外伤史；在体检中，应该注意乳腺是否有擦伤。

4．如果临床病史明确，BI-RADS 分类 2：良性。但如果有担心的病史或缺乏病史，则 BI-RADS 分类 3，并考虑在 6～8 周内进行短期随访。

相关参考文献

Ikeda, *Breast Imaging: THE REQUISITES*, p 124.

点　评

边界模糊不清呈混合密度的非对称性病灶，应该进行包括血肿和癌的鉴别诊断。一般来讲，要仔细询问患者，是否记得有乳腺外伤史。偶尔，患者记不清最近是否有过外伤史。实际上可触及性血肿可能发生于乳腺外伤引起的可见性乳腺擦伤后数周内，随着血肿的成熟和固缩，在临床体检检查乳腺时，血肿会变得更加坚硬。

在乳腺 X 线片上，一个早期血肿可能没有清晰的边界，高密度性成分（血液）沿着 Cooper 韧带进入周围组织，在超声检查上常表现有一个回声晕，罕见扭曲现象。根据血肿的严重程度不同，血液的聚集会使血肿中心区域变得很密实，甚至像一个实性肿块。随着血肿的机化（在检查中变得更加坚硬），密度会进一步增高。以后的变化包括轻微的扭曲，甚至发生脂肪坏死。病变随着病程时间的延长，血肿的体积缩小，最后可能完全吸收或者是表现为典型的脂肪坏死的特点。

血肿在超声检查上的表现可能十分模糊，常常表现为不均质回声性区域，比乳腺 X 线片上的病变范围还要大。一个大血肿在超声检查中可能会有分隔，类似血清肿。随着时间的延长，该区域表现更加清晰，回声进一步减低，随后溶解吸收。如果有可疑区域或缺乏明确的病史，建议短期随访，以除外潜在的小恶性肿瘤合并出血。

病例 76

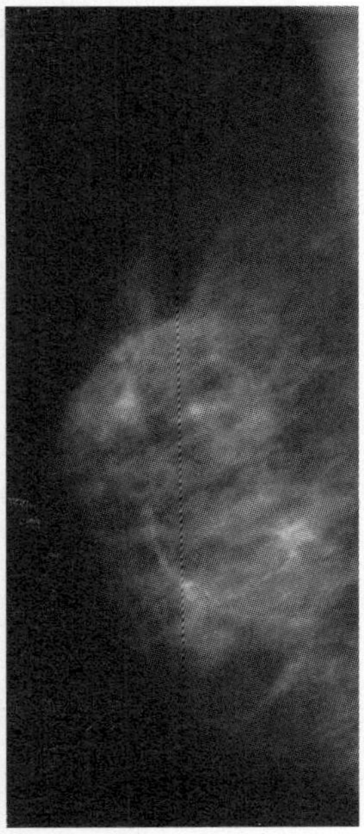

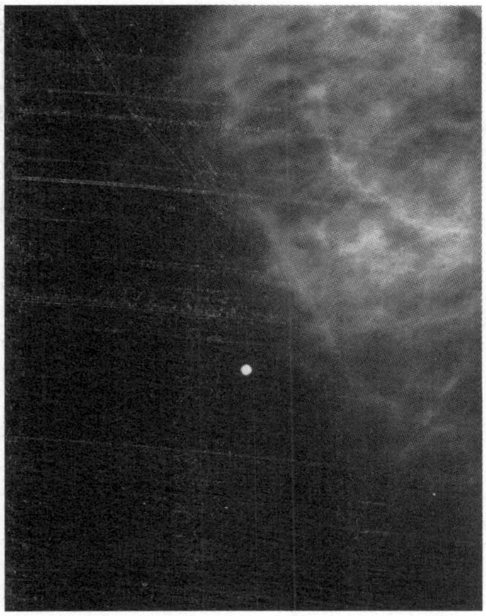

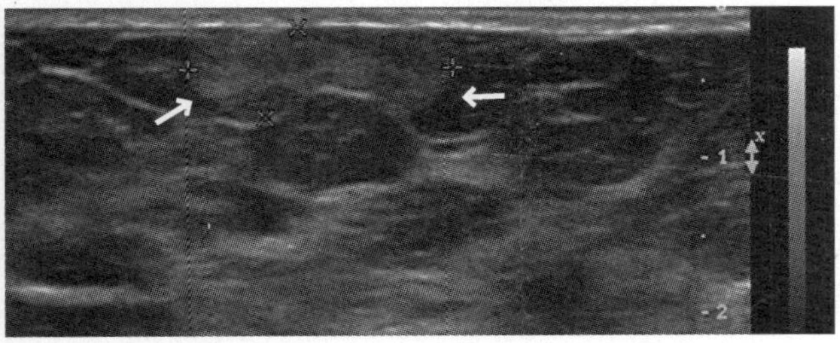

1. 患者感觉左乳有一肿块。技术员将如何标记所关心的区域？
2. 在乳腺 X 线片上，标记物位于脂肪组织内。需要其他检查吗？
3. 超声显示乳腺内有一个高回声性肿块。可能是什么？
4. 在乳腺超声图上，恶性肿瘤可以表现为高回声性吗？

病例 76

脂肪瘤

1. 在进行双侧乳腺 X 线照相以前，技术员应该把金属 BB 放置在患者所担心的区域，在患者的申请单上注明可触及区域的位置。
2. 需要加做担心区域的局部点压图。对病变区进行临床检查的同时，超声检查也是必需的。
3. 肿块具有良性肿瘤的所有特点：椭圆形、宽大于高、呈轻微分叶状，其内为高回声性。
4. 一个小恶性肿瘤可以有增厚的高回声性边缘，这可能是粘连反应或渗出性反应所致。对于其内有低回声成分的高回声性肿块，应该仔细检查，特别是当肿块是圆形、边缘不规则或垂直位时。

参考文献

Stavros AT: *Breast Ultrasound*, Philadelphia, 2004, Lippincott Williams & Wilkins, p 569.

相关参考文献

Ikeda, *Breast Imaging: THE REQUISITES*, p 122.

点 评

该患者具有可触及性病变和阴性的乳腺 X 线片检查结果。在这种情况下，超声的价值是显而易见的。可触及性病变可能是正常的腺体组织、一个囊肿或实性肿块。实性肿块可能有良性特点、不确定性特点或可疑恶性特点。依据超声表现的特点做出处理决定。

本病例肿瘤显示清晰，宽大于高，回声均匀，是良性肿瘤的特征，最可能的诊断是脂肪瘤。脂肪瘤是脂肪组织良性过度增生，可触及性脂肪瘤大多发生于皮下脂肪层内。脂肪瘤可发生脂肪坏死，很少发生肉瘤变。男女发生率相同。可发生于身体的任何部位。

与周围脂肪组织相比，脂肪瘤的超声特点可以是等回声性，也可以是高回声性。在乳腺 X 线片上，由于 X 线不能区分射线可透过的脂肪组织，因此，无特征性表现，只表现为脂肪透亮性区域。

该患者诊断明确，无需穿刺活检，回到常规随访。

病例 77

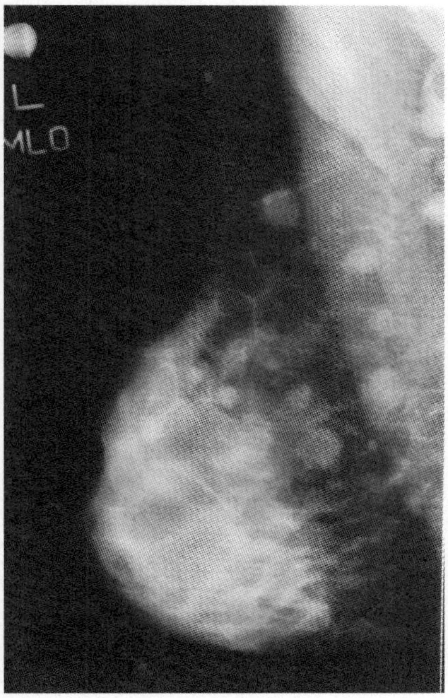

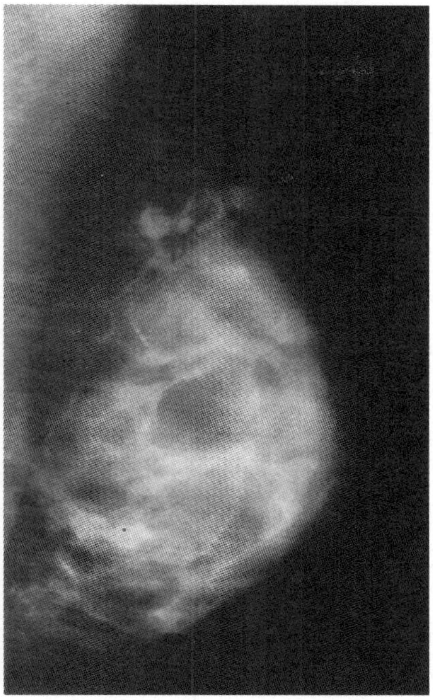

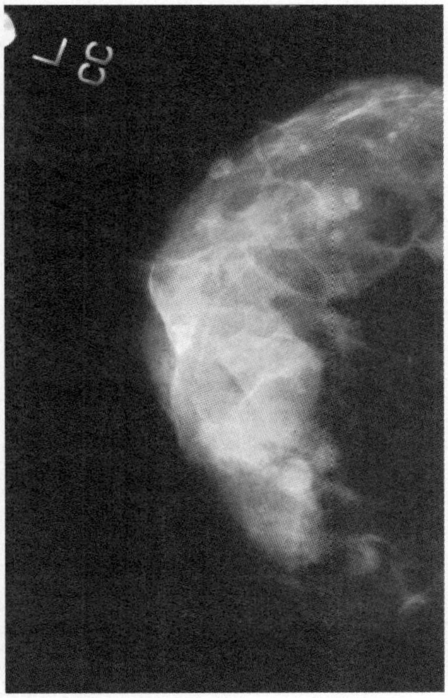

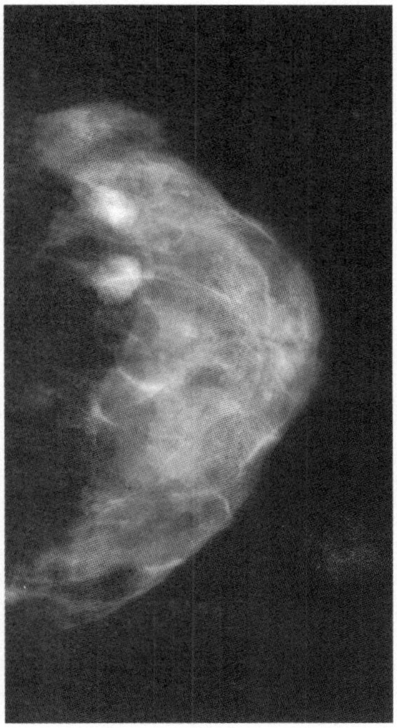

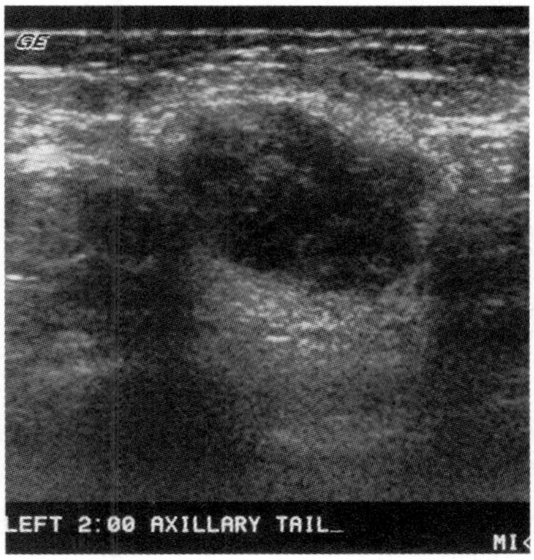

超声

1. 患者 43 岁，双侧乳腺内有多个肿块，乳腺皮下组织内有多个结节。应询问什么临床问题？
2. 描述乳腺 X 线片和超声检查所见。
3. 指出多发实性乳腺肿块的鉴别诊断。
4. 恰当的处理方案是什么？

病例 77

转移瘤

1. 常规病史应该包括以下两个重要问题：患者接受过乳腺肿瘤的穿刺活检吗？该患者知道自己患有恶性肿瘤吗？
2. 患者双侧乳腺内有多发实性肿块，在乳腺 X 线片上表现为部分肿块边界清晰，部分肿块边界不清晰。超声表现为低回声性实性肿块，其边界不清，呈小分叶状。实际上，部分肿块位于乳腺皮下组织内。超声检查的表现比乳腺 X 线片的表现更令人担心。
3. 虽然纤维腺瘤和乳头状瘤可能是双侧多发性，但是根据这些乳腺内肿块的表现和皮下结节的病史，更多要考虑弥漫性转移瘤。
4. 建议穿刺，在超声引导下做针芯活检。

参考文献

Toombs BD, Kalisher L: Metastatic disease in the breast: Clinical, pathologic, and radiographic features, *Am J Roentgenol* 129:673-676, 1977.

相关参考文献

Ikeda, *Breast Imaging: THE REQUISITES*, p 109.

点　　评

本例患者双侧乳腺内有多发性肿块。虽然这样的乳腺 X 线片表现也可见于多发性纤维腺瘤和乳头状瘤，但超声检查上肿瘤表现为低回声性、边界不清，缺乏薄的回声性边缘，提示肿块有恶性的可能，如多发性转移瘤。一般来讲，在乳腺 X 线片上，乳腺转移瘤常常表现为浅表的圆形或椭圆形肿块，内无钙化灶，部分边界清晰完整，部分不完整，缺乏薄的包膜。在超声检查上表现为低回声性实性肿瘤，边界清晰或不清晰，血供丰富。建议对这样的患者要仔细询问病史，明确是否有原发性肿瘤，对于诊断明确的患者无需做穿刺活检。

本病例，患者不知道是否患有原发性恶性肿瘤，需要超声引导下对大肿块进行穿刺活检。病理结果证实为腺癌。患者的腹部 CT 显示肝内有多发性转移瘤。没有发现原发性恶性肿瘤。

乳腺内最常见的转移瘤是乳腺癌在乳腺内的转移。乳腺外的转移大约占所有乳腺恶性肿瘤的 1%。本病例，肿瘤是多发的，没有原发性乳腺癌的病史，所以，必须寻找乳腺外的原发性肿瘤。最常见的是淋巴瘤和白血病，其次是黑色素瘤、肺癌、前列腺癌、卵巢癌、胃肠道恶性肿瘤和宫颈癌。

病例 78

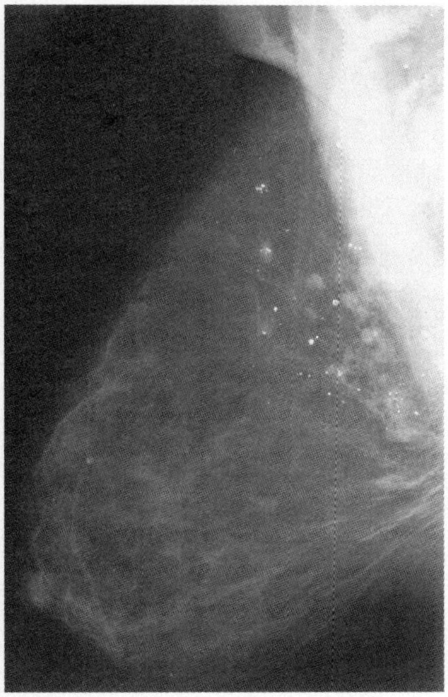

MLO 位

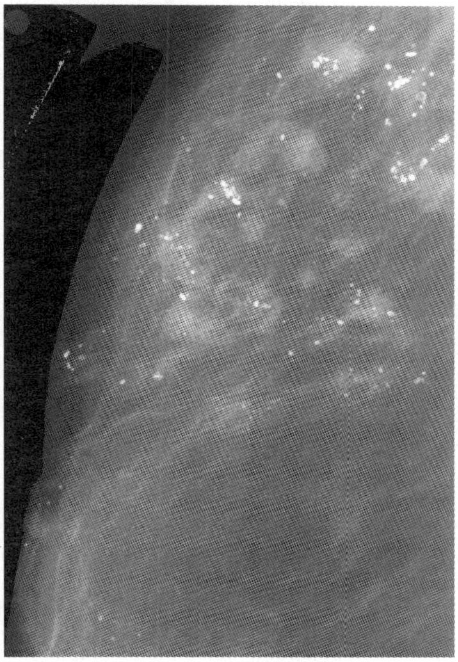

旋转 CC 位放大片

1．女，63 岁，单侧基础筛查性乳腺 X 线片，描述图中所见。
2．该病变 BI-RADS 分类是什么？你的建议是什么？
3．鉴别诊断是什么？
4．穿刺活检显示为肉芽肿性，特殊抗酸染色阳性。下一步应该做哪种影像检查？

病例 78

结核性结节

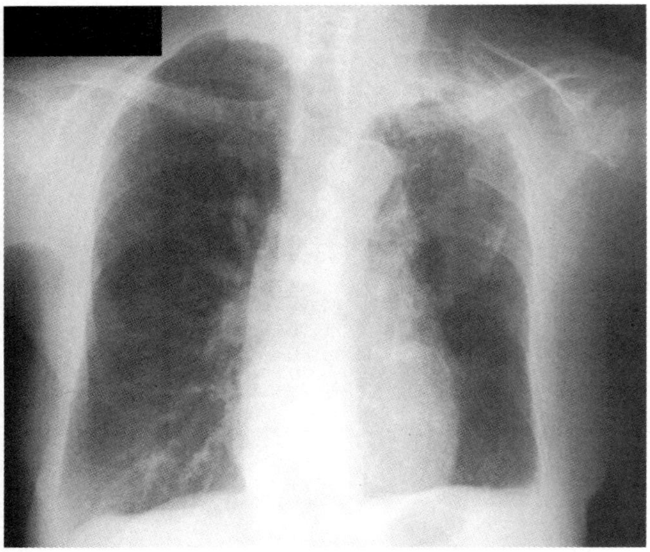

胸部 X 线片

1. 在左侧乳腺腋尾部有广泛的钙化灶。
2. BI-RADS 分类 0：不完全性。需要加做其他影像检查。建议加做钙化灶局部放大图像。
3. 侧面放大的 CC 图上显示乳腺腋尾部结节伴有多种丛样不均质钙化灶。其中一些大钙化灶可能是由脂肪坏死引起，另外还有一些比较模糊的不均质钙化灶更令人担忧。腋尾部结节可能是创伤或炎症所致，但对模糊钙化灶，建议做穿刺活检。
4. 进一步的影像检查应该是胸部 X 线检查。胸部 X 线检查结果显示该患者有结核灶，左侧腋窝的改变是由于胸部结核扩散到腋窝和侧乳所致。

相关参考文献

Ikeda, *Breast Imaging: THE REQUISITES*, p 71.

点　　评

这种左侧腋窝钙化灶的表现并不常见。虽然有些钙化灶表现为粗糙的良性特点，但在腋窝下方还有一些模糊的钙化灶。多发性结节有时很难鉴别，可能代表小肿块和乳腺腋尾部淋巴结。穿刺活检证实钙化灶是由于肉芽肿和干酪样肉芽肿所致。这符合结核，特殊染色显示有抗酸微生物。胸部 X 线片显示左侧肺尖内有典型钙化灶。本病例，患者的结核性感染类似颈部淋巴结结核，但不是由结核扩散到颈部软组织，而是肉芽肿改变扩散到腋下所致。所有这些表现都是良性表现。由于有些钙化灶是不均质性，所以需要穿刺活检，以除外恶性肿瘤的可能。

本病例表明，乳腺 X 线片上的肉芽肿性感染所见可能预示患者有多系统性受累。最基本的是要仔细询问患者的病史，这样乳腺的影像检查表现可以纳入到患者更为全面的治疗之中。如果放射科医生知道本例患者左侧胸部和腋窝是广泛性肉芽肿改变，即可避免乳腺的穿刺活检术。

病例 79

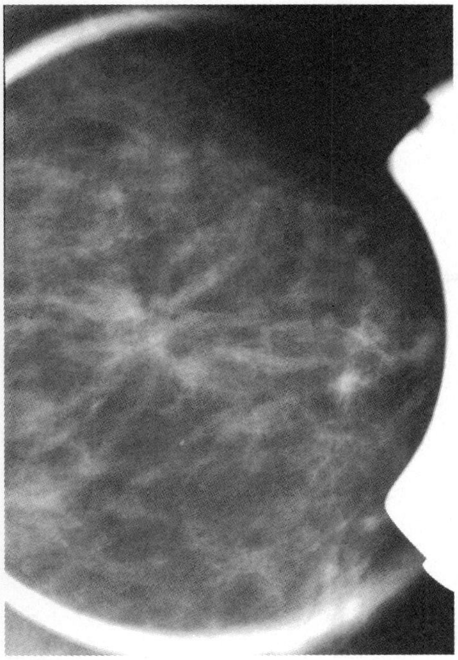

MLO 位局部定点放大片

1．女，45 岁，连续 3 次的乳腺 X 线片中都有一个非常微小的实质紊乱区。其鉴别诊断应该是什么？
2．BI-RADS 分类是什么？你的建议是什么？
3．穿刺活检显示，在这个小的浸润性导管癌中可见延长的小管。组织学分类是什么？最可能的诊断是什么？
4．预后如何？

病例 79

小管癌

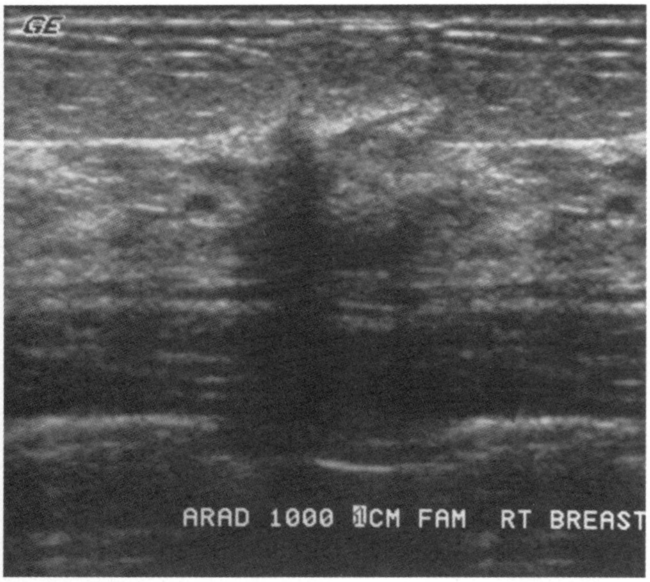

超声

1. 鉴别诊断包括特异性浸润性导管癌、小管癌和放射状硬化性病变。
2. 该病变的 BI-RADS 分类 4：可疑恶性，建议穿刺活检。
3. 在组织学上见到延长的小管提示为浸润性导管癌的小管癌亚型。
4. 这种分化良好的癌的预后要比特异性浸润性导管癌好。

参考文献

Feig SA，Shaber GS，Patchefsky AS，Schwartz GF，Edeiken J，Nerlinger R：Tubular carcinoma of the breast: Mammographic appearance and pathological correlation, Radiology 129:311, 1978.

相关参考文献

Ikeda, Breast Imaging: THE REQUISITES, pp 98-99.

点 评

小管癌是一种不常见的乳腺癌，在所有乳腺癌中其发生率不到 2%。这种乳腺癌趋向于分化良好，生长缓慢。在乳腺 X 线片上表现为针样小肿瘤或实质紊乱性区域。如果有针样肿瘤，那么针样肿瘤的臂长要比肿瘤中心区域的长度要长。这种微小癌有时很难与放射状瘢痕或微小浸润性导管癌相鉴别。其无定形微小钙化灶的发生率约为 10%～15%。在超声检查上，这些微小钙化灶很难看到，常常只能在一个扫查平面上见到这种轻微的结构紊乱。这是由于在乳腺 X 线片上和组织学上，最突出的表现是实质紊乱，而肿瘤中心几乎没有这种特点，即使有，也很轻微。

在病理学上，浸润性肿瘤细胞形成了成角的小管样腺体，为基质弹性组织结缔组织反应所包绕。小管癌有时与良性增生性病变很难区分，例如放射性硬化性病变和 florid 硬化性腺病，特别是当癌伴有无定形钙化灶时。在病理上鉴别的要点是导管内衬一单层细胞，无小叶结构延伸到周围组织内。良性增生性病变是以伴有双细胞层的腺体为特点。如果标本上的双细胞层不能清晰辨认，那么，病理学家可能需要一个切除性活检，而非用于鉴别良恶性病变的针芯活检。

小管癌可以有多种混合型。单纯型小管癌预后良好。在诊断小管癌的同时，大约有 10%的患者伴有腋下淋巴结转移。可以预测，当小管癌伴特异性浸润性导管癌的百分比增加时，转移的发生率随之增加。

病例 80

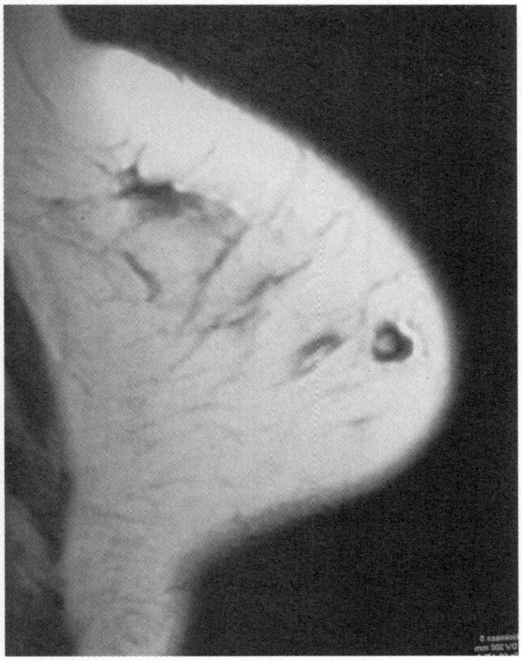

T1 加权像

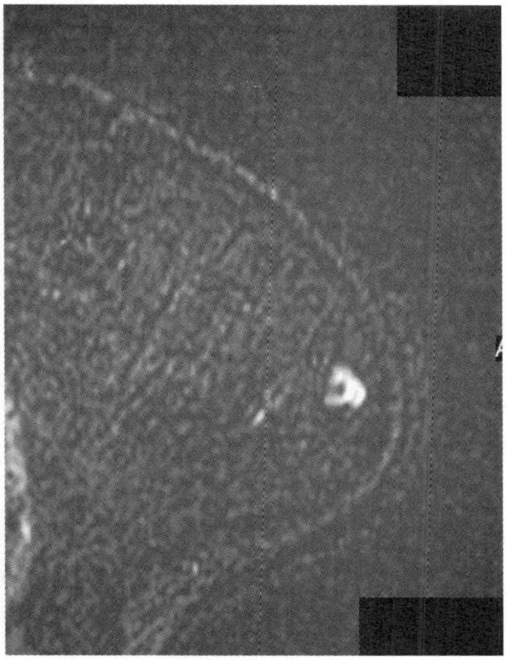

MR 减影像

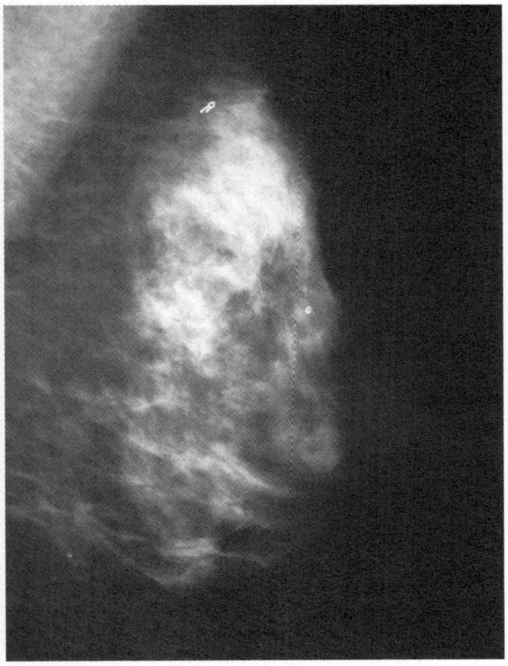

MLO 位

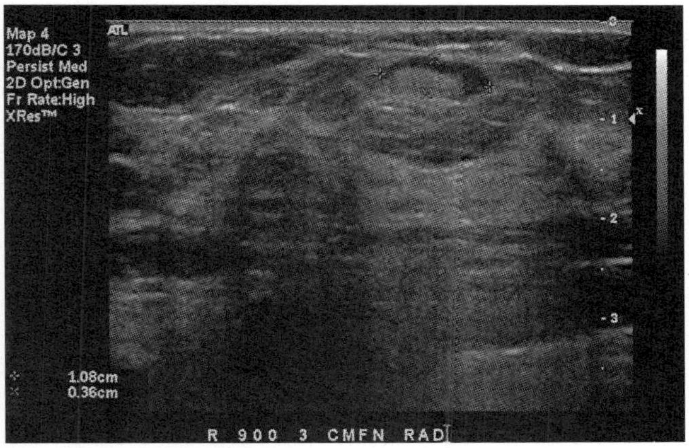

超声

1．描述 MRI 所见。
2．最可能的诊断是什么？
3．超声检查对该病灶有帮助吗？
4．患者要求做 MRI 检查，因为对侧乳腺有恶性肿瘤病史。可以做 MRI 吗？

病例 80

乳腺内正常淋巴结的 MRI、乳腺 X 线片和超声检查

1. 右侧乳腺前面有一个增强型肿瘤，T1 显示肿瘤内含有脂肪组织。
2. 最可能的诊断是乳腺内淋巴结。
3. 本病例无需超声检查，因为 MRI 所见就能确诊。若 MRI 上表现不明确，作为定向检查超声是有帮助的。
4. 可以，因为在乳腺癌确诊之后，常需用 MRI 来评价同侧和对侧乳腺。

参考文献

LaTrenta LR, Menell JH, Morris EA, Abramson AF, Dershaw DD, Liberman L: Breast lesions detected with MR imaging: Utility and histopathologic importance of identification with US, *Radiology* 227 (3): 856-861, 2003.

Teifke A, Lehr HA, Vomweg TW, Hlawatsch A, Thelen M:Outcome analysis and rational management of enhancing lesions incidentally detected on contrastenhanced MRI of the breast, *Am J Roentgenol* 181 (3): 655-662, 2003.

相关参考文献

Ikeda, *Breast Imaging: THE REQUISITES*, p 205.

点 评

患者 66 岁，有左侧乳腺癌病史。因患者初筛有高危险因素，做乳腺 MRI 检查。这是乳腺 MRI 检查的适应证，特别是当乳腺 X 线片显示乳腺为致密型时。

本例患者的 MRI 是减影像和 T1 加权像。图像显示乳腺内有一个边界清晰、含有中心脂肪门的增强型肿块。乳腺内含有脂肪的肿瘤通常是良性肿瘤。该肿瘤的征象符合淋巴结。这个淋巴结相对靠近乳头，长 11mm，其位置和大小不太常见。典型乳腺内的淋巴结常位于乳腺外上象限，而且多小于 5mm。

在解释乳腺 MRI 图像时，应该复习乳腺 X 线片。本例患者右侧乳腺前方有一个含有脂肪的淋巴结，回顾几年来的乳腺 X 线片，结节的大小相对稳定，其部位和大小与 MRI 所见相符。因为该结节稳定和正常结构表现，故无需进一步检查。

病例 81

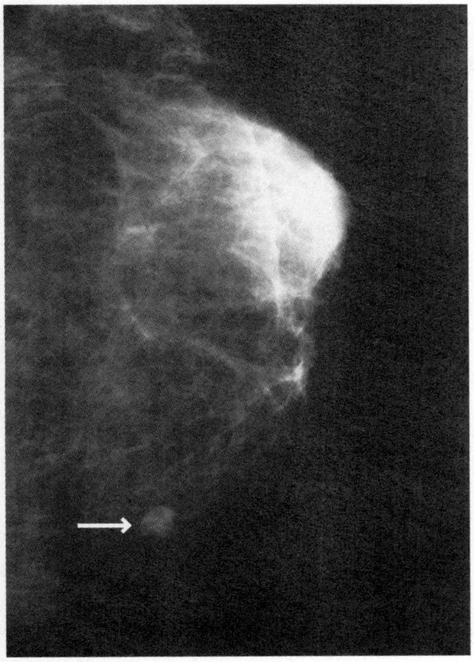

初始片，CC 位

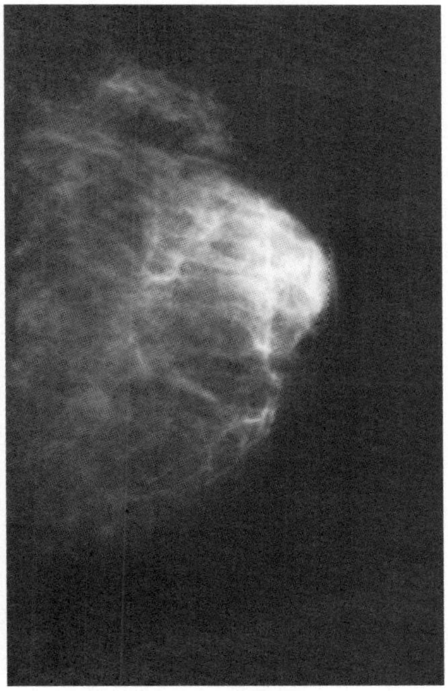

2 月后随访片，CC 位

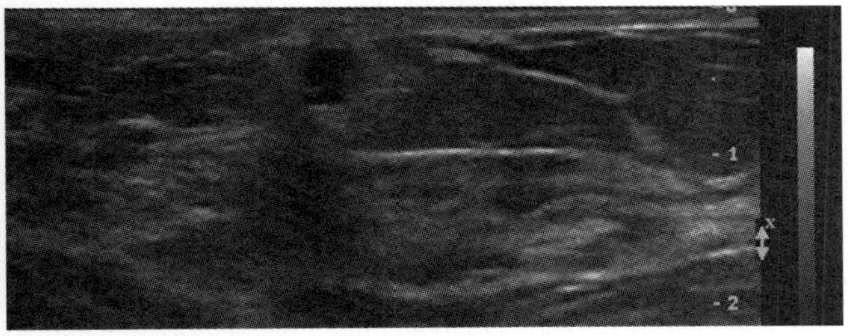

初始超声

1. 箭头所示区域是担心的可触及区域。描述所见。
2. 患者有外伤史，因坐椅安全带损伤所致。体检发现右侧乳腺内侧有擦伤。乳腺 X 线片上的异常密度与外伤相关吗？
3. 对于该进展性包块的鉴别诊断是什么（从先前的乳腺 X 线片到新近的 X 线片）？
4. 为了确诊下一步应该做哪种检查？

病例 81

血肿

1. 右乳中部有一个边界清晰、中等密度的圆形肿块。
2. 该包块位于外伤处，应与外伤有关。
3. 鉴别诊断包括良恶性肿瘤、囊肿和血肿。
4. 超声检查对于鉴别实性肿瘤、囊肿和血肿很有价值。

参考文献

Kanegusuku MS, Rodrigues D, Dirceu U, et al.: Recurrent spontaneous breast hematoma: Report of a case and review of the literature, *Rev Hosp Clin* 56(6):179-182, 2001.

Mendelson EB: Evaluation of the postoperative breast, Radiol *Clin North Am* 30(1):107-138, 1992.

相关参考文献

Ikeda, *Breast Imaging: THE REQUISITES*, p 124.

点 评

本例患者常规乳腺 X 线照相检查发现在右侧乳腺中下方有一个新的圆形肿块，肿块边界清晰，呈中等密度。患者讲述几周前发生了车祸，当时擦伤了右乳中部，正好是坐椅安全带横过她胸部的位置。体检也可见右乳中部有擦伤痕迹。乳腺 X 线片显示新肿块就位于擦伤区域。

超声检查显示肿块位于擦伤区域，有一个边界清晰的低回声包块，符合血肿的特点。恶性肿瘤可能具有相同的超声检查表现。隐匿性癌可能在外伤后发现，因为出血流入恶性肿瘤内。

为了确诊由于坐椅安全带损伤引起的血肿，建议短期随访，在 6～8 周内进行单侧乳腺 X 线照相检查。

要求患者在 2 个月内再次进行检查。2 个月后右侧乳腺 X 线片显示包块明显缩小，其缩小程度与愈合有关。该区域必须随访，直到完全吸收消退，确定为良性病变。血肿消失的时间与患者的年龄和损伤严重程度有关。

病例 82

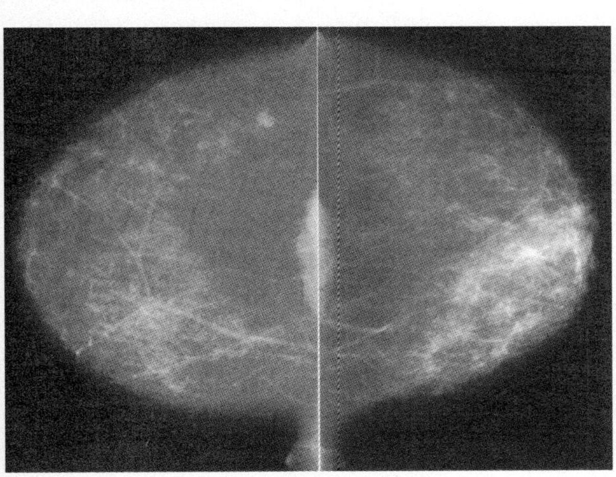

CC 位

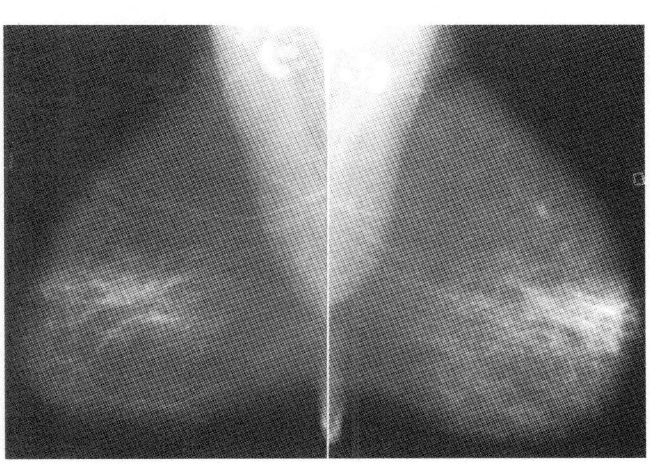

MLO 位

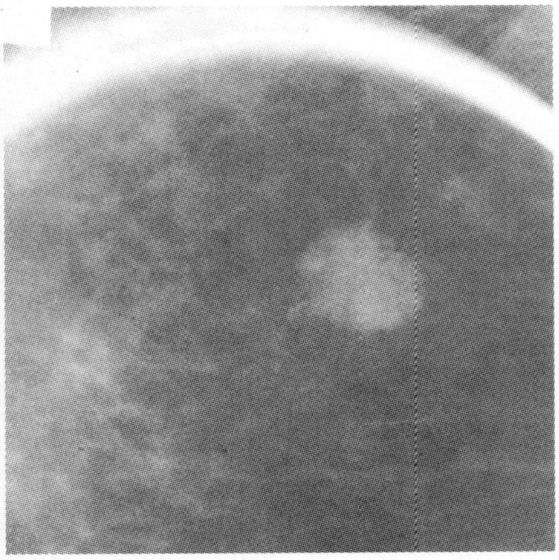

左侧 CC 位局部定点片

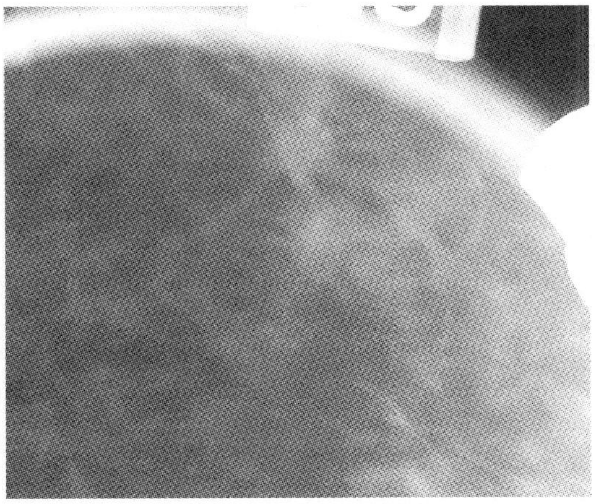

右侧 CC 位局部定点片

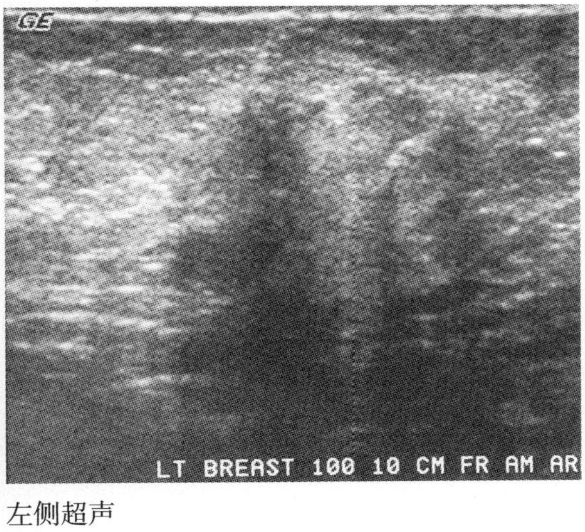

左侧超声

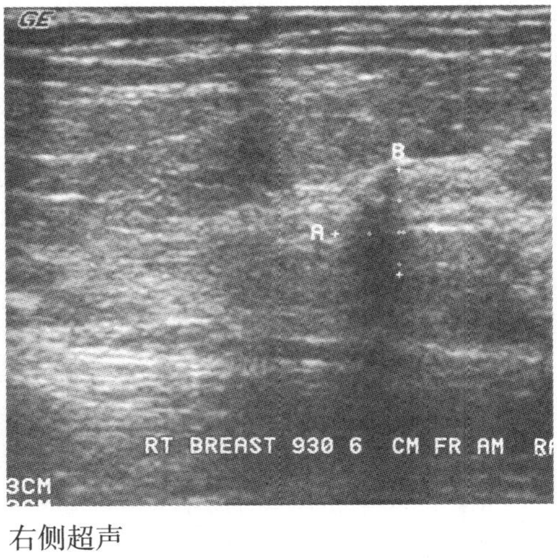

右侧超声

1．解释同时性和异时性癌的定义。
2．双侧同时性乳腺癌的发生率是多少？
3．哪种类型的乳腺癌最可能双侧受累？
4．在做出单侧乳腺癌的诊断之后，患者发生对侧乳腺癌的危险性是多大？

病例 82

双侧乳腺癌

1. 同时性癌指的是同时发现双侧乳腺都有癌。异时性癌指的是在不同时间发现的双侧性乳腺癌。
2. 对侧乳腺 MRI 筛查，发现大约有 5%～10%的双侧性乳腺癌。
3. 最常见的双侧性乳腺癌是浸润性小叶癌。发生率约为 30%。
4. 据文献报道（先于对侧 MRI 筛查），对侧乳腺发生异时性癌的危险约为每年 1%。

参考文献

Lee SG, Orel SG, Woo IJ, Cruz-Jove E, Putt ME, Solin LJ,Czerniecki BJ, Schnall MD: MR imaging screening of the contralateral breast in patients with newly diag nosed breast cancer: Preliminary results, *Radiology* 226:773-778, 2003.

Murphy TJ, Conant EF, Hanau CA, Ehrlich SM, Feig SA: Bilateral breast carcinoma: Mammographic and histologic correlation, *Radiology* 195:617, 1995.

相关参考文献

Ikeda, *Breast Imaging: THE REQUISITES*, p 214.

点　评

双侧性乳腺癌并不常见，根据发生时间的不同，通常分为异时性和同时性两个亚型。异时性癌是指在不同时间发生的对侧性乳腺癌，常会相隔数年。异时性癌的真正发生率很难确定，因为对侧乳腺以后发现的癌实际上可能是新发生的癌，也可能是以前对侧乳腺癌的转移。

同时性癌指的是双侧乳腺同时发现的癌。同时性癌曾被认为十分罕见；但随着单侧乳腺癌诊断同时对对侧乳腺进行 MRI 筛查的应用，其发生率在增加。一些系列报道认为在对已知单侧乳腺癌患者进行对侧筛查发现同时性癌（包括常规乳腺 X 线照相检查和乳腺检查是隐匿性的对侧同时性癌）的发生率为 5%～10%。

不同组织学类型的乳腺癌发生双侧性乳腺癌的可能性不一；浸润性小叶癌发生双侧乳腺癌的可能性很高，有报道认为高达 30%，而更为常见的浸润性导管癌则发生率较低。多数异同性对侧癌被认为是来源于已经诊断（常在治疗中）的另一侧癌的转移。在一系列双侧性乳腺癌的描述中，癌常常有相同的影像表现并位于相同的象限（镜像图像和镜像方位），本例就是如此。

总的来说，据报道每年发展为双侧乳腺癌的危险性约为 1%，是普通人群 6 倍多。因此，根据对对侧乳腺的筛查结果，认为以前有单侧乳腺癌的患者再发乳腺癌的危险性很高。

病例 83

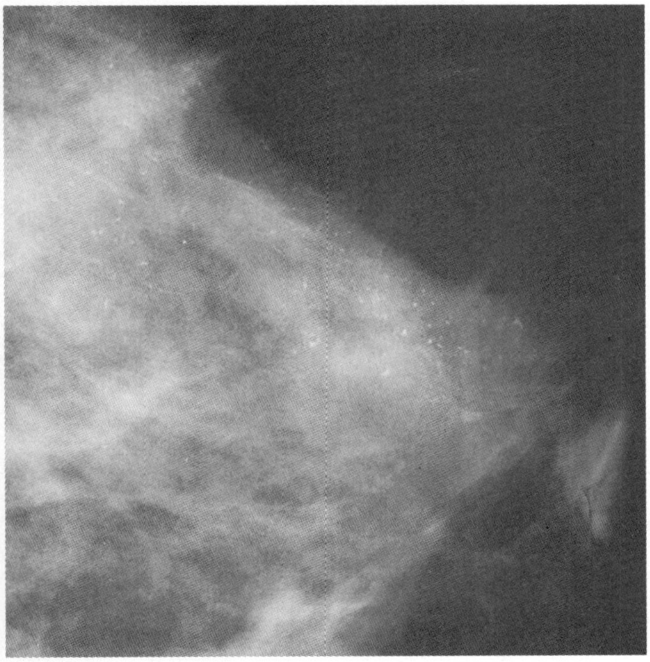

放大位

1．患者有乳头炎性改变并覆有鳞屑状痂皮临床症状。根据临床特征，必须考虑的诊断是什么?
2．描述乳腺 X 线片所见并给出 BI-RADS 分类。
3．这种临床表现的乳腺 X 线片所见很常见吗?
4．如果是恶性，临床应该如何处理?

病例 84

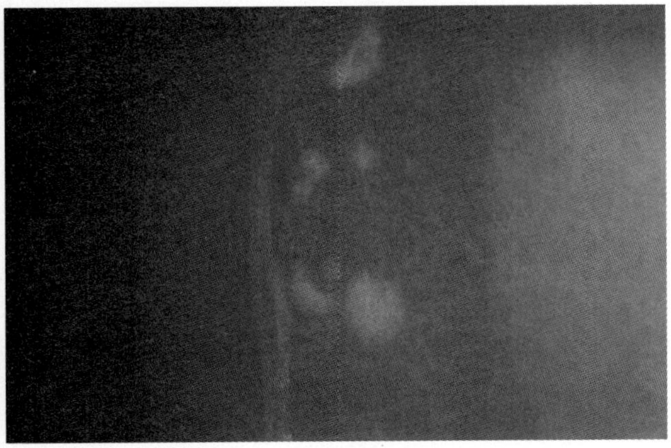

1．在乳腺 X 线片上能够看到左侧腋窝内有异常淋巴结吗?
2．你的鉴别诊断是什么?
3．下一步应该如何做?
4．此乳腺 X 线片的 BI-RADS 分类是什么?

病例 83

Paget 病（湿疹样癌）

1. 乳头的湿疹样癌。
2. 在乳腺 X 线片上有节段性分布的多形性钙化灶，从乳头和乳晕下区域扩展到乳腺侧面。
3. 当患者有乳头炎性病变的临床表现时，约有 50%的患者可能在乳腺 X 线片出现可疑所见。
4. 当恶性病变累及乳头时，通常需要外科切除。

参考文献

Echevarria JJ, Lopez-Ruiz JA, Martin D, Imaz I, Martin M: Usefulness of MRI in detecting occult breast cancer associated with Paget’s disease of the nipple-areolar complex, *Br J Radiol* 77:1036-1039, 2004.

相关参考文献

Ikeda, *Breast Imaging: THE REQUISITES*, p 305.

点　评

乳头湿疹样癌占所有乳腺癌的 1%～5%，并以恶性导管细胞从终末乳管扩展到乳头为特征。早期临床表现局限在乳头，包括乳头发红、脱皮或乳头表面结痂和脓性感染。也可有乳晕增厚和乳头内陷。此时大约有 50%乳腺 X 线片是正常的，为了确诊，常需对异常乳头进行楔形活检。

因为这种疾病不可能刚好局限在乳头，需要全面进行影像检查。乳腺 X 线照相可以显示导管钙化或一个临床上未怀疑的乳晕下肿块。如果有可触及性肿块或乳腺 X 线片上发现有可能是本病浸润性成分所致局灶致密性区域的话，就需加做超声检查。据报道乳腺内多灶性和多中心病变的发生率较高，因此过去常对乳腺内有结节的患者行乳腺切除术。但随着影像检查技术的提高（如 MRI 的应用），能够对病灶进行很好的定位。目前多采用选择性保乳手术。

病例 84

淋巴结金沉积物

1. 可见淋巴结内含有小而明亮的金属样密度沉积物。
2. 这种小的局灶性病变可能代表来源于治疗类风湿性关节炎的金，也可能代表肉芽肿性疾病引起的淋巴结内钙化灶。罕见情况下，可见乳腺癌淋巴结转移。
3. 本病例无需进一步检查。
4. BI-RADS 分类 2：良性。

参考文献

Bruwer A, Nelson GW, Spark RP: Punctate intranodal gold deposits simulating microcalcifications on mammograms, *Radiology* 163:87-88, 1987.

相关参考文献

Ikeda, *Breast Imaging: THE REQUISITES*, p 304.

点　评

本例乳腺 X 线片显示右侧乳腺和腋窝内所有淋巴结内都有不透光性小颗粒。这是一种罕见的淋巴结肿大，其最常见原因是良性病变。

类风湿性关节炎采用含金药物进行治疗，也称金疗法。可吸收的金被运送到淋巴结内，在乳腺 X 线片上表现为淋巴结内的金属性颗粒。

在鉴别诊断中，要除外可引起淋巴结钙化（常表现为粗糙的成簇钙化）的肉芽肿性疾病。如果患者曾接受过硅酮植入或注射，淋巴结内也会有硅酮，需予以鉴别。罕见情况下，表现为微小钙化灶的乳腺癌也可引起腋窝淋巴结钙化，但不可能如此广泛。此外，转移性淋巴结也可能增大，密度增高。

该患者曾接受过类风湿性关节炎的金疗法。

病例 85

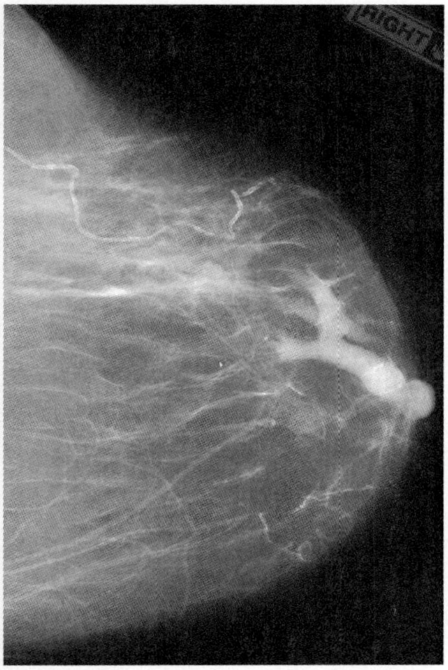

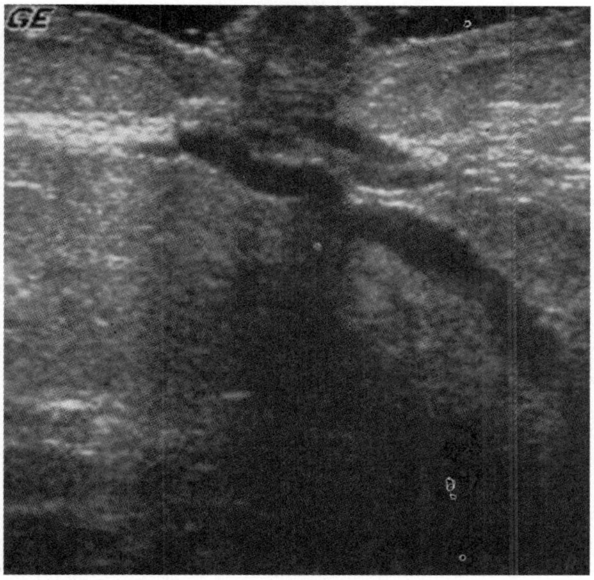

1．女，55 岁，筛查性乳腺 X 线片，描述其图中所见。
2．鉴别诊断是什么?
3．下一个诊断性检查或临床问题应该是什么?
4．该病灶 BI-RADS 分类是什么?

病例 85

孤立性导管扩张

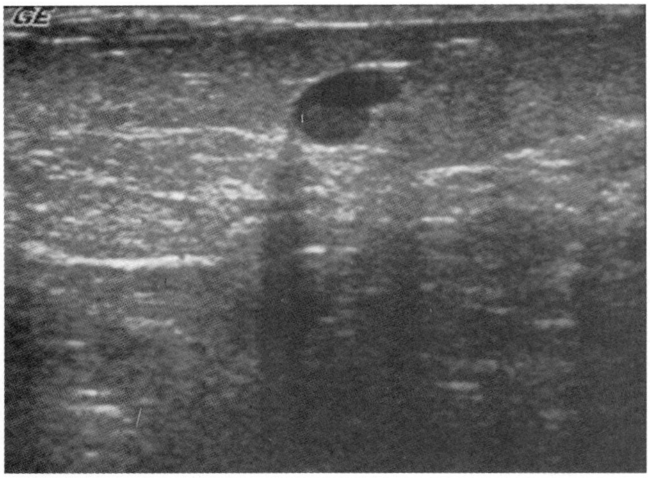

超声显示碎屑沉积于导管底部

1. 有一个孤立扩张的导管。
2. 鉴别诊断包括导管内乳头状瘤、导管内癌或单纯性良性导管扩张。
3. 需要询问患者和对患者进行体检，以确定是否有乳头溢液。可以考虑超声或 MRI 影像检查，以寻找导管内的病变。
4. 如果没有别的临床所见或影像图上的病变，BI-RADS 分类 3：可能良性病变，建议短期内随访。

参考文献

Pisano ED, Braeuning MP, Burke E: Case 8: Solitary intraductal papilloma, *Radiology* 210:795, 1999.

相关参考文献

Ikeda, *Breast Imaging: THE REQUISITES*, p 293.

点 评

对于孤立性导管扩张，最重要的是明确导管扩张是否是新发生的。需要与以往的胶片进行仔细比较，以明确导管扩张的稳定性。如果没有旧片，就必须寻找引起导管扩张的原因，即导管内的病变。应该询问患者所有关于乳头溢液的病史。在超声检查上，扩张的导管将很容易被辨认出，并能够评价导管内的病变。

良性导管内乳头状瘤是导管扩张最常见的原因，在乳腺 X 线片上偶尔可见营养不良性钙化。但导管内癌也可以引起导管扩张，并可伴有或不伴有可疑性钙化灶。当发现有钙化灶或导管扩张随时间而变化时，则需穿刺活检，以确定引起导管扩张的真正原因。超声或 MRI 检查有助于确定导管内病变；但乳头状瘤和小的导管内癌在这两种检查图像上看起来可能很相似。在缺乏乳头溢液病史并有明确病变（乳腺 X 线片的钙化灶、超声检查或 MRI 显示有病变）的情况下，患者应该在短的时间间隔内进行随访，以确立孤立性导管扩张是否稳定。本病例是良性导管扩张。

病例 86

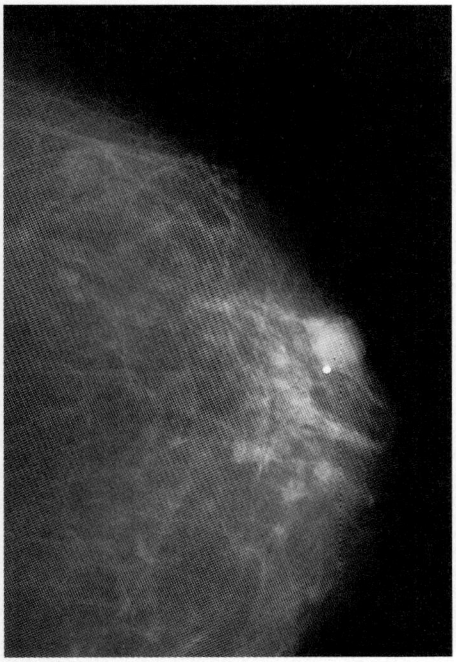

CC 位

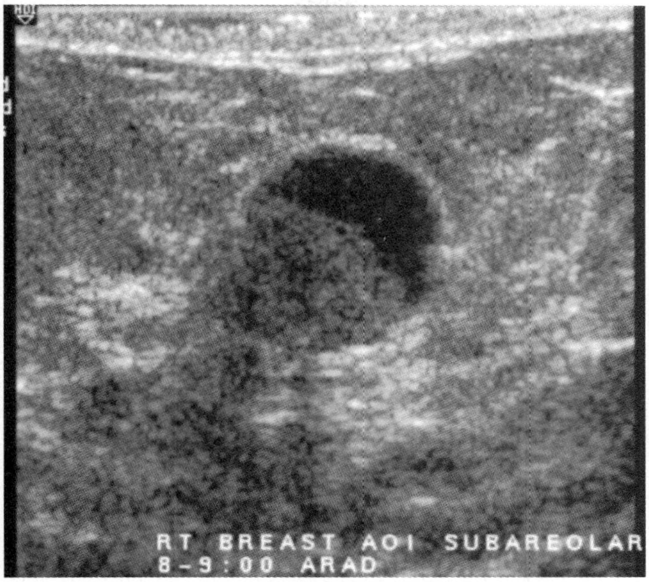

超声

女，53 岁，有血性乳头溢液。

1．描述 CC 图上的乳腺 X 线片所见。
2．描述超声检查所见。
3．最可能的诊断是什么？
4．需要做穿刺活检吗？如果需要，建议采用哪种方法？

病例 86

乳头状瘤

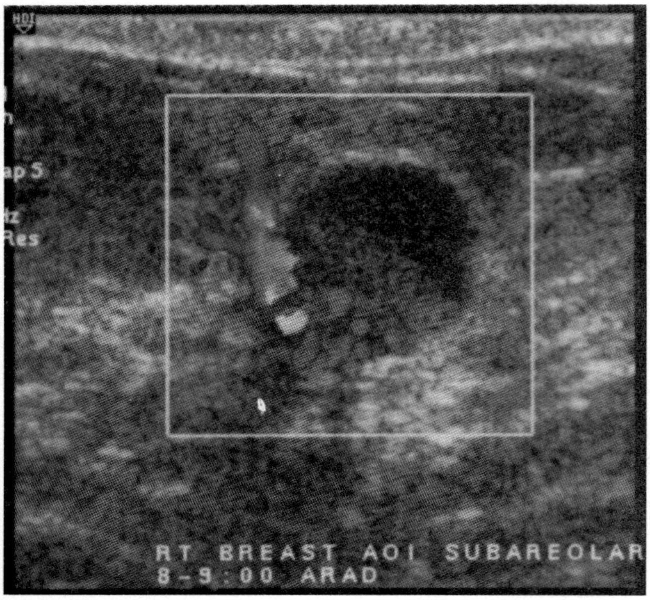

1. 在乳晕下组织内乳头旁，有一个边界模糊的肿块。
2. 超声检查显示乳腺内有一个囊性肿块，囊内富含血管。
3. 孤立性良性囊肿内乳头状瘤。
4. 是的，需要穿刺活检以除外恶性肿瘤的可能。要选择切除术还是针芯活检仍有争议。但如果组织学上未见非典型增生，采用较新较大规格的针进行真空抽吸针芯活检即可。

参考文献

Berg WA: Image-guided breast biopsy and management of high-risk lesions, *Radiol Clin North Am* 42(5): 935-946, 2004.

Renshaw AA, Derhagopian RP, Tizol-Blanco DM, Gould EW: Papillomas and atypical papillomas in breast core needle biopsy specimens: Risk of carcinoma in subsequent excision, *Am J Clin Pathol* 122(2): 217-221, 2004.

相关参考文献

Ikeda, *Breast Imaging: THE REQUISITES*, pp 113-116.

点　评

大多数（61%）自发性乳头溢液患者都是良性导管内乳头状瘤所致；只有 6%的患者可能是由导管内癌所致。但如果有乳头溢液的患者同时有可触及性肿块或在乳腺 X 线片上显示有肿块，则癌的可能性会明显增加。

孤立性良性乳头状瘤是最常见的良性病变和最常见的导管内肿瘤。大导管内和乳晕下输乳窦内的乳头状瘤最常发生于更年期和更年期后女性，这不会增加乳腺癌的发生。大多数孤立性、大导管内的乳头状瘤患者都会发生乳头溢液。如果乳头状瘤内的纤维血管索发生扭曲、缺血、坏死，则患者有可能发生血性乳头溢液。临床上，清亮的乳头溢液也可由乳头状瘤分泌所致。

乳头状瘤在乳腺 X 线片上表现为边界清晰的圆形肿瘤，多位于乳晕下方，其内可含有无定形或不均质钙化；也可在乳腺 X 线片上表现为无肿块而是以丛样钙化灶独立存在的现象。导管造影有助于确定扩张导管内乳头状瘤的位置。但 MRI 通常可以提供更为全面的图像，并能够同时显示伴有乳头溢液女性的其他乳腺病变。

孤立性导管乳头状瘤在低倍显微镜下的特征性表现为在扩张导管内有纤维血管核的易碎性肿瘤。乳头状瘤内可有导管增生和非典型性增生，也可有纤维血管核的硬化。硬化性乳头状瘤可有更为复杂的形式，非典型性导管增生和原位癌均可在乳头状瘤基础上发生。基于这些原因，根据影像或临床所见，对乳头状瘤可疑患者建议手术切除。但近年来，随着大口径真空辅助针芯活检针的应用，针芯活检结果与切除性活检技术结果相比二者具有很好的一致性。但如果针芯活检病理结果显示有非典型细胞或复杂性改变，建议手术切除。本病例是良性导管内乳头状瘤。

病例 87

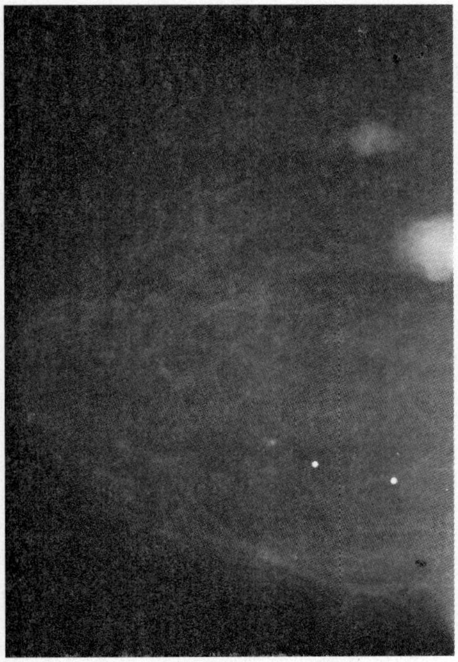

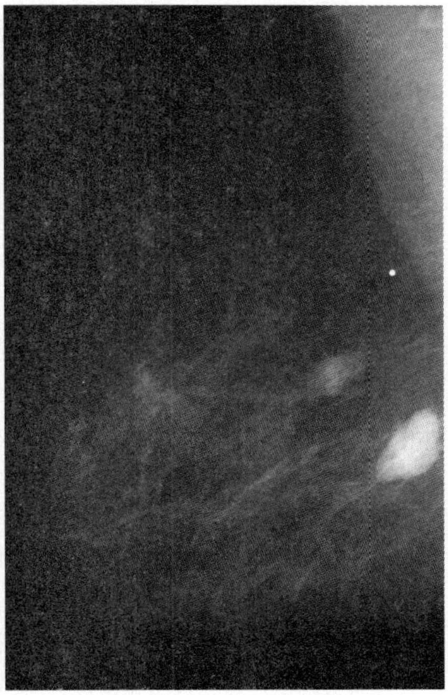

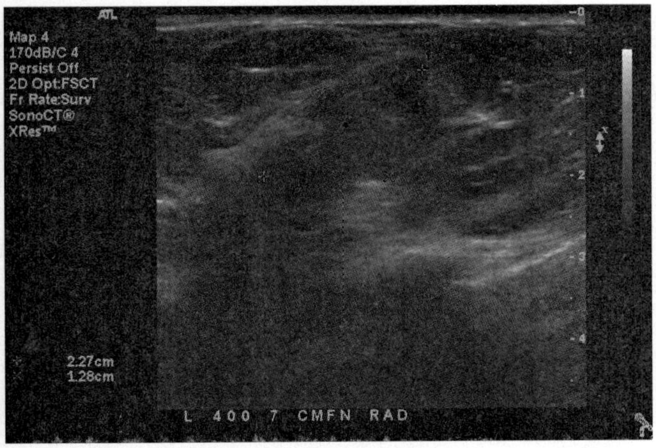

1．本例患者是一位绝经后（年龄 58）女性，左侧乳腺疼痛逐渐加重。这种症状令人担心吗？
2．乳腺 X 线片有可疑所见吗？
3．超声检查对本例患者有帮助吗？为什么？
4．肿块在超声检查上的表现可疑吗？

病例 87

黏液癌

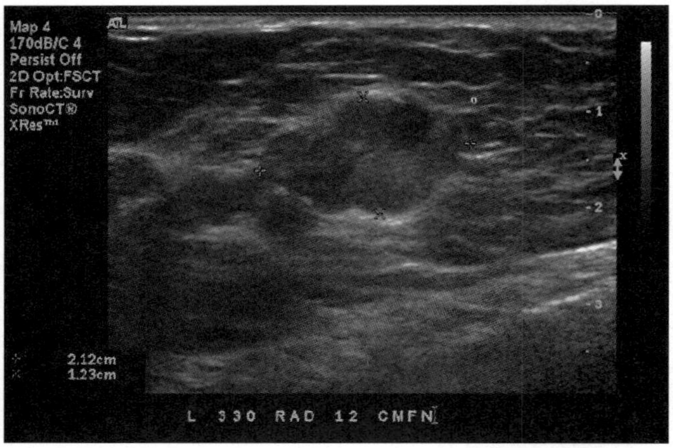

1. 要关注绝经后女性新发生的乳腺疼痛，特别是没有接受激素替代治疗的患者。
2. 在左侧乳腺内，有 2 个相对致密的肿块，需要进一步评价，BI-RADS 0。
3. 有帮助，超声检查可以对致密性肿块做出进一步评价，并可在超声引导下做穿刺活检。
4. 肿块可疑恶性，因为它们是高密度性，且形态不规则，呈微小分叶状。要关注绝经后女性新出现的乳腺疼痛。这样的肿块是穿刺活检的指征，可在超声引导下对 2 个肿块进行穿刺活检。

参考文献

Conant EF, Dillon RL, Palazzo J, Ehrlich SM, Feig SA: Imaging findings in mucin-containing carcinomas of the breast: Correlation with pathologic features, *Am J Roentgenol* 163:821-824, 1994.

Lam WWM, Chu WCW, Tse GM, Ma TK: Sonographic appearance of mucinous carcinoma of the breast, *Am J Roentgenol* 182(4):1069-1074, 2004.

相关参考文献

Ikeda, *Breast Imaging: THE REQUISITES*, pp 106, 146.

点 评

这位左侧乳腺疼痛患者左侧乳腺内发现有 2 个肿块。该患者 5 年来一直没有做过乳腺 X 线照相检查，因此没有可以用来进行比较的旧胶片。现在的乳腺 X 线片显示左侧乳腺后方有致密性肿块，在脂肪性乳腺内很容易看到。在评价可疑性肿瘤中，超声检查是一个非常有用的工具，尤适用于影像引导针吸活检。超声引导活检实施起来比定位穿刺活检术快，患者常易于耐受。超声检查可以实时成像，从而提高了活检的准确性。

肿块位于左侧乳腺相对较深的位置。无论其大小如何，在超声检查上都很难发现。因为肿块的回声与周围脂肪组织的回声类似。黏液癌的典型表现是，在乳腺 X 线片上表现为相对致密性肿块，在超声检查上表现为与脂肪回声相似。

单纯性黏液癌的超声特点与浸润性导管癌的超声特点不同，无特征性表现。在超声检查上，黏液癌表现为相对偏良性的特点：与周围脂肪组织相比，为等回声性肿块，并具有边界清晰的薄包膜，也可表现为更为可疑的特点——在肿块周围出现厚回声晕和不规则边界。在超声检查上的鉴别诊断包括脂肪小叶、脂肪瘤和纤维腺瘤。因为该肿块在乳腺 X 线片上是致密性肿块，因此可以明确这不是脂肪瘤和脂肪小叶。

该患者 2 个肿块的组织学诊断是单纯性黏液癌，核分类低。淋巴结阴性。

病例 88

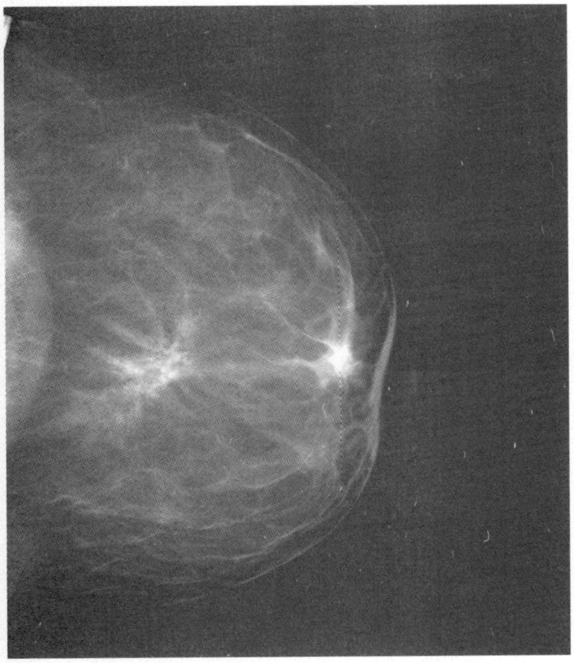

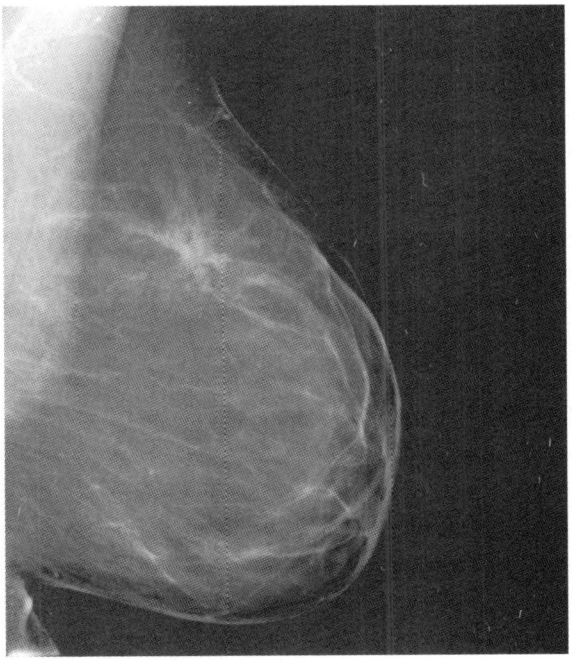

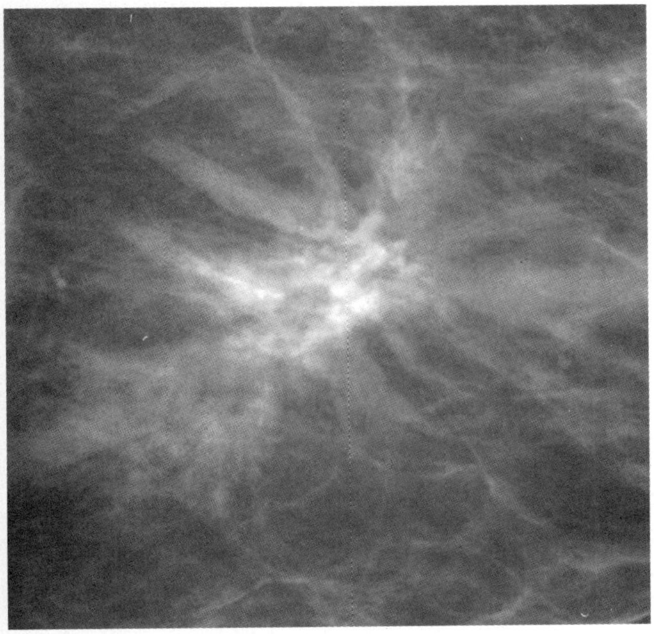

放大位

1．该患者显示基础筛查性检查和数字化乳腺 X 线片。描述乳腺 X 线片所见。
2．最可能的诊断是什么？该病变的 BI-RADS 分类是什么？
3．建议下一步的检查是什么？
4．行穿刺活检，结果是硬化性腺病。这与影像所见一致吗？

病例 88

分类 5 的病变

1. 乳腺上方有大面积的局部非对称性实质紊乱性区域。有一些与病变相关的模糊无定形钙化灶。
2. 最可能的诊断是浸润性导管癌，BI-RADS 分类 5：高度可疑。
3. 建议针芯活检。
4. 病变可能实际上是硬化性腺病或放射性瘢痕，但组织学结果良性，与高度可疑的表现不一致。需要施行切除性活检。

参考文献

Gill HK, Ioffe OB, Berg WA: When is a diagnosis of sclerosing adenosis acceptable at core biopsy? *Radiology* 228:50-57, 2003.

相关参考文献

Ikeda, *Breast Imaging: THE REQUISITES*, p 103.

点 评

该患者基础筛查性检查有异常。数字化乳腺 X 线片显示，在右侧乳腺上方有大范围局灶非对称性实质紊乱区。内有大的针状、无定形钙化灶，并向前朝向乳头方向至少扩展 8cm。即刻的印象是该病灶是一个大的浸润性导管癌。BI-RADS 分类 5：高度可疑。建议针芯活检。分类 5 的恶性可能性约为 96%。

针芯活检的结果出乎意料：病理诊断是硬化性腺病，无恶性证据。硬化性腺病是一种来源于乳腺腺叶的病变，在组织学上以腺泡增生为特征。周围可有间质增生，这些间质增生压缩或延长腺泡间隙，在乳腺 X 线图上表现为实质紊乱，甚至是一个肿块。虽然硬化性腺病常表现为一簇点状、圆形或无定形钙化灶，但偶尔在乳腺检查时，这种病变会表现为可触及的肿块。

本病例乳腺 X 线片的表现是高度可疑，而活检结果显示为硬化性腺病，良性组织学所见和高度可疑的影像所见不一致。必须用切除活检来除外恶性。在切除中，整个病变是硬化性腺病和间质增生。无原位癌或浸润性癌。

病例 89

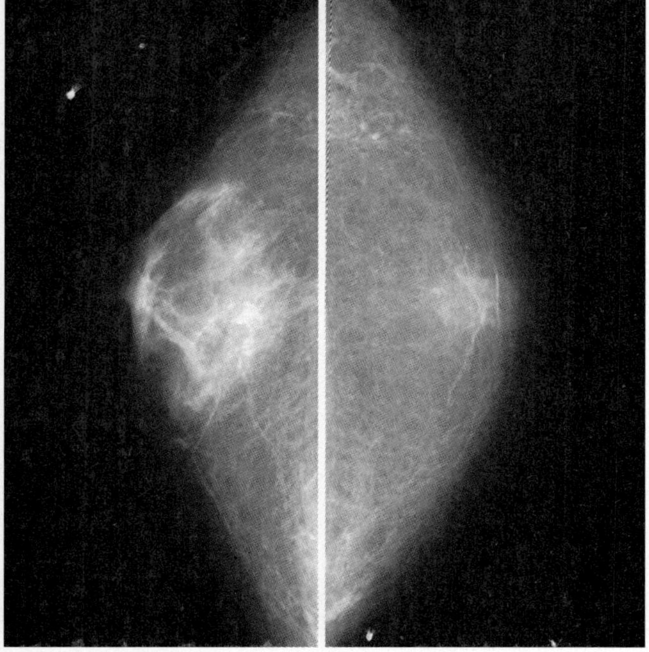

CC 位

1．这位男性患者左侧乳腺内有一个可触及的质韧肿块，这是什么？
2．这种现象常见的年龄段是多大？
3．这种现象罕见吗？
4．常见症状是什么？

病例 89

男子女性型乳腺

1. 男子女性型乳腺
2. 有两个高发年龄段：正常青春期（雌二醇水平较高时）和睾丸激素水平逐渐降低的高龄男性。
3. 常见，44 岁以上年龄的男性中有 57%。
4. 乳头后方可触及质韧的柔软肿块。通常男子女性型乳腺是双侧非对称性，也可是单侧性。双侧对称性相对罕见。

参考文献

Appelbaum AH, Evans GFF, Levy KR, Amirkhan RH, Schumpert TD: Mammographic appearances of male breast disease, *RadioGraphics* 19:559-568, 1999.

相关参考文献

Ikeda, *Breast Imaging: THE REQUISITES*, pp 279-280.

点 评

这是一位 70 岁的男性患者，正在接受前列癌治疗。

男子女性型乳腺是男性较为常见的一种现象，也是男性行乳腺 X 线照相检查最常见的原因。男子女性型乳腺是因导管上皮细胞和间质成分过度生长所致。常由患者自己或医生在触诊检查时发现局部乳腺区域变韧。男性可触及性包块的鉴别诊断包括乳腺癌、脂肪瘤、上皮包涵囊肿、脂肪坏死、局部淋巴结肿大和局部血肿形成。

男子女性型乳腺是由外源性或内源性雌激素水平增高，或高龄男性睾丸激素水平降低所致。伴有肿块的男子应该首选双侧乳腺 X 线照相检查。

典型男子女性型乳腺的乳腺 X 线片表现是乳头后方有一扇形致密区。该致密区的边缘消失在周围脂肪组织中，有时也可表现为一个边界清晰的结节。可见局部非对称性区域从乳头处扩展到乳腺外上象限，而且常为非对称性扩展。

对可触及性区域进行超声检查很重要，因为在乳腺 X 线片上男子女性型乳腺可能遮蔽微小癌。在超声图上，男子女性型乳腺的全部区域均应显示为一个低回声性肿块。癌可能与男子女性型乳腺同时存在，所以必须除外癌。

超声检查所示实性肿瘤或复杂性囊肿是可疑恶性肿瘤的特点。邻近皮肤的高回声性肿瘤是典型的上皮包涵囊肿。脂肪坏死表现不一，但通常表现为强回声伴声影。典型脂肪瘤位于皮下，呈椭圆形低回声结节，横径大于前后径。本病例是一个非对称性男子女性型乳腺病例。

病例 90

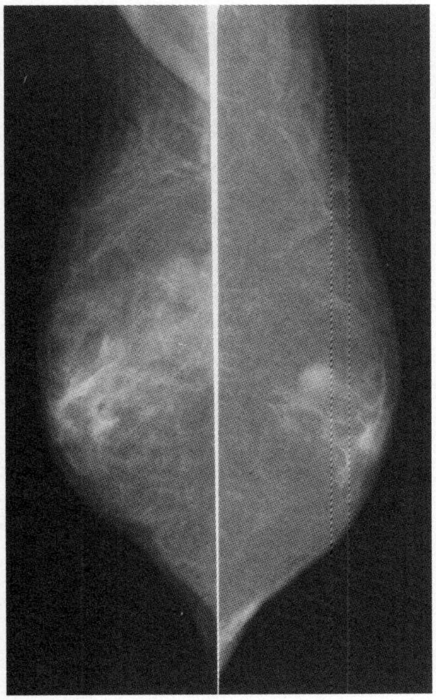

MLO 位

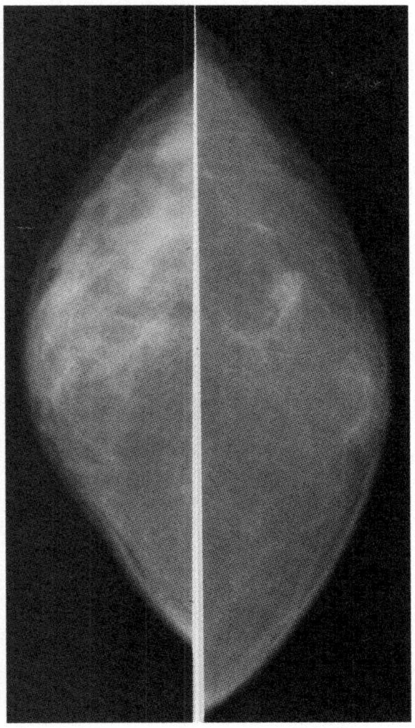

CC 位

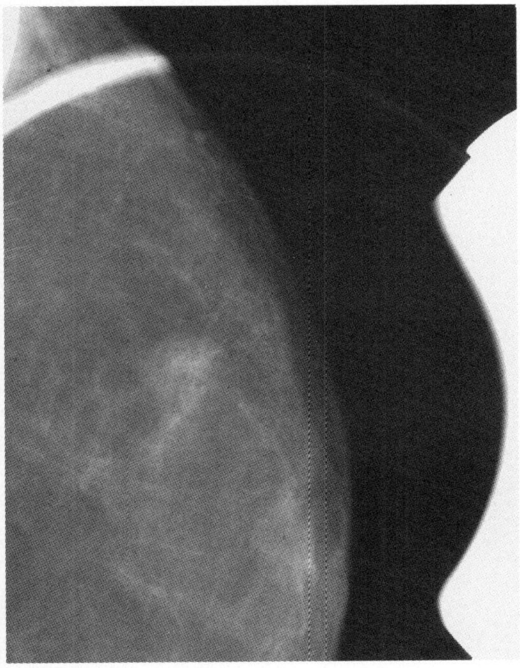

CC 位局部定点放大片

1．男，60 岁，右侧乳腺内有一个可触及的质硬肿块。应该如何开始临床检查？
2．描述乳腺 X 线片所见。
3．最可能的诊断是什么？
4．男子乳腺癌的发生率是多少？

病例 90

男性乳腺癌

1. 应该首选双侧乳腺 X 线照相检查。
2. 该患者是一位双侧非对称性男子女性型乳腺（左侧大于右侧）。但在右侧乳腺内有一个边界不清晰的肿块，在放大图像上显示有多种钙化灶。
3. 男子可触及性肿块可能是良性病变，例如淋巴结或皮脂囊肿。但该肿块值得关注，因为它位于乳腺内，而且形态不规则，内有非均质钙化灶。很可能是原发性乳腺癌，应该做活检。
4. 在所有报道的乳腺癌中，男性乳腺癌不足 1%，在美国，在男子所有癌中所占比例不足 0.2%。男子乳腺癌常表现为可触及的肿块，在乳腺 X 线片上表现为针状或边界清晰的肿块，常异常地位于乳晕下或乳腺外上象限；钙化不常见。

参考文献

Appelbaum AH, Evans GFF, Levy KR, Amirkhan RH, Schumpert TD: Mammographic appearances of male breast disease, *RadioGraphics* 19:559-568, 1999.

相关参考文献

Ikeda, *Breast Imaging: THE REQUISITES*, pp 279-280.

点 评

评价男性乳腺肿块首选双侧乳腺 X 线照相检查，因为该肿块很有可能是男子女性型乳腺和良性的乳腺组织。双侧乳腺 X 线照相检查有助于比较双侧的对称性和为将来随访未被怀疑的对侧男子女性型乳腺研究之用。对于乳腺癌发生率极低的年轻男性，应首选聚焦性超声检查。在超声检查中，要进行双侧对比探查。

典型的男性乳腺癌常表现为位于乳晕下或轻微偏离乳头的一个质硬的无痛性肿块。当发现可触及的男性乳腺内肿块时，通常已为男性乳腺癌晚期，故男性乳腺癌总体预后较差。乳头回缩、内陷或乳头溃疡约占男性乳腺癌的 30%，并常常伴有血性乳头溢液。30 岁以下年龄的男性很少发生乳腺癌，但发病率随年龄的增加而快速增加；一般来讲，较年轻男性更可能有男子女性型乳腺。男子患乳腺癌的平均年龄比女性略大（59 岁 vs 50 岁左右）。男性发生乳腺癌的危险因素包括年龄增大、电离辐射照射、隐睾、睾丸损伤、先天性睾丸发育不全、肝功不全和有乳腺癌家族史。

在乳腺 X 线片上，男性乳腺癌常表现为针样或边界清晰的肿块。钙化在男性乳腺癌中不常见，但本病例有钙化灶。男子女性型乳腺常位于乳晕下，表现为伴有脂肪组织的斑点样致密区。超声表现为低回声性乳腺腺体组织，类似青春期女性正在发育乳腺组织的回声特点。远离乳晕下区域的异常肿块更可疑是乳腺癌。

大约 85%的男性乳腺癌是浸润性导管癌。需要超声引导下针芯活检来明确诊断。

病例 91

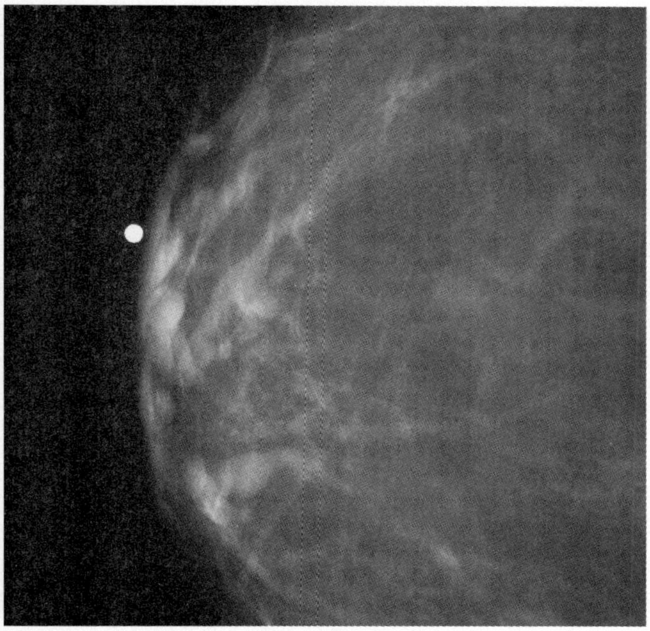

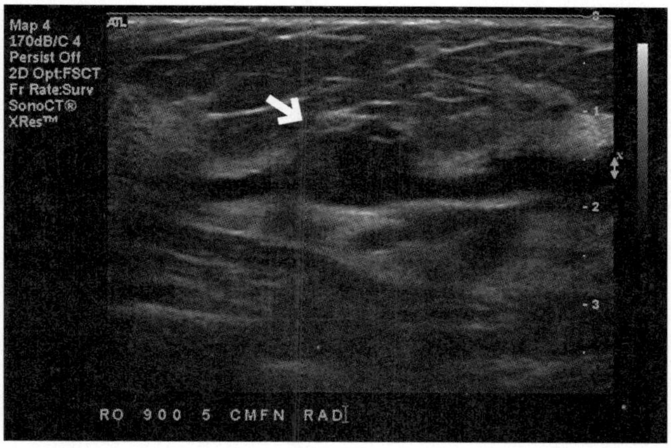

该患者有血性乳头溢液，将 BB 放置在乳头处。

1. 乳腺 X 线片所见是什么？
2. 超声所见是什么？
3. 下一步应该如何做？
4. 血性乳头溢液最常见的原因是什么？

病例 91

超声检查显示导管内肿瘤

1．乳腺 X 线片显示导管扩张。
2．超声检查显示扩张的导管内有一个肿块。
3．下一步是要得到组织学诊断。
4．90%的血性乳头溢液由良性乳头状瘤引起。

参考文献

Accuracy of core needle biopsy diagnosis in assessing papillary breast lesions: Histologic predictors of malignancy, *Mod Pathol*, 2003.

Mercado CL: Papillary lesions of the breast at percutaneous core-needle biopsy, *Radiology* 238:801-808, 2006.

Rosen EL: Imaging-guided core needle biopsy of papillary lesions of the breast, *Am J Roentgenol* 179:1185-1192, 2002.

相关参考文献

Ikeda, *Breast Imaging: THE REQUISITES*, p 140.

点 评

乳腺导管内肿瘤在乳腺 X 线片上有时很难辨认，而在超声检查上却能够很好地显示，特别是当导管有局限性扩张时，像本病例。导管中的液体为实性肿块的显示提供了很好的对照。导管内肿块大多由导管内乳头状病变引起，但也可由 DCIS 引起。

乳头状瘤可发生于导管内，很少发生于囊肿内。实际上，囊肿很可能也是局限性导管扩张的一部分。乳头状瘤最常表现为乳头附近大导管内的孤立性肿瘤。多发性乳头状瘤则多发生于更外周的小导管内。

为了除外导管内癌，需要有组织学诊断。当发现导管内肿瘤时，有些专家提倡做切除性活检，而非针芯活检。病理科医师仅通过针芯活检不能鉴别良恶性乳头状肿瘤。针芯活检所获得的组织相对较小，因此有可能会低估疾病的严重性。但随着大口径真空辅助针芯活检技术的应用，可以获得足够的组织块进行组织学诊断。

最近研究认为，针芯活检诊断为乳头状瘤而行手术切除的大多数病变中含有非典型导管增生或 DCIS。

病例 92

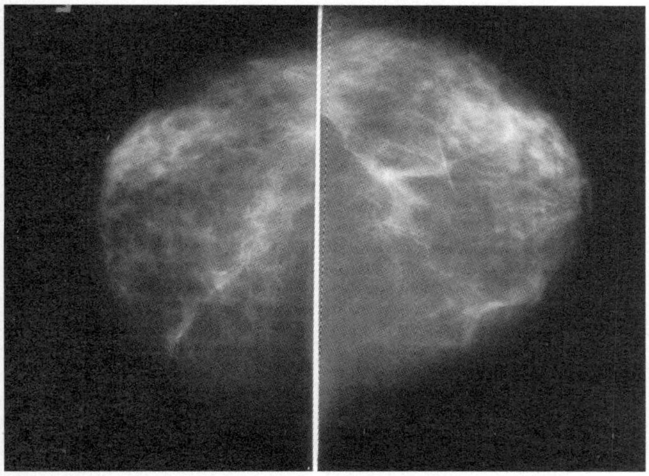
初始 CC 位

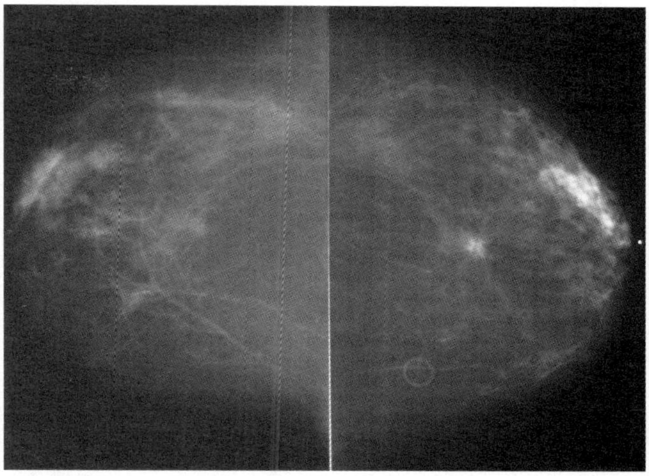
6 年后 CC 位

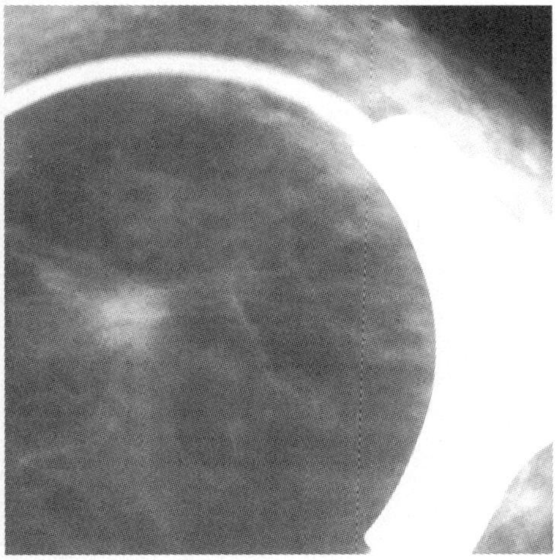
初始局部定点加压片

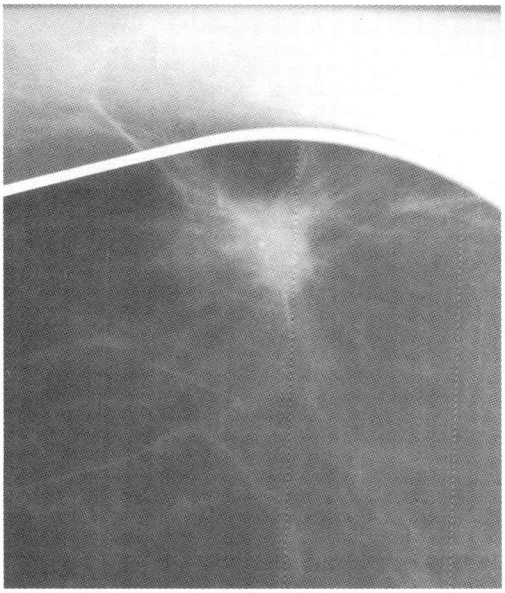
6 年后局部点压片

1．乳腺 X 线片所见是什么？
2．你的鉴别诊断是什么？
3．恰当的处理是什么？该病变 BI-RADS 分类是什么？
4．比较这两个局部乳腺 X 线片，这会改变你的处理决定吗？

病例 92

实质紊乱

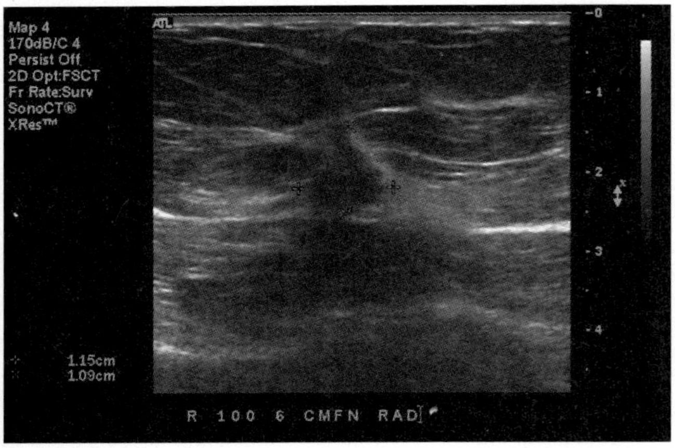

1. 在右侧乳腺中心区域内有实质紊乱。6 年来，这种实质紊乱无明显变化。
2. 鉴别诊断包括浸润性癌、放射性瘢痕、术后改变、针样脂肪坏死和硬化性腺病。
3. 应该获得有关手术的病史。因为有恶性的可能性，所以要做活检。BI-RADS 4。
4. 在随后几年中，实质紊乱虽然缺乏间隔性改变，但持续存在的可疑性所见不应该改变处理方案。

参考文献

Rosen EL: Malignant lesions initially subjected to short term mammographic follow up, *Radiology* 223:221, 2002.

Varas X, Leborgne JH, Leborgne F, Mezzera J, Jaumandreu S, Leborgne F: Revisiting the mammographic follow-up of BI-RADS category 3 lesions, *Am J Roentgenol* 179:691-695, 2002.

相关参考文献

Ikeda, Breast Imaging: THE REQUISITES, pp 28, 103.

点 评

基础筛查性乳腺 X 线照相检查发现右侧乳腺中心区域有一个局灶实质紊乱区，BI-RADS 分类 3，需要随访。之后的乳腺 X 线片未见任何异常征象。认为基础筛查图像中发现的实质紊乱是由于正常组织结构叠加所致，而非针样肿瘤。

在决定是采取乳腺 X 线照相随访（BI-RADS 3）还是进行活检（BI-RADS 4 或 5）之前，必须先估计恶性的可能性。如果恶性可能性小于 2%，则随访病变。的确，据研究认为，最初 BI-RADS 分类 3 的病变发展为癌可能性是 0.3%～1.7%。

对比复习 6 个月、1 年的乳腺 X 线片非常重要。有时病变在 6 个月或 1 年间隔时间内的变化会非常小，以致于病变表现一样。而有时，与旧胶片相比，可见该病变大小或密度的微小变化。

当乳腺 X 线片对病灶不确定时，超声检查可能是一种非常有用的辅助方法。超声检查可以直接探查乳腺 X 线片显示为可疑肿块的病灶区域，并在需要时进行活检。乳腺 X 线片的实质紊乱性区域在超声检查上显示为一肿块，这不再可能良性的病变，应做活检。

本病例超声的确显示有肿瘤，并在超声引导下做了针芯活检。组织学提示为低度恶性浸润性导管癌。

病例 93

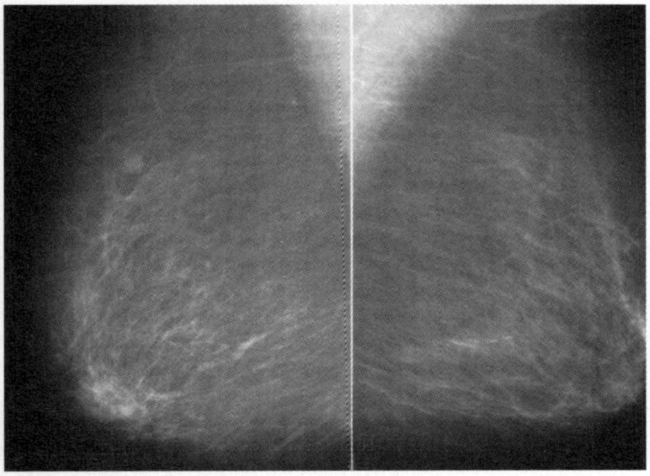

初始 MLO 位

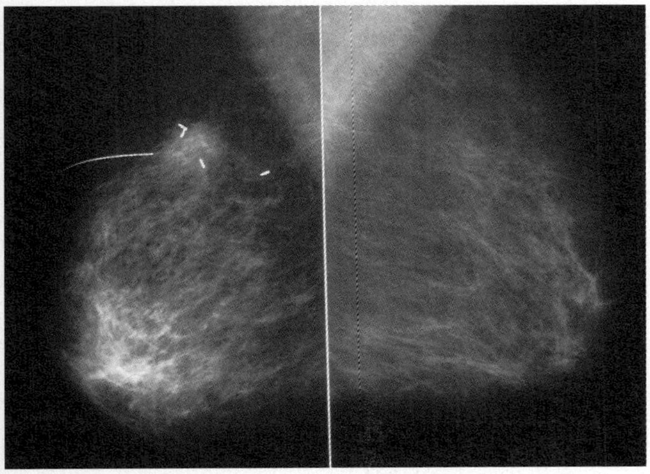

1 年后 MLO 位

1. 本例患者接受了乳腺癌肿块切除术和放射治疗。描述图中所见。
2. 1 年后，乳腺 X 线片所见及其原因是什么？
3. 这些变化是可以预见的表现吗？
4. 复发性癌的特点是什么？

病例 93

保乳治疗

1. 在最初的乳腺 X 线片上，在左侧乳腺外上方有一个小肿块。1 年后的乳腺 X 线片中，有与保乳治疗相符的改变。
2. 有水肿引起的皮肤增厚和乳腺间质纹理的增多；活检处有实质紊乱，此处有手术标记物。活检处有一个与血肿 / 血清肿相符的局灶肿块样密度区。
3. 在保乳治疗之后，这些变化是可预见的，并随时间而逐渐减小。
4. 复发性癌可以表现为一个肿块、实质紊乱区或钙化灶。在保乳治疗后，所有这些表现也可由脂肪坏死引起。

参考文献

Bloomer WD, Berenberg AL, Weissman BN: Mammography of the definitively irradiated breast, Radiolo gy 118:425- 428, 1976.

Brenner RJ, Pfaff JM: Mammographic features after conservation therapy for malignant breast disease: Serial findings standardized by regression analysis, *Am J Roentgenol* 167:171-178, 1996.

Liberman L, Van Zee KJ, Dershaw DD, Morris EA, Abramson AF, Samli B: Mammographic features of local recurrence in women who have undergone breastconserving therapy for ductal carcinoma in situ, *Am J Roentgenol* 168:489-493, 1997.

相关参考文献

Ikeda, *Breast Imaging: THE REQUISITES*, p 239.

点 评

保乳治疗作为乳房切除术的替代治疗，是保留乳腺的治疗方法。该方法是对肿瘤进行局部切除（乳腺肿瘤切除术），对整个乳腺进行放射治疗，有时还要对胸壁和腋窝进行放射治疗。在治疗过程中，可见下列属于正常现象的预期变化：

- 全乳腺间质纹理增加
- 水肿引起皮肤增厚
- 在乳腺肿瘤切除术处有实质紊乱
- 在乳腺肿瘤切除处有血肿 / 血清肿
- 在手术区和放射性治疗区有脂肪坏死引起的钙化

这些所见可能在放射治疗结束后（通常在结束治疗后 6 个月）的第一次随访性乳腺 X 线片中见到。在随后 5 年内，除了脂肪坏死性钙化以外，其他所见通常随时间的增加而明显减少。

保乳治疗后乳腺 X 线片的随访间隔时间仍略有争议。有些放射科医生主张每 6 个月对患侧乳腺做一次乳腺 X 线照相检查，对健侧乳腺采用常规 1 年 1 次检查，约持续 2～3 年。这种随访方法的依据是，头几年内可见的任何复发或残留均能在早期发现。由治疗引起的预期性正常表现可以较早地出现，然后再逐渐消失。另外，保乳手术后的严密随访还能建立一个新的基础图像，便于以后图像的分析比较。此外，在保乳治疗之后，每年要做诊断性乳腺 X 线照相检查。

保乳手术后出现的新的可疑病灶可能与癌灶残留有关，或是在最初治疗时未发现的病灶，或是复发性肿瘤。在头 2 年的随访治疗中，乳腺 X 线片上的异常所见认为最可能是残留性病变，而在 2 年后发现的异常认为多是复发性肿瘤。复发性肿瘤可发生于手术处，也可发生于其他象限内。典型的残留和复发性肿瘤位于肿瘤手术切除处。

在肿瘤切除处出现的血肿无需抽吸。因为这种血肿常伴有纤维素性凝血的机化，很难被抽吸。如果患者有疼痛或发炎等症状，则要行外科引流术。

如果在肿瘤切除处发现的包块是实性肿瘤而非液性包块，则要做超声检查。血肿在超声检查上也可能含有低回声性成分，但多普勒显示应无血流。

病例 94

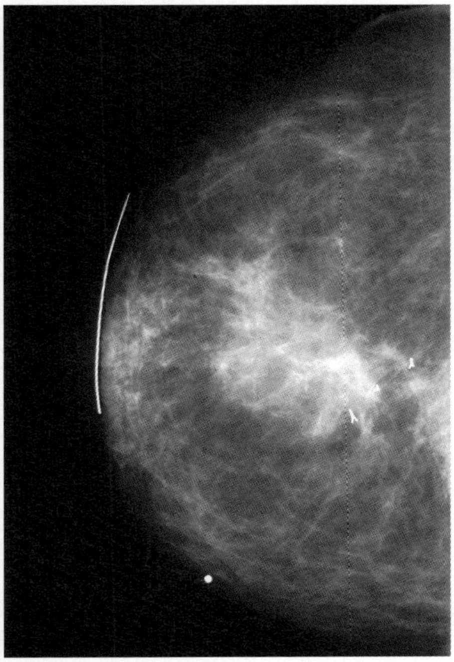

治疗后 6 个月

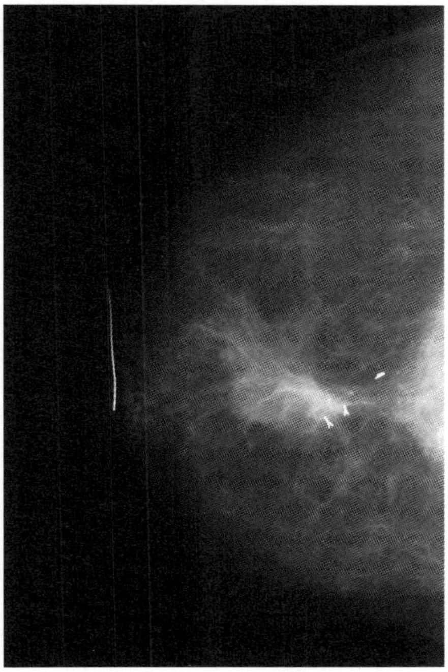

治疗后 2 年

1. 描述治疗后 6 个月 CC 图像中残留乳腺组织的乳腺 X 线片所见。
2. 对比这 2 次间隔性乳腺检查的变化。
3. 为什么肌肉出现帐篷样改变?
4. 有穿刺活检的指征吗?

病例 94

保乳治疗

1. 在邻近外科标记处的中心内，有一个局灶非对称性改变，局部皮肤和小梁增厚、实质紊乱，这些改变是保乳手术治疗的结果。
2. 这个局灶非对称性区域在缩小，增厚的皮肤和小梁也在缩小。
3. 由于外科手术区的愈合和回缩，造成了局部肌肉的这种良性改变。在乳腺 X 线照相期间，由于局部加压使这种回缩表现得更为明显。
4. 根据乳腺 X 线片所见，无需穿刺活检。如果患者疼痛加重或发现有肿块，则需做超声检查，以寻找乳腺 X 线片未发现的复发性肿瘤。

参考文献

Brenner RJ, Pfaff JM: Mammographic features after conservation therapy for malignant breast disease: Serial findings standardized by regression analysis, *Am J Roentgenol* 167:171-178, 1996.

Dershaw DD, Shank B, Reisinger S: Mammographic findings after breast cancer treatment with local excision and definitive irradiation, *Radiology* 164:455-461, 1987.

相关参考文献

Ikeda, *Breast Imaging: THE REQUISITES*, p 239.

点 评

在手术和放射治疗后，常在肿瘤切除处有血肿或血清肿。外科医生将标记物放置在肿瘤切除处，以帮助放疗师定位。充满液体的腔显示清晰明确，但有时很难估计原位是否有残留性或复发性肿瘤。同时要注意在最初胶片中乳腺放射治疗的变化，这要通过第二次检查来判断；皮肤增厚和小梁增加提示乳腺和皮肤有水肿。

如果临床上有可疑征象，例如疼痛加重或可触及的肿块，则要进行乳腺肿瘤切除处的超声检查。血肿或血清肿是充满手术腔的复杂性液性包块。这种液体的聚集应该逐渐缩小，并随着时间的增加密度逐渐减低，本病例就是如此。任何体积的增加都应该按可疑病灶来处理，为了明确是否有肿瘤，应该做超声检查。

病例 95

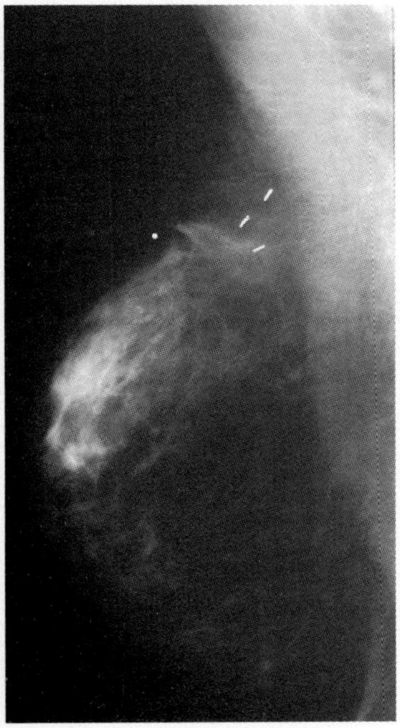

MLO 位，局部肿瘤切除和放疗后

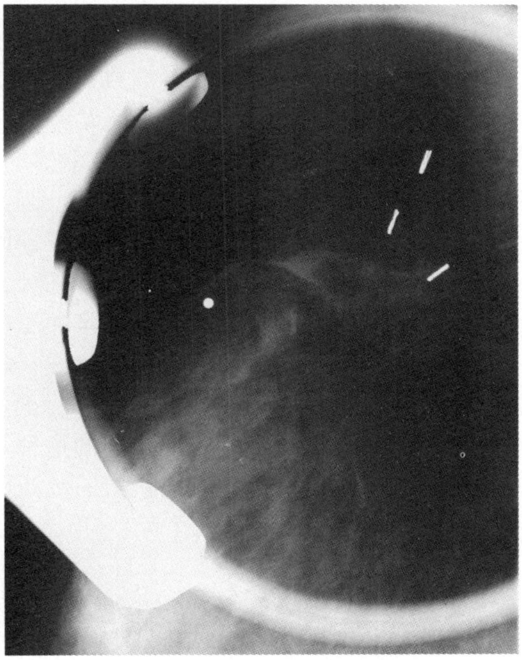

放大 MLO 位：局部肿瘤切除和放疗后

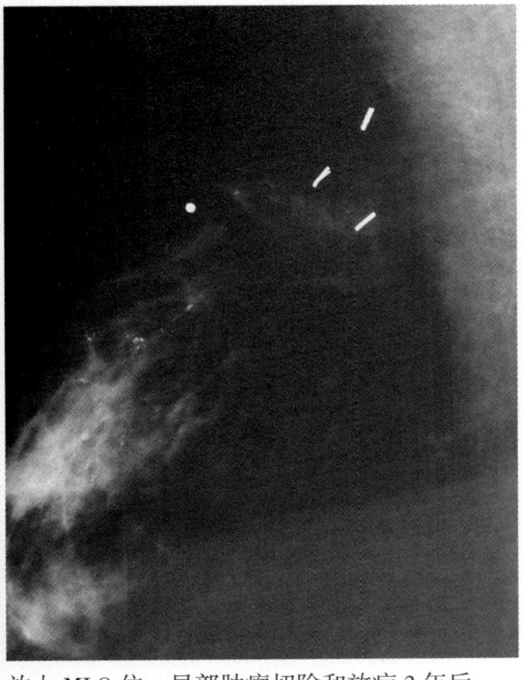

放大 MLO 位，局部肿瘤切除和放疗 3 年后

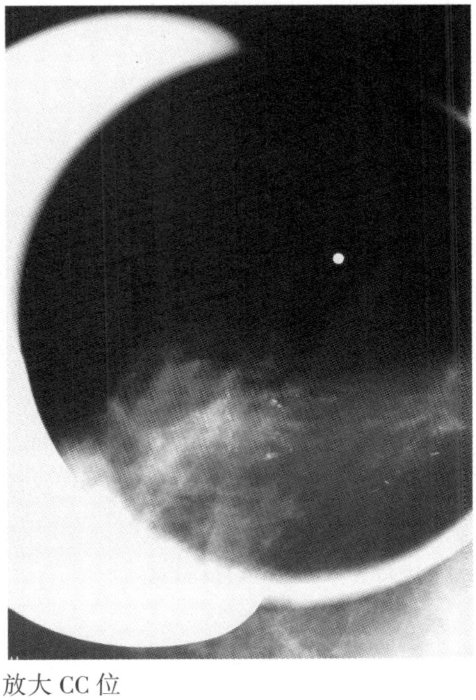

放大 CC 位

1. 本例患者因浸润性导管癌伴广泛性原位癌做了局部肿瘤切除术和放射治疗。图示术后 2 年、3 年手术肿瘤切除处的局部随访放大图像。描述术后 3 年的随访放大图像所见。
2. 指出行保乳手术治疗后，癌复发的危险因素。
3. 本例乳腺癌是治疗失败的原位复发性乳腺癌，还是发生于同一乳腺的新发癌？
4. 这样的影像特征建议采用什么样的治疗方案？

病例 95

乳腺肿瘤切除术后复发

1. 图中显示有以线样分布的多形性钙化灶，这些钙化灶从原外科手术处向前扩展。
2. 危险因素包括患者的年龄（35 岁以下年龄的年轻患者）、有广泛导管内成分的浸润性导管癌、大于 2.5cm 的原位导管癌、术后原位出现阳性边界、手术区放射治疗不充分或未进行放射治疗。
3. 这是一例局部肿瘤切除加放射治疗后原位复发或残留的病例。应该说是治疗失败的病例。
4. 一旦经皮针芯活检证实为复发性癌，最可能的治疗是施行乳腺切除术。

参考文献

Giess CS, Keating DM, Osborne MP, Rosenblatt R: Local tumor recurrence following breast-conservation therapy: Correlation of histopathologic findings with detection method and mammographic findings, *Radiology* 212:829-835, 1999.

Giess CS, Keating DM, Osborne MP, Mester J, Rosenblatt R: Comparison of rate of development and rate of change for benign and malignant breast calcifications at the lumpectomy bed, *Am J Roentgenol* 175:789-793, 2000.

相关参考文献

Ikeda, *Breast Imaging: THE REQUISITE*, p 246.

点　评

这位治疗失败患者的乳腺 X 线片显示有从手术区边缘向乳头方向扩展的可疑钙化灶。活检处的良性脂肪坏死可能类似复发性肿瘤，该患者的立体定位针芯活检确诊为原位粉刺癌复发。因为不宜再进行放射治疗，随后患者做了乳腺切除术。

大约 50%的复发性癌可由乳腺 X 线片做出诊断，另外 50%可由体检做出诊断。乳腺 X 线片上，复发性肿瘤最常见的征象是可疑钙化灶或肿块，但更常见的是类似于原发肿瘤表现。可触及性复发性肿瘤大多是浸润性导管癌。放射治疗后乳腺癌复发或残留肿瘤常沿肿瘤切除边缘发生。远离原发性肿瘤的复发性肿瘤常有类似原发性肿瘤的表现，与对侧乳腺肿瘤的发生率相同。远离治疗区的肿瘤被认为是新生肿瘤而非复发肿瘤或残留肿瘤。

保乳治疗失败的危险因素包括发病年龄小（<35 岁）和浸润性导管癌伴广泛导管内成分的患者，本病例就是如此。当然，距离边界较近或阳性边界是保乳手术的禁忌证，因乳腺钙化灶而施行的乳腺肿瘤切除术，术后仔细评估是否有钙化灶残留非常必要。本例患者，乳腺肿瘤切除术后放射治疗前乳腺 X 线片上未见残留钙化灶。组织学显示肿瘤边界清晰，但有广泛导管内成分，而且肿瘤直径大于 2.5cm。伴有广泛导管内成分的这种大肿瘤在显微镜下常有沿导管系统向乳头扩散的跳跃性病灶。

病例 96

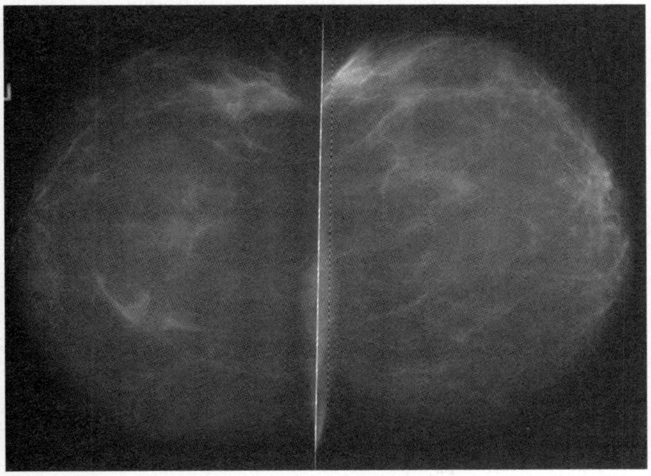

初始 CC 位

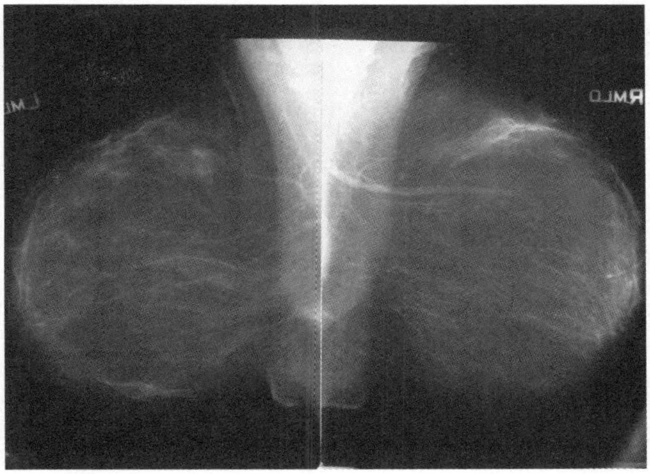

初始 MLO 位

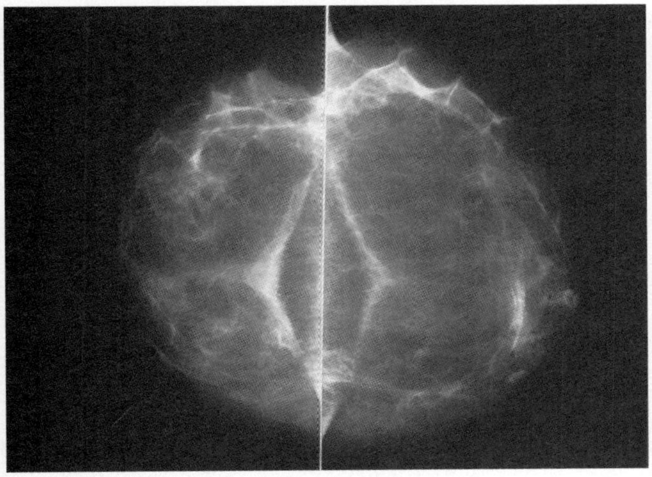

2 年后 CC 位

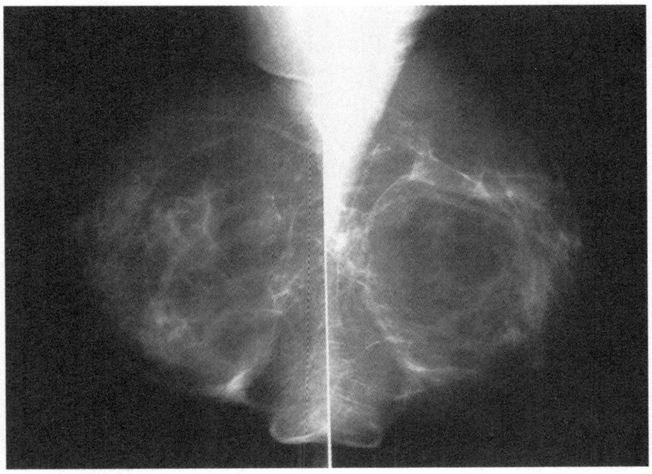

2 年后 MLO 位

1. 2 年后，乳腺 X 线片的变化是什么？
2. 在这种情况下，预期的乳腺 X 线片变化是什么？
3. 手术会增加乳腺癌的危险吗？
4. 由于手术改变，以后发生的癌会很难发现吗？

病例 96

乳腺复位成形术

1. 乳腺复位成形术后，不仅乳腺的大小发生了改变，而且还可见乳腺组织的移位和典型的瘢痕。
2. 实质紊乱、钙化灶和脂肪透亮区。
3. 不会。
4. 是的，会影响以后癌的发现，瘢痕可能类似恶性肿瘤实质紊乱的表现。

参考文献

Brinton LA, Persson I, Boice JD Jr, McLaughlin JK, Fraumeni JF Jr: Breast cancer risk in relation to amount of tissue removed during breast reduction operations in Sweden, *Cancer* 91(3):478-483, 2001.

Mitnick JS, Vazquez MF, Plesser KP, Pressman PI, Harris MN, Colen SR, Roses DF: Distinction between postsurgical changes and carcinoma by means of stereotaxic fine-needle aspiration biopsy after reduction mammaplasty, *Radiology* 188:457- 462, 1993.

Tarone RE, Lipworth L, Young VL, McLaughlin JK: Breast reduction surgery and breast cancer risk: Does reduction mammaplasty have a role in primary prevention strategies for women at high risk of breast cancer? *Plast Reconstr Surg* 113(7):2104-2110, 2004.

相关参考文献

Ikeda, *Breast Imaging: THE REQUISITES*, p 27.

点 评

乳腺复位成形术是相对常见的乳腺美容手术。通常是缩小乳腺的体积，减少其重量，并对乳腺进行提升。外科医生在乳腺上做切口，移去乳腺组织，然后放置乳头在乳腺更高的位置。最常用的切口是从乳头向乳腺下褶纹的垂直切口和沿乳腺下方褶纹的横切口，所有这些切口都位于乳晕周围。

乳腺切口会导致瘢痕组织形成并引起脂肪坏死。这些瘢痕组织还可发生钙化。术后乳腺 X 线片的最常见表现是实质紊乱、针样钙化、局灶性脂肪透亮区和沿瘢痕的致密线，本病例就是如此。在乳腺下方的瘢痕处可见皮肤增厚和由于乳头提升引起的导管明显低于乳头的征象。

在做乳腺 X 线照相之前，技术员必须把所有乳腺手术记录录入患者病史中。

在乳腺复位成形术之后，瘢痕组织周围可有可触及性包块。为了放心，患者可能去看她的整形外科医生，做可触及性包块的乳腺 X 线片检查。如果在乳腺 X 线片上所见是脂肪组织坏死，就无需进一步检查。如果没有脂肪组织坏死的征象，就要做可触及性包块区域的超声检查。脂肪组织坏死的超声检查表现为圆形、边界较厚的低回声性包块。

病例 97

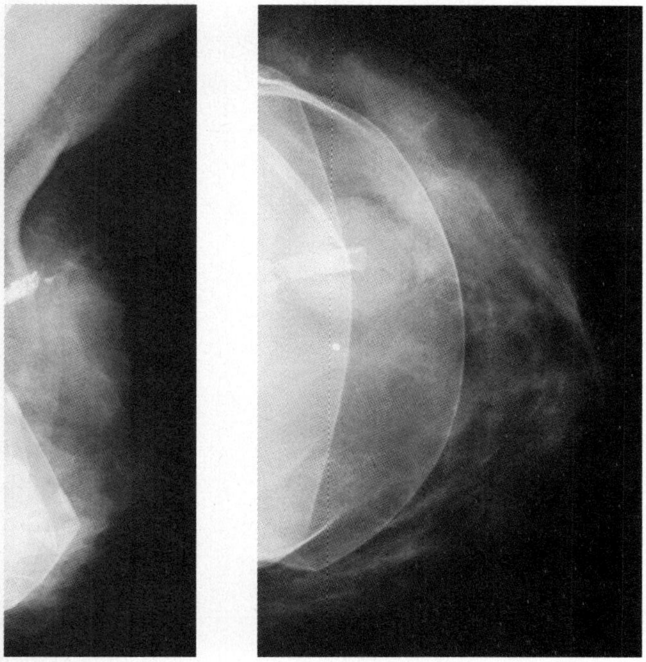

患者 A

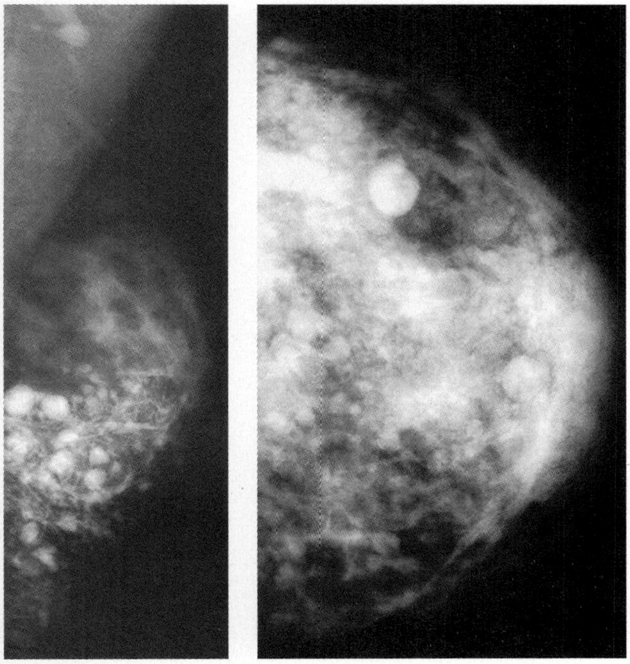

患者 B

1．患者 A 抱怨她右侧乳腺的体积减小，为什么会这样？
2．患者 A 的植入体是哪种类型？
3．患者 B 抱怨她右侧乳腺内有多个肿块，原因是什么？
4．对于肿块的确诊，你建议采用哪种影像检查？

病例 97

隆胸丰乳的类型

1. 植入体破裂，导致乳腺体积减小。
2. 一种盐水植入体。
3. 为了增大乳腺，在乳腺内注射了游离的硅酮。
4. 建议用超声检查，来评价担心的可触及区域；但如游离硅酮造成声影，使超声评价受到局限，则采用 MRI 检查会更有帮助。

参考文献

Caskey CI, Berg WA, Hamper UM, Sheth S, Chang BW, Anderson ND: Imaging spectrum of extracapsular silicone: Correlation of US, MR imaging, mammographic, and histopathologic findings, *RadioGraphics* 19:39-51, 1999.

相关参考文献

Ikeda, *Breast Imaging: THE REQUISITES*, pp 252-270.

点 评

患者 A 的乳腺内有盐水植入体。弹性体或植入体壳都是由硅酮制成的，但在乳腺 X 线片上，以盐水充填的植入体比弹性体的硅酮更透明，而且还可见医生用来将盐水注入植入体内的真空管。由于硅酮的光学密度要比乳腺腺体组织或水的光学密度高（油性植入体是低密度），因此硅酮植入体较为致密。当盐水植入体破裂时，盐被释放出来，并被周围组织吸收，但通常在乳腺 X 线片上看不到这种现象。而当硅酮植入体破裂时，在植入体周围可见高密度硅酮，并且可见这些硅酮进入乳腺组织和腋窝内。当盐水植入体破裂时，患者常常能够感觉到皱缩的人造橡胶硅酮。

患者 B 在右侧乳腺下方注射了游离硅酮。大多数高密度性硅酮结节有边缘样钙化，这是因硅酮引起的肉芽肿性反应所致。由于这些高密度性结节使乳腺组织显示模糊，所以有时乳腺 X 线片很难对这样的患者做出正确评估。对乳腺 X 线片显示有针样或可疑性钙化灶区域的患者，建议做穿刺活检。由于硅酮肉芽肿在超声检查上表现为强回声伴声影，所以超声检查有时也很难做出恰当的解释。MRI 检查有助于解释乳腺 X 线片模棱两可的区域和乳腺检查中担心的区域。20 世纪 50 年代和 60 年代很盛行将液体硅酮直接注射到乳腺实质内，但到了 70 年代，因其副作用太多，这种方法被禁止使用。其副作用包括感染、纤维化、淋巴腺病和硅酮性肉芽肿，而且这些副作用都会增加体检和乳腺 X 线片检查的难度。

病例 98

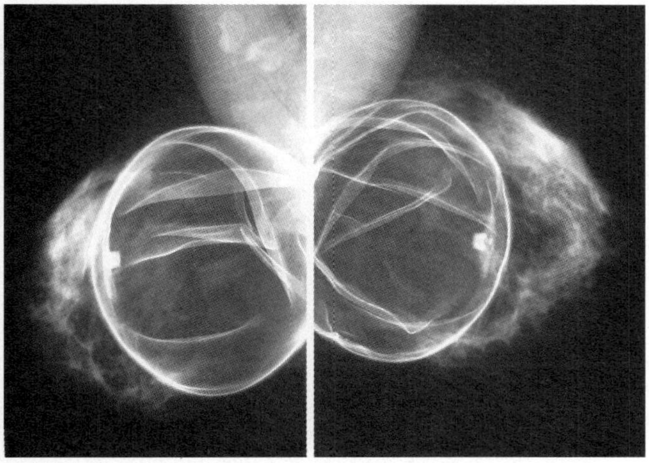

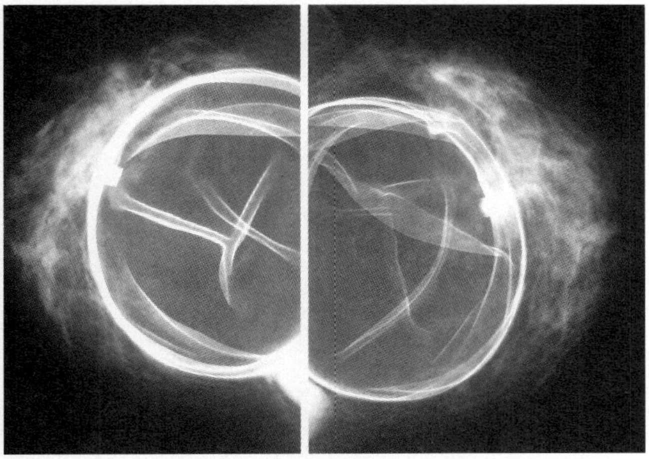

1．本例患者有植入体。请指出用于充填植入体的常用物质有哪些?
2．你能指出植入体是位于胸大肌前面，还是位于胸大肌后面吗?
3．你能指出这些植入体是什么物质吗?
4．为什么这种植入体不再使用?

病例 98

花生油植入体

1. 最常用的物质是硅酮和盐水。过去还曾用过花生油。
2. 这些植入体位于胸大肌的前面。
3. 这些植入体是用油充填的。
4. 因为油充填物的并发症发生率较高。

参考文献

Rizkalla M, Duncan C, Matthews RN: Trilucent breast implants: A 3 year series, *Br J Plast Surg* 54 (2): 125-127,2001.

Young VL, Diehl GJ, Eichling J, Monsees BS, Destouet J: The relative radiolucencies of breast implant filler materials, *Plast Reconstr Surg* 91(6):1066-1072, 1993.

Young VL, Lund H, Ueda K, Pidgeon L, Schorr MW, Kreeger J: Bleed of and biologic response to triglyceride filler used in radiolucent breast implants, *Plast Reconstr Surg* 97(6):1179-1193, 1996.

相关参考文献

Ikeda, *Breast Imaging: THE REQUISITES*, p 252.

点 评

由于硅酮的高密度性，使得植入体后方的乳腺实质不能在乳腺 X 线片上显示。为了改善这种现象，20 世纪 90 年代中期研究使用花生油（甘油三酯）来充填植入体。研究表明，由于花生油是透亮的，所以在乳腺 X 线片上能够看到植入体后方的乳腺实质。研究还表明花生油植入物有较好的安全性，即使花生油漏出，对健康也没有危害，而且植入体内的花生油不会发生感染。

后来的研究表明，花生油植入体缩小的可能性约为 10%，需要再次手术的总体发生率约为 20%。并发症如此之高，致使 1999 年自动取消了甘油三酯植入。与硅酮和盐水植入体相比，在常规乳腺影像检查中已罕见这种植入体。

植入体可以放置在胸大肌的后面也可以放置在胸大肌的前面。植入体相对于肌肉的位置，应该在乳腺 X 线片报告中提到。位于胸大肌后面的植入体更有益，因为这会使大多数乳腺组织在乳腺 X 线片上显示。

病例 99

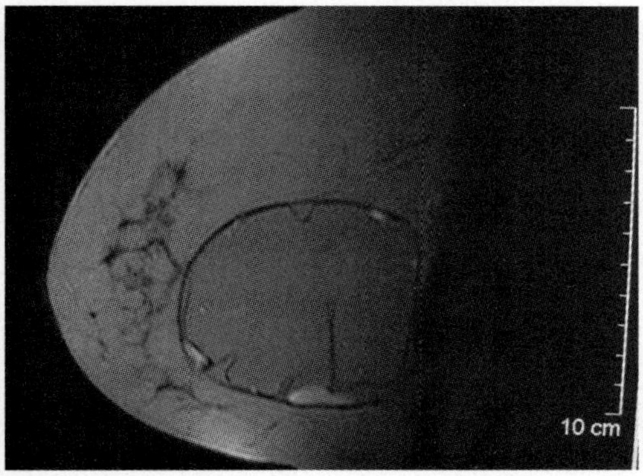

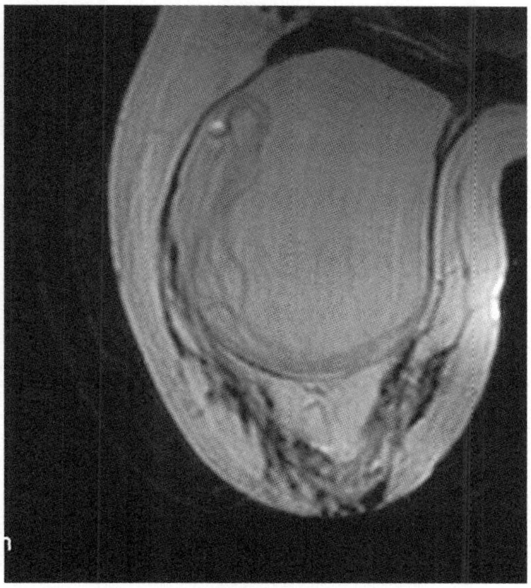

1．两位硅酮植入体患者的 MRI T2 图像。图像显示这两位患者的植入体完整吗？
2．描述植入体的特征。
3．这是囊内破裂还是囊外破裂？
4．区分囊内破裂和囊外破裂重要吗？

病例 99

MRI 显示植入体漏

1．这两位患者的植入体均已破裂。
2．植入体的壳移位，硅酮分布于植入体壳的两端，表明硅酮在植入体壳的外面。
3．这是囊内破裂。硅酮漏局限在纤维囊内。
4．是的，很重要。囊外破裂硅酮分布于乳腺实质内，会引起硅酮性肉芽肿形成，患者有疼痛感和可触及性包块存在。囊内破裂患者无症状。囊外破裂常需治疗（移植）。

参考文献

Berg WA，Caskey CI，Hamper UM，Kuhlman JE，Anderson ND, Chang BW, Sheth S, Zerhouni EA: Single- and double-lumen silicone breast implant integrity: Prospective evaluation of MR and US criteria, *Radiology* 197:45-52, 1995.

Berg WA, Nguyen TK, Middleton MS, Soo MS, Pennello G, Brown SL: MR imaging of extracapsular silicone from breast implants: Diagnostic pitfalls, *Am J Roentgenol* 178(2):465-472, 2002.

相关参考文献

Ikeda, *Breast Imaging: THE REQUISITES*, p 255.

点　　评

在评价硅酮植入体时，MRI 比乳腺 X 线照相和超声检查方法更准确，特别是对囊内破裂者。硅酮植入体 MRI 系列评价包括 T1 加权像和 T2 轴向加权像、轴向翻转恢复图和矢状位 T2 加权像。硅酮在翻转恢复图上，呈高密度性，在 T2 图像上，呈低密度性。聚合体壳在 T2 上也显示得非常清晰，如本病例所示。

盐水植入体不是 MRI 检查的指征。如果盐水植入体破裂产生塌陷，盐水被快速吸收，临床检查就能明确诊断。

一项基于人群的研究发现，MRI 显示植入硅酮的女性（研究未区分有症状者和无症状者）中 55%的植入体有破裂。这些破裂的植入体大多数是囊内破裂，只有 22%是囊外破裂。

在 MRI 图上，植入体壳是不连续的薄膜。只要在膜外看到有硅酮，就提示有植入体漏。囊下线征象是由壳表面的少量硅酮胶形成的。壳内折或放射状褶皱都属正常现象。但如果在内折环壳两侧都看到有硅酮，就提示有破裂的存在，像本病例所示。这一征象称为套索征或锁眼征。

第二个病例更引人注目。在纤维囊内可见植入体硅酮聚合体壳的塌陷，这种征象称为意大利扁面条征。

鉴别植入体囊内漏与囊外漏很重要。植入体囊外漏在乳腺内或腋窝内均可见游离的硅酮。游离的硅酮可以引起硅酮瘤或硅酮性肉芽肿。发生植入体囊内漏时，会在植入体周围形成纤维囊或瘢痕来包裹硅酮，这样在周围乳腺组织内看不到游离的硅酮或硅酮性肉芽肿。

病例 100

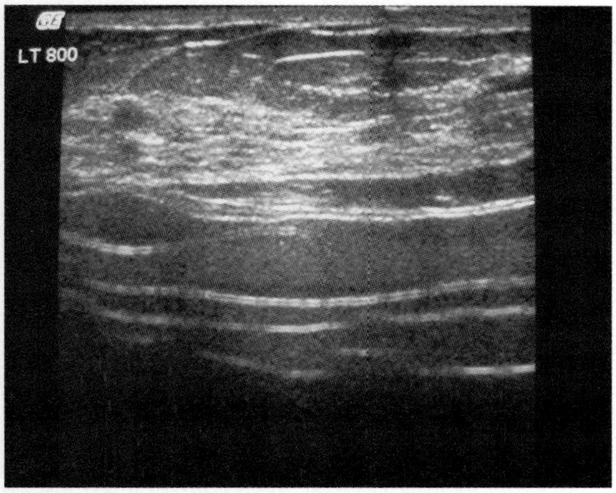

1．这位植入硅酮植入体的无症状性患者其超声检查特点是什么?
2．用来描述超声检查所见的术语是什么?
3．这种所见与 MRI 一致吗?
4．超声诊断植入体破裂可靠吗?

病例 100

超声显示囊内破裂

1. 在硅酮植入体包膜内可见水平超声回波线样结构，这是硅酮植入体囊内破裂的征象。
2. 这种征象称为活梯征。
3. 这与 MRI 上的意大利扁面条征相符。
4. 超声是诊断硅酮植入体破裂的一种敏感方法，诊断囊外破裂比诊断囊内破裂更为敏感。

参考文献

Berg WA, Caskey CI, Hamper UM, Anderson ND, Chang BW, Sheth S, Zerhouni EA, Kuhlman JE: Diagnosing breast implant rupture with MR imaging, US, and mammography, *RadioGraphics* 13:1323-1336, 1993.

Chung KC, Wilkins EG, Beil RJ Jr, et al.: Diagnosis of silicone gel breast implant rupture by ultrasonography, *Plast Reconstr Surg* 97:104-109, 1996.

相关参考文献

Ikeda, *Breast Imaging: THE REQUISITES*, p 262.

点　评

超声检查可用于评价硅酮植入体的完整性。硅酮植入体囊内破裂表现为硅酮植入体包膜塌陷，但所有硅酮胶均位于纤维囊内。纤维囊是一瘢痕样壳，它是在外科手术后，在植入体囊周围形成的。

囊内破裂的患者常无症状。活梯征是指可见多条水平线性超声不到达植入体纤维囊的侧缘，这表示塌陷的硅酮包膜在硅酮胶内漂流。

超声在对硅酮植入体破裂的评价中，是一种可用的较价廉方法。在对硅酮植入体破裂的诊断中，超声检查比乳腺 X 线照相更准确，但不如 MRI 准确。如果在超声检查上见到典型的囊内或囊外破裂征象，就无需其他进一步的检查。如果患者有明显可疑的植入体破裂临床征象，但超声检查显示为阴性，则需做 MRI 检查。

病例 101

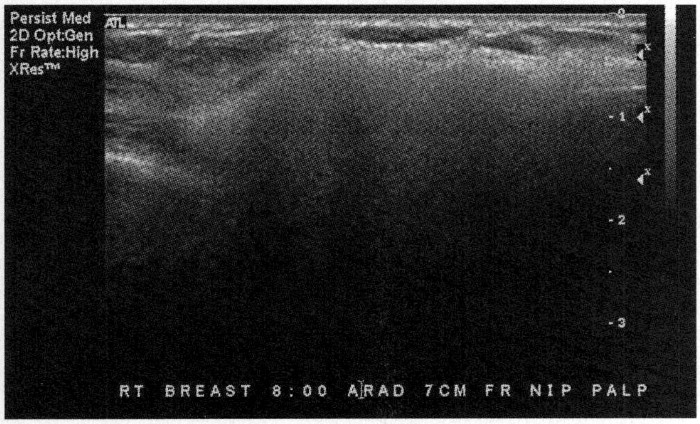

可触及的包块

1．这位硅酮植入体患者有可触及的包块。你的鉴别诊断是什么?
2．根据可触及包块的超声图像，你的诊断是什么?
3．为了确诊需要进行其他影像检查吗?
4．有活检的指征吗?

病例 101

超声检查显示囊外破裂

1. 可触及性包块可能是乳腺实性或囊性肿物，也可能是植入体漏出的硅酮。
2. 超声检查显示了硅酮从纤维囊内流出并进入邻近乳腺组织内，这是硅酮囊外漏的特点。
3. 可以做 MRI 检查，但如果超声检查能够显示硅酮外漏的特点，就不必做 MRI 检查。
4. 无，超声检查显示的实性肿块或暴风雪征表示乳腺内游离硅酮囊外漏，无需穿刺活检。

参考文献

Caskey CI, Berg WA, Anderson ND, Sheth S, Chang BW, Hamper UM: Breast implant rupture: Diagnosis with US, *Radiology* 190:819-823, 1994.

Caskey CI, Berg WA, Hamper UM, Sheth S, Chang BW, Anderson ND: Imaging spectrum of extracapsular silicone: Correlation of US, MR imaging, mammographic, and histopathologic findings, *RadioGraphics* 19(90001):39-51, 1999.

Harris KM, Ganott MA, Shestak KC, Losken HW, Tobon H: Silicone implant rupture: Detection with US, *Radiology* 187:761-768, 1993.

Rosculet KA, Ikeda DM, Forrest ME, Oneal RM, Rubin JM, Jeffries DO, Helvie MA: Ruptured gel-filled silicone breast implants: Sonographic findings in 19 cases, *Am J Roentgenol* 159:711-716, 1992.

相关参考文献

Ikeda, *Breast Imaging: THE REQUISITES*, p 262.

点　评

硅酮植入体囊外破裂可以造成局部疼痛、形成可触及的包块和植入体体积变小。在对有硅酮植入体和有肿块患者的乳腺进行评价时，首选乳腺 X 线照相检查。如果乳腺 X 线照相检查正常，接下来做超声检查。超声检查可以评价可触及性乳腺肿块的囊、实性，也可明确有无硅酮植入体包膜外和纤维囊外漏。游离性硅酮的超声检查表现是高回声伴声影，声影后方的组织结构显示不清，我们把这种特征称为暴风雪征。游离性硅酮也可引起异物反应和钙化，形成所谓的硅酮性肉芽肿。硅酮性肉芽肿在超声检查上表现为低回声，其内可以有钙化灶伴声影。在本病例中，暴风雪征和肉芽肿都可看到。

在乳腺 X 线片上有时很难确认是否有硅酮植入体破裂。关键是寻找植入体的异常轮廓，但异常轮廓可能代表一个完整植入体的膨出或硅酮外渗。有时在腋窝淋巴结内可见硅酮，但这并不是破裂的绝对诊断。当患者曾有植入体破裂和行旧植入体替代时，也会出现这种现象。

若乳腺 X 线片可疑或患者疼痛、有可触及包块或植入体变软，临床上怀疑有植入体破裂时，接下来做超声检查，因为超声检查比 MRI 检查价格低廉并且更容易获得。

病例 102

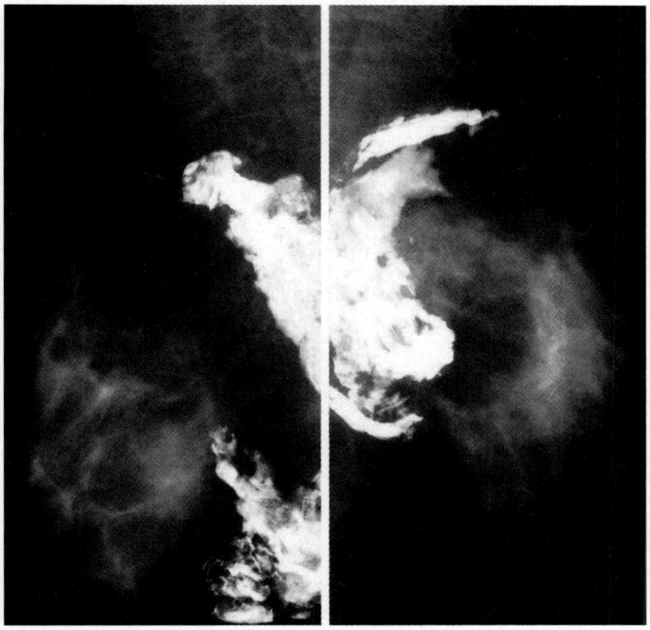

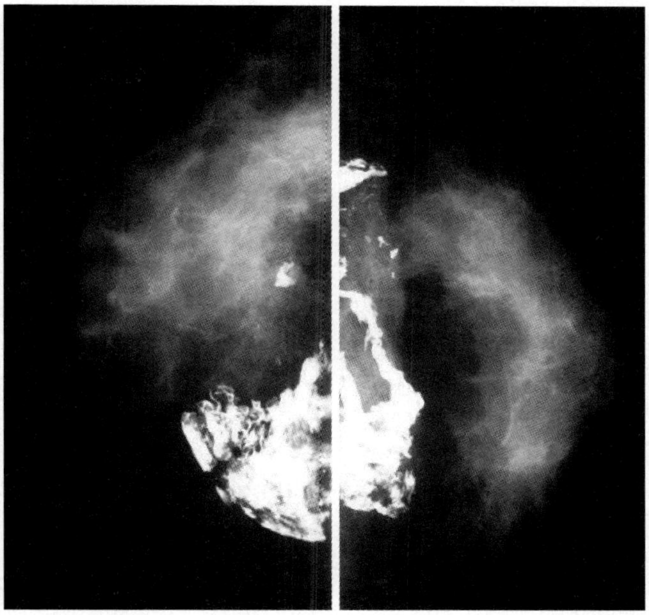

1. 描述这位无症状患者的乳腺 X 线片所见。
2. 你的鉴别诊断是什么？
3. 钙化位于什么解剖位置？
4. 建议做手术吗？

病例 102

移除硅酮植入体

1. 在双侧乳腺的后面可见致密性、斑块样钙化灶。
2. 这种表现是移除硅酮植入体的特异性表现。
3. 钙化灶在纤维囊内，植入体周围。当植入体被移除时，这些钙化灶不会消失。
4. 没有手术的指征。

参考文献

Sinclair DS, Spigos DG, Olsen J: Case 2: Retained silicone and fibrous capsule in the right breast and retained fibrous capsule in the left breast after removal of implants, *Am J Roentgenol* 175(3):862-864, 2000.

Stewart NR, Monsees BS, Destouet JM, Rudloff MA: Mammographic appearance following implant removal, *Radiology* 185:83-85, 1992.

相关参考文献

Ikeda, *Breast Imaging: THE REQUISITES*, p 262.

点　评

确认乳腺 X 线片上硅酮植入体的并发症表现很重要，因为这些表现很常见，而且患者可有疼痛或可触及性包块，对此必须做出正确评价。乳腺 X 线片检查主要是用来评价可能发生的乳腺癌，但对评价残留性硅酮也是一种可用的成本效益较佳的检查方法。

在硅酮植入体移除手术之后，纤维囊或硅酮包膜可能仍然存留。纤维囊可能在植入体切除之前就已钙化，也可在切除之后钙化。在乳腺腺体组织后方和胸大肌前方的可预见处寻找球形或塌陷形包膜钙化。

硅酮可能迁移到胸壁和腋窝淋巴结内，甚至还可以到达更远的地方。该患者的乳腺内可能有很难与致密性钙化灶区别的游离性硅酮。钙化和致密性纤维囊有可能会使乳腺肿瘤和微小钙化灶显示不清。要认真评价这些复杂的乳腺 X 线片所示，以除外恶性肿瘤可能。

病例 103

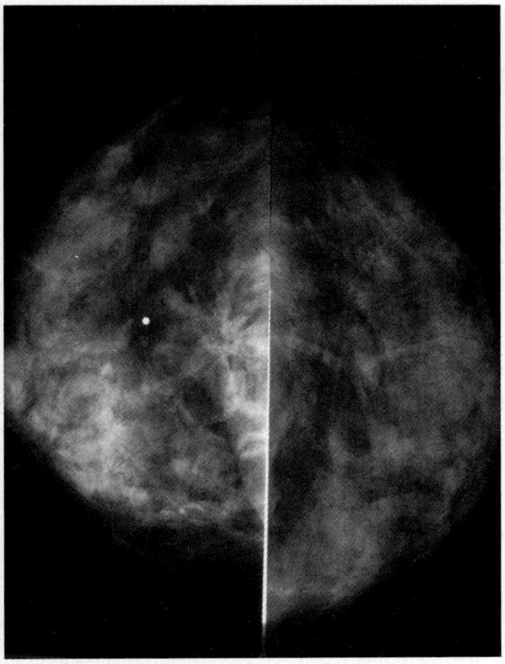

标记可触及包块的 CC 位

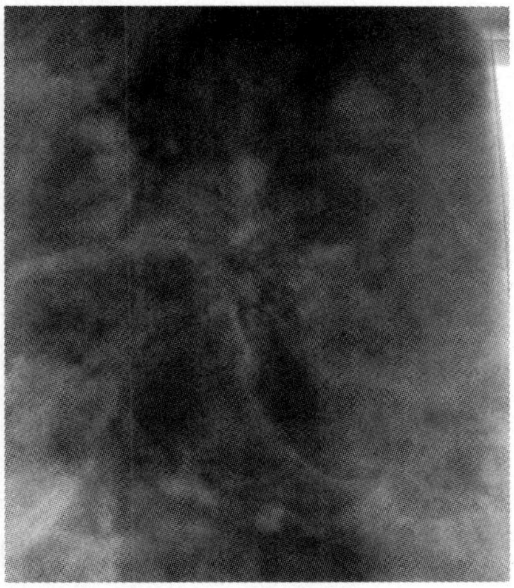

局部点压片

1. 该患者左侧乳腺内有一个可触及性肿块，这是她的第一次乳腺 X 线片。描述乳腺 X 线片的异常所见。
2. 在乳腺 X 线片上，能够确诊肿瘤的良恶性吗?
3. 鉴别诊断是什么?
4. 最终的诊断是什么?

病例 103

放射状瘢痕

1. 在可触及性区域内有一个针样肿块，与背景脂肪相比，肿块表现为长而薄的放射状针样结构，中央无实性肿瘤，有微小钙化灶。
2. 不能确诊肿瘤的良恶性，因为放射状针样结构实质紊乱区可见于恶性肿瘤，也可见于良性放射状瘢痕。
3. 鉴别诊断包括放射状瘢痕、浸润性恶性肿瘤和外科手术瘢痕。
4. 典型处理是切除性活检，因为针芯活检可能会低估这种疾病。放射状瘢痕可能与非典型导管增生、原位管癌和小叶肿瘤有关。

参考文献

Adler DD, Helvie MA, Oberman HA, Ikeda DM, Bhan AO: Radial sclerosing lesion of the breast: Mammographic features, *Radiology* 176:737-740, 1990.

Brenner RJ, Jackman RJ, Parker SH, Evans WP III, Philpotts L, Deutch BM, Lechner MC, Lehrer D, Sylvan P, Hunt R, Adler SJ, Forcier N: Percutaneous core needle biopsy of radial scars of the breast: When is excision necessary? *Am J Roentgenol* 179(5):1179-1184, 2002.

Orel SG, Evers K, Yeh I, Troupin RH: Radial scar with microcalcifications: Radiologic-pathologic correlation, *Radiology* 183:479-482, 1992.

相关参考文献

Ikeda, *Breast Imaging: THE REQUISITES*, p 103.

点 评

放射状瘢痕由中央硬化的增生性导管和小叶的放射带构成，这些病理性异常可能侵及周围的脂肪组织。在良性基质细胞中可能有非典型细胞存在。基质细胞的放射带在乳腺 X 线片上表现为针样结构，与浸润癌的表现类似。但放射状瘢痕内的针样结构与恶性肿瘤内典型的针样结构相比，显得更薄、更长，没有实性肿瘤感。放射状针样结构确实不是源于致密性肿瘤，而是源于汇集于一个中心点的放射状结构，这个中心点可能有脂肪坏死，因此，将这种结构命名为模糊星星征。

当看到的肿瘤考虑是放射状瘢痕或浸润性癌时，就需要获得病理诊断的支持。传统上，只提倡外科切除性活检。因为放射状瘢痕常常合并原位管癌、非典型导管增生和非典型小叶增生。一个小标本，例如针芯活检获得的标本，有可能遗漏伴发性病变。此外，如果没有获得病变区域内一个典型标本，病理科医生也难以鉴别放射状瘢痕与导管癌。

此外，如果乳腺 X 线片怀疑病变是浸润性癌的话，在外科手术切除之前，做针芯活检是非常有益的，无论该病变是浸润性癌还是放射状瘢痕，只要病变要切除，就可进行针芯活检。选用粗针（例如 10G 或 11G）进行针芯活检，特别是采用真空抽吸辅助装置，将会获得较多的病灶组织。应多针穿刺以提高活检的检出率。在最终手术之前，知道病变是浸润性癌还是放射状瘢痕很有帮助，可以帮助制定外科手术类型，如果病变是恶性的话，还要对淋巴结进行活检。

病例 104

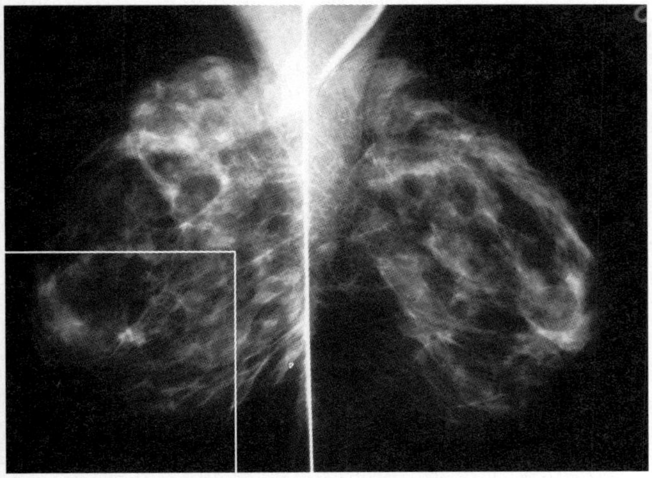

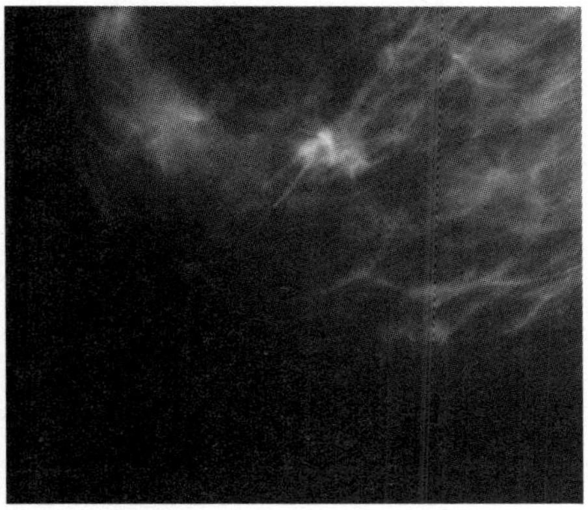

左侧乳腺放大片

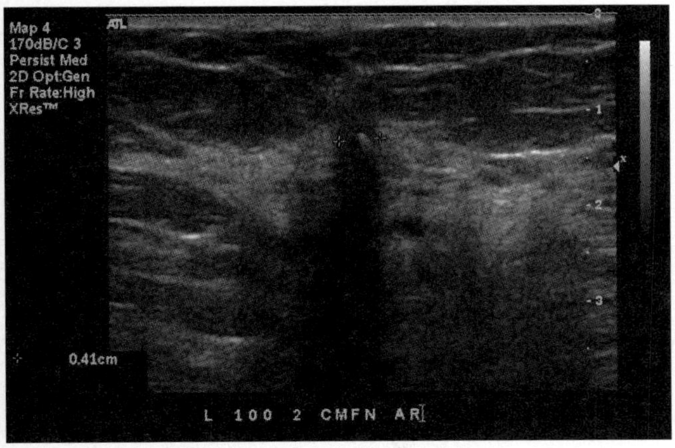

超声显示可触及的包块

1. 本例患者左侧乳腺内有一个可触及性肿块。乳腺 X 线片显示左侧乳腺中心区域内有局灶高密度影。下一步该如何做?
2. 描述超声检查所见。
3. 有活检的指征吗? 它的 BI-RADS 分类是什么?
4. 如果组织学诊断是基质纤维化或局灶性纤维化，这符合影像图所见吗? 你将如何确保你已经对病灶进行了活检。

病例 104

基质纤维化

1. 应该在可触及性肿瘤处做超声检查。
2. 超声检查显示可触及肿瘤处有一低回声，其后方伴有声影。
3. 应该做穿刺活检。BI-RADS 4。
4. 这很可能与影像图所见相符。在超声检查和乳腺X线片上，良性基质纤维化或局灶性纤维化可能表现有叠加现象。因此在超声引导穿刺活检时，要放置标记物，活检后要再做乳腺X线照相检查。乳腺X线片上的标记物的位置可证实乳腺X线片和超声检查上显示的是同一个病变。

参考文献

Harvey SC, Denison CM, Lester SC, DiPiro PJ, Smith DN, Meyer JE: Fibrous nodules found at large-core needle biopsy of the breast: Imaging features, *Radiology* 211:535-540, 1999.

Rosen EL, Soo MS, Bentley RC: Focal fibrosis: A common breast lesion diagnosed at imaging-guided core biopsy, *Am J Roentgenol* 173(6):1657-1662, 1999.

Sklair-Levy M, Samuels TH, Catzavelos C, Hamilton P, Shumak R: Stromal fibrosis of the breast, *Am J Roentgenol* 177(3):573-577, 2001.

相关参考文献

Ikeda, *Breast Imaging: THE REQUISITES*, p 225.

点　评

局灶性纤维化或基质纤维化是一种病理性改变，在此病理性改变中，致密性纤维化占小叶内基质的90%以上。此纤维化区域在乳腺X线片上表现为一不规则性肿块，在超声图上表现为不规则性低回声区，其后方伴有声影。在临床上表现为可触及的肿块。

对有这样影像表现和临床特征的病灶，要进行穿刺活检，以除外恶性肿瘤的可能。做穿刺活检的目的之一是要确保影像所见和病理诊断相符，也就是病理诊断结果与穿刺活检前的诊断相符。当影像表现为恶性而病理结果是良性时，复习影像图像非常重要。

研究认为，病理诊断为纤维化病灶时，要重复穿刺活检。重复穿刺活检的目的是确保最初诊断的正确性。如果你确信已对病灶进行了充分取样，活检结果是基质纤维化时，建议6个月行随访性影像检查。如果肿块增大或变得更为可疑，应该重复活检以确保的确没有恶性肿瘤。

病例 105

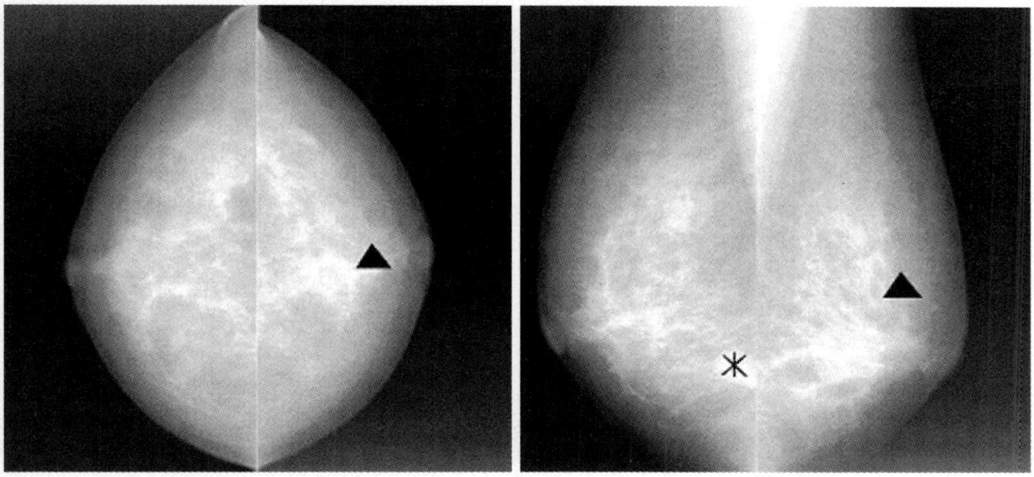

1．这是一幅计算机辅助检测（CAD）应用之后的乳腺 X 线片。标记物指示的是什么？
2．在什么时候复习 CAD 图像？
3．CAD 系统在什么情况下标记异常所见，标记的异常区域总是癌吗？
4．该系统能标记不是肿块或钙化灶的区域吗？

病例 105

计算机辅助检测

1. 通过软件系统将三角形和星号放在钙化灶和肿块指示区域。
2. 先阅读最初的乳腺 X 线片，然后再阅读 CAD 图像。在阅读完 CAD 图像之后，再次阅读最初的乳腺 X 线片，以确定标记物是否确实在真正的病灶处。
3. 不可能总是癌，系统标记可能是良性或恶性的钙化灶，或者只是一个致密区。
4. 当然能，在企图寻找微小的实质紊乱区，系统将有可能将正常重叠的组织结构标记为异常区域。CAD 系统对微小钙化灶非常敏感，但不能鉴别良恶性肿瘤。

参考文献

Birdwell RL, Ikeda DM, O' Shaughnessy KF, Sickles EA: Mammographic characteristics of 115 missed cancers later detected with screening mammography and the potential utility of computer-aided detection, *Radiology* 219:192-202, 2001.

Destounis SV, DiNitto P, Logan-Young W, Bonaccio E, Zuley ML, Willison KM: Can computer-aided detection with double reading of screening mammograms help decrease the false-negative rate? Initial experience, *Radiology* 232:578-584, 2004.

Freer TW, Ulissey MJ: Screening mammography with computer-aided detection: Prospective study of 12,860 patients in a community breast center, *Radiology* 220:781-786, 2001.

Malich A, Sauner D, Marx C, Facius M, Boehm T, Pfleiderer SO, Fleck M, Kaiser WA: Influence of breast lesion size and histologic findings on tumor detection rate of a computer-aided detection system, *Radiology* 228:851-856, 2003.

相关参考文献

Ikeda, *Breast Imaging: THE REQUISITES*, p 18.

点 评

使用 CAD 是为了提高乳腺 X 线片检查的敏感性。据报道，乳腺 X 线片的假阴性率高达 25%。其中有些癌因基础筛查时乳腺 X 线片未检测出而漏诊，例如在致密性乳腺中癌的漏诊——所谓的隐匿性癌。然而，其他漏诊是由于放射科医生未能发现事后确实可见的异常病灶。CAD 是一种通过双重阅片，来努力减少乳腺 X 线片假阴性的方法。

在乳腺 X 线片优化中，感觉起着重要作用。克服感觉障碍有可能会提高检出率。

CAD 是一种校对数字化乳腺 X 线片的图像系统，主要针对微小钙化灶、肿瘤和实质紊乱区域的检查，用作二次阅片。一旦做出最初的解释，软件系统就对 CAD 图像进行再次阅读，以确保你没有漏掉钙化灶、肿瘤或结构紊乱区。CAD 系统会在图像可能有意义的区域上做标记。CDA 图像也会有许多假性标记，诸如把重叠线当作针状物。CAD 评价钙化灶比评价肿瘤和结构紊乱区更准确。一旦确定了可能异常的区域，放射科医生必须对患者是否需要加做其他图像作出决定。

在关于 CAD 效果的前瞻性研究中，放射科医生患者召回率略有改变（从 6.5%增至 7.7%），癌的检出率增加了 19.5%。发现早期癌：0 级和 1 级的恶性肿瘤检出率从 73%增至 78%。

挑战篇

病例 106

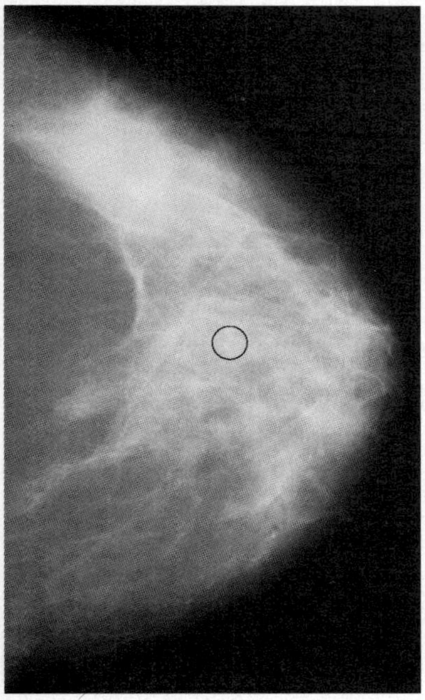
CC 位

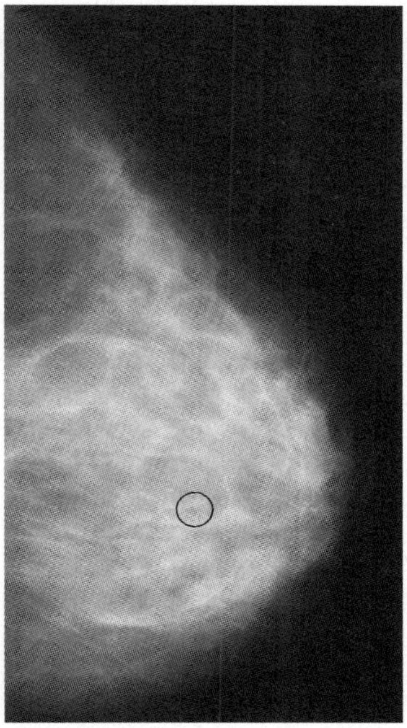
ML 位

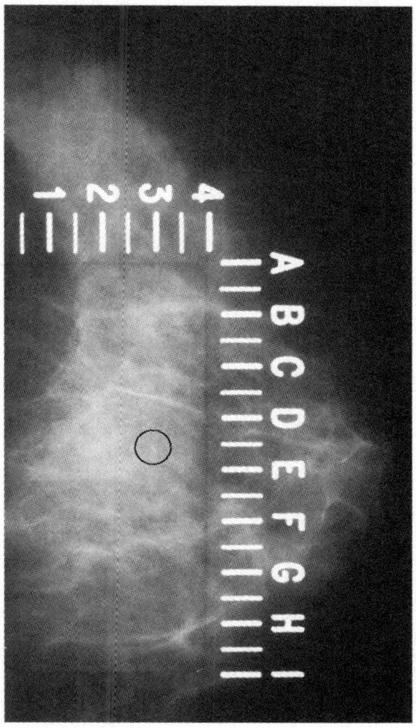

定位框图

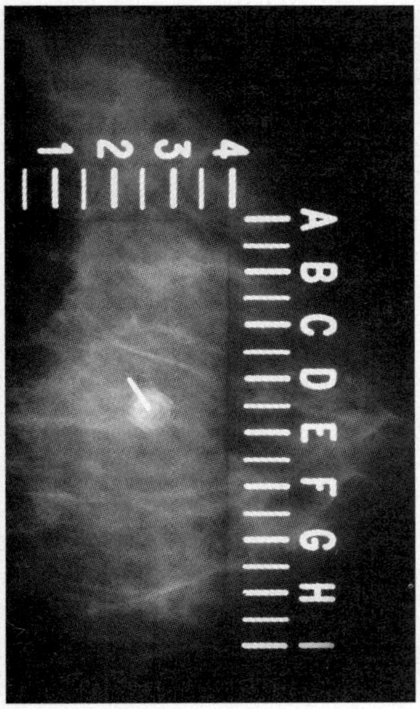

穿刺针放置后

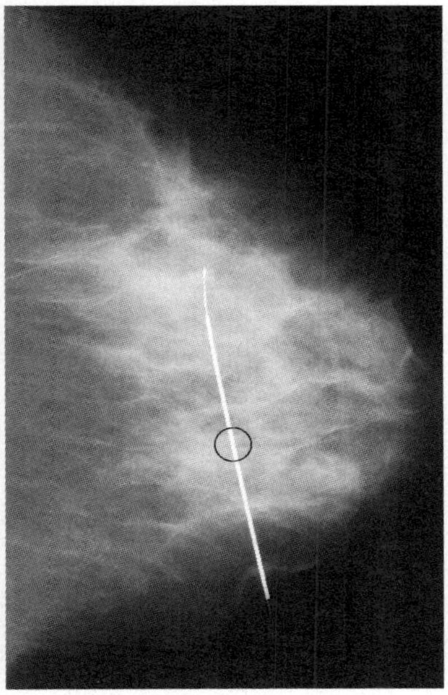
ML 位显示穿刺针进入病变内

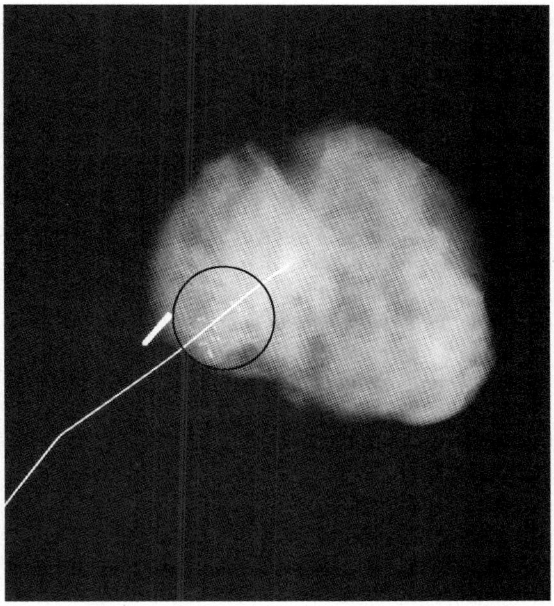
标本

1．本例患者 11G 立体定向针芯活检结果为原位管癌，在右侧乳腺中心发现有残留钙化灶，建议进行针定位。立体定向针芯活检低估病变而实际是浸润癌的可能性是多少？
2．对钙化灶画圈。用字母数字框定位针，你会让技术员如何摆放患者的体位？
3．操作针的类型和直径是多少？哪些图像应随同患者一起送往手术室？
4．需要对标本照相吗？当与外科医生交流时，对此标本最重要的是注意什么？

病例 106

针定位

1. 11G 针立体穿刺活检认为是原位管癌的病灶中大约有 11%在切除时发现有浸润性癌的成分。
2. 应该放置这种字母数字框，使打开的字母数字框位于紧邻钙化灶的皮肤表面。因此，当通过皮肤插入定位针时，应该选择距病灶最短的位置（和最短的针）。本例患者的体位应该是相反的 CC 位，并将打开的字母数字框放于乳腺下。
3. 选用中心开孔能容纳钩线的 20G 或 21G 针。将病变周围显示有针或 / 和线的两张纵断面图像（通常是 CC 和 ML），随同患者一起送往手术室。在手术过程中，这两张图就像地图一样，指导进行手术。
4. 是的，需要对标本照相，以确定病变和针线被全部移除。告诉外科医生可疑钙化灶（已知与癌相关）在标本边缘非常重要。

参考文献

Liberman L: Percutaneous image-guided core breast biopsy, *Radiol Clin North Am* 40:483-500, 2002.

相关参考文献

Ikeda, *Breast Imaging: THE REQUISITES*, pp 164-167.

点　评

由于经皮针芯活检的广泛应用，现在很少采用针定位法。针定位法是用于指导外科手术医生准确到达不可触及但需要切除病灶区域的。为了在手术当天快速定位，应该全面评价病灶（各种放大图像，如果需要，还要确定病灶的范围），并在纵断面图像上进行三角测量。在超声或放射引导下，进行针的定位。关于引导类型的选择，应根据观看病灶的难易程度。一般来说，乳腺 X 线片引导对钙化灶的定位；超声引导对实性肿块的定位。

在乳腺 X 线照相引导下针定位的最重要步骤是将患者放置于使定位针和钩线最接近皮肤表面的体位。选择并测量从皮肤表面到病灶最短的距离，根据此距离选择针的长度。将患者加压固定，将打开的字母数字框放于皮肤表面恰当位置处。选择病灶中心的坐标（本病例，D1/4，$2\frac{1}{2}$），然后照相。消毒皮肤并麻醉，然后将针放置在乳腺内。为了确保将针放置在病灶内，要获得针孔与针体重叠的图像。去掉加压，照一幅纵断面图像，以显示针尖相对于病灶的位置。调整针的深度，使得针尖在病灶内或刚好超过病灶（本病例放置的针略超出了病灶，需要稍向外拔针）。然后，通过针放置钩线并确保在乳腺组织内。有些外科医生更喜欢将针置于乳腺内，以帮助手术定位；也有些医生喜欢将针拔出，仅在乳腺内留置钩线。将显示线与病灶关系的两个纵断面图像（通常是 CC 图和 ML 图）随同患者一起送往手术室，同时在图上对病灶画圈。

标本 X 线片是乳腺 X 线照相引导下进行针定位过程的必要组成部分。放射科医生必须复习标本以确保病灶被全部切除（在某些病例，是取样）。如果采用超声引导下针定位，如果乳腺 X 线片不能清晰显示标本，则需对标本进行超声检查以确定病灶被全部切除。告知外科医生标本 X 线片或超声检查结果，如果病灶未被全部切除或未充分取样，外科医生应该决定再次切除更多的组织。本病例，外科医生拟切除了全部钙化区，并且也在乳腺肿瘤切除术中得到了清晰的边界。标本 X 线片显示钙化灶在组织边缘。要求外科医生从被切除的病变组织边缘切除更多组织。外科医生与放射科医生的沟通，有助于外科医生获得清晰的组织边缘，并减少了再切除的可能性。

病例 107

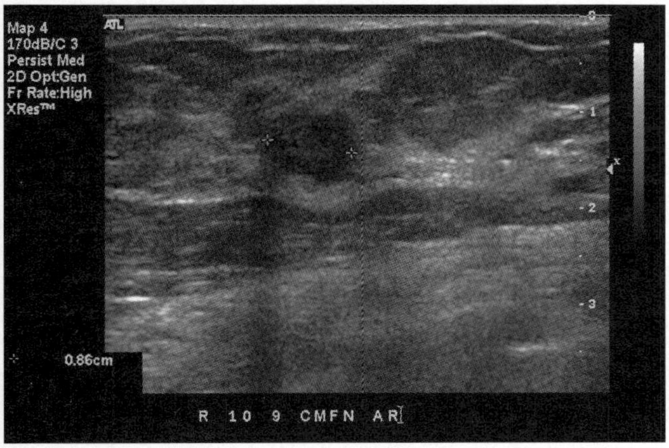

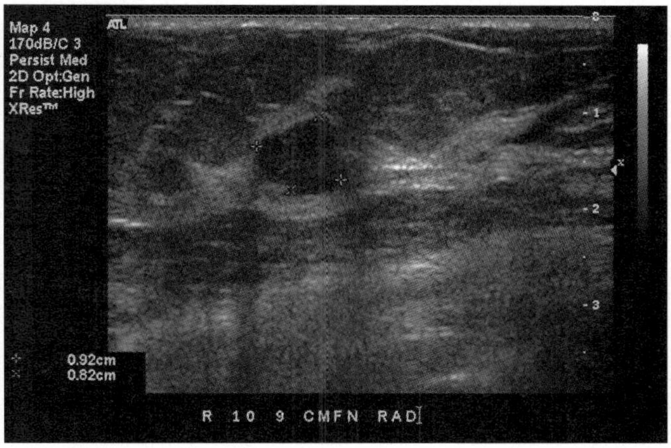

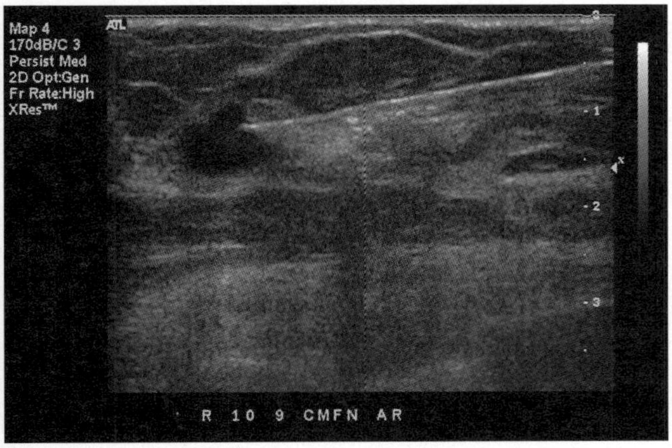

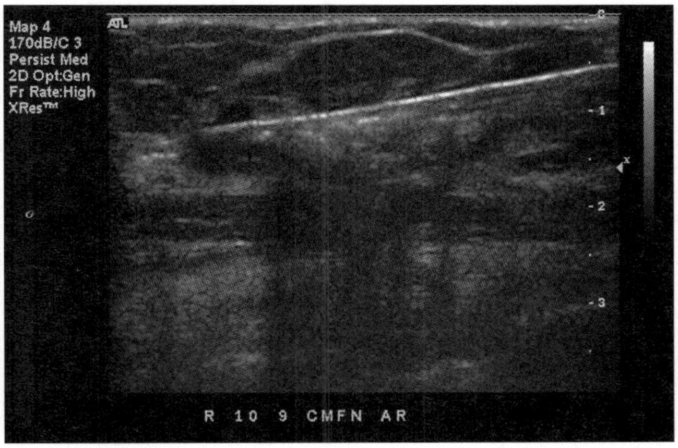

1. 描述前两幅图像的超声检查所见。
2. 描述这些图像中事件的发生顺序，所有图像均在 1 分钟之内获得。
3. 针相对于胸壁宜如何定位?
4. 采用 14G 活检针应该取几块标本?

病例 107

超声引导下针芯活检

1. 乳腺内有一个具有良性特征的实性肿瘤，有 4 个小分叶、薄包膜，无声影。但也有一些可疑所见，表现为肿瘤呈圆形而非椭圆形，相对于周围的脂肪组织呈低回声性。因为这些表现并非完全良性，所以建议活检。
2. 这是在超声引导下采用 14G 自动活检装置进行的针芯活检。
3. 活检针应该平行于胸壁刺入，以免刺入肌肉或胸膜。
4. 采用 14G 穿刺针时，通常取 5 块标本。

参考文献

Liberman L: Percutaneous imaging-guided core breast biopsy: State of the art at the millennium, *Am J Roentgenol* 174:1191-1199, 2000.

Mainiero MB, Gareen IF, Bird CE, Smith W, Cobb C, Schepps B: Preferential use of sonographically guided biopsy to minimize patient discomfort and procedure time in a percutaneous image-guided breast biopsy program, *J Ultrasound Med* 21(11):1221-1226, 2002.

Parker SH, Jobe WE, Dennis MA, et al.: US-guided automated large-core breast biopsy, *Radiology* 187: 507-511,1993.

相关参考文献

Ikeda, *Breast Imaging: THE REQUISITES*, p 173.

点 评

影像引导针芯活检术是对乳腺内可触及的、不可触及的肿块或钙化灶进行取样的最好方法。针芯活检比细针抽吸活检能够提供更好的病变标本。针芯活检标本是组织学标本而非细胞学标本，能够提供更多、更完全的病变组织标本。细针抽吸是从病变中抽吸细胞，并涂抹在玻璃片上。细胞病理学家观看涂片标本有无恶性肿瘤细胞，但不能鉴别原位癌和浸润癌。

针芯活检可以在乳腺 X 线照相（立体定位）、超声或 MRI 引导下进行。这三种方法中，超声引导下的穿刺活检最快、最便宜，患者不必完全固定静止不动，相对而言较舒服。超声不用放射线或无需加压，可检查乳腺和腋窝的任何部位，是能够实时观察穿刺活检过程的惟一方法。

与手术活检相比，影像引导下的活检具有价格低廉、创伤小、不引起瘢痕和并发症相对较少的特点。穿刺活检的并发症有血肿和感染，据报道这些并发症的发生率不到 1‰。

如果活检结果是无非典型性增生的良性病变，就无需手术。如果活检结果是恶性病变，因为患者可继续进行包括前哨淋巴结活检的确诊性手术，所以应尽可能减少创伤性干预。然而，大多数（约为 70%～80%）在影像引导下进行活检的乳腺病变为良性。

本例患者的病变是恶性 -- 浸润性导管癌，无其他特异表现。

病例 108

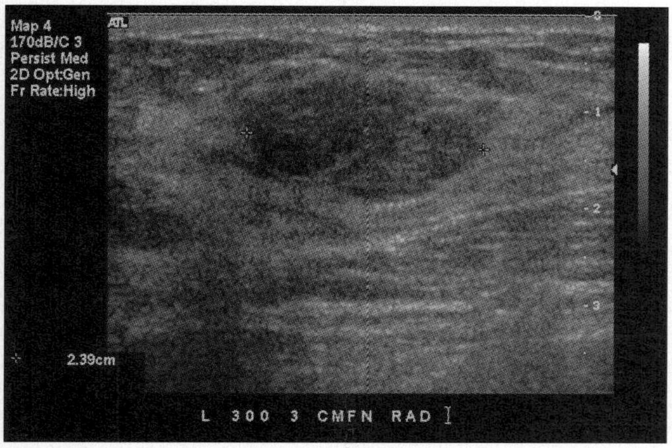

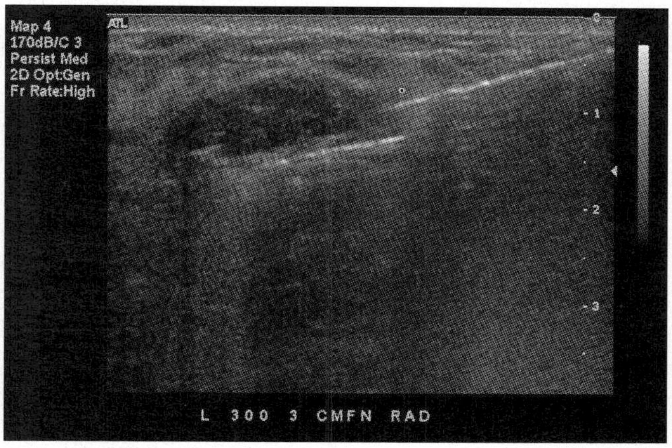

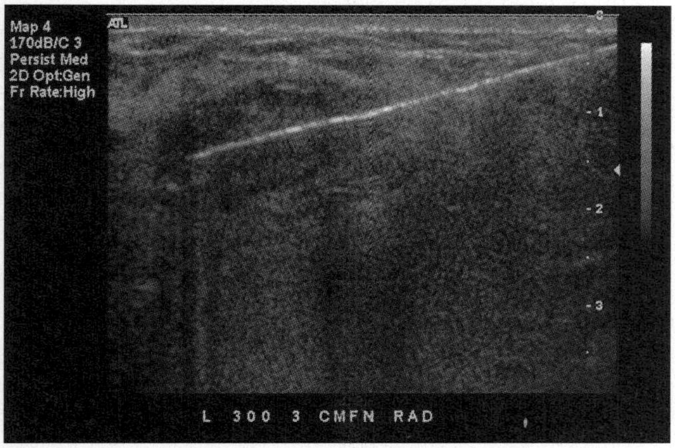

1. 描述超声检查所见。
2. 有穿刺活检的指征吗？
3. 描述穿刺针进入病灶的过程。
4. 用针芯穿刺技术可以切除肿瘤吗？

病例 108

超声引导真空辅助针芯活检

1. 超声检查显示有一个椭圆形、边界清晰的小分叶状实性肿瘤，瘤体宽大于高，后方无声影、相对于脂肪组织呈等回声性，这些特征均提示肿瘤为良性肿瘤。
2. 按照患者的意思，对肿瘤进行活检。
3. 这是一种真空辅助性穿刺活检术。把针刺入病灶，打开针腔（中间图像），采用核样切割鞘切取组织条（第三张图）。
4. 对于较小的肿瘤（<1.5cm），真空辅助针芯活检有可能完全将病灶切除。像本病例这样的较大肿瘤，通常不能完全切除。如果针芯活检提示肿瘤为恶性，仍需再次行外科手术切除。

参考文献

March DE, Coughlin BF, Barham RB, Goulart RA, Klein SV, Bur ME, Frank JL, Makari-Judson G: Breast masses: Removal of all US evidence during biopsy by using a handheld vacuum-assisted device-Initial experience, *Radiology* 227:549-555, 2003.

Parker SH, Jobe WE, Dennis MA, Stavros AT, Johnson KK, Yakes WF, Truell JE, Price JG, Kortz AB, Clark DG: US-guided automated large-core breast biopsy, *Radiology* 187:507, 1993.

Parker SH, Klaus AJ, McWey PJ, Schilling KJ, Cupples TE, Duchesne N, Guenin MA, Harness JK: Sonographically guided directional vacuum-assisted breast biopsy using a handheld device, *Am J Roentgenol* 177:405-408, 2001.

Philpotts LE, Hooley RJ, Lee CH: Comparison of automated versus vacuum-assisted biopsy methods for sonographically guided core biopsy of the breast, *Am J Roentgenol* 180(2):347-351, 2003.

Simon JR, Kalbhen CL, Cooper RA, Flisak ME: Accuracy and complication rates of US-guided vacuum-assisted core breast biopsy: Initial results, *Radiology* 215:694, 2000.

相关参考文献

Ikeda, *Breast Imaging: THE REQUISITES*, p 177.

点　评

影像引导针芯活检术是一种安全可靠的技术，比手术切除性活检术具有创伤小、价格低廉的特点。针芯活检得到的组织块较少，有时会低估病变的严重性。为了在针芯活检中获得更多的组织块，确保更准确的诊断，可采用带有真空辅助装置的大孔针进行针芯活检。大孔针有时也可完全除去一个小病灶（经皮切除法）。

真空辅助活检是目前立体定位引导活检的标准方法，但这种方法很难用于超声引导下针芯活检。以前采用的 14G 弹簧装置穿刺针是这两种方法的标准穿刺针。采用立体定位引导的病变类型与采用超声引导的病变类型不同。最初立体定位活检技术多用于钙化灶和深在的小肿块，因为这些肿块在超声检查上不能很好地显示。对于超声检查能够很好显示的病灶应首选超声引导针芯活检，因为超声可以实时显像，更快捷，患者较舒适。与实性肿块取样相比，钙化灶取样要获取更多的组织标本，才能确保充分取样，尽可能减少低估恶性肿瘤的可能。

当进行超声引导活检取样时，采用大口径穿刺活检针与小口径穿刺活检针益处相同吗？采用内径大于 14G 的 11G 穿刺活检针的优点包括：降低了低估恶性肿瘤的可能性，降低了取样误差（特别是对超声难以显示的深在小病灶），降低了再次活检率，特别是降低了对纤维腺瘤的穿刺次数，该肿瘤在核芯穿刺活检后会增大。采用大穿刺针在获取同样体积标本的情况下，会减少穿刺活检的次数。几项研究表明采用 11G 和 14G 穿刺针并发症的发生率相同。

病例 109

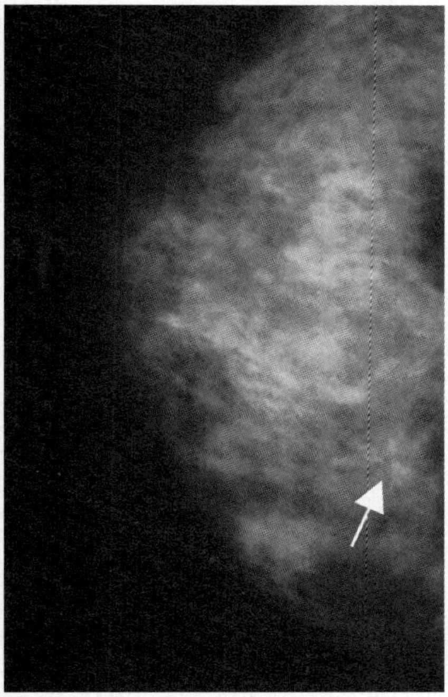

左侧乳腺 CC 位

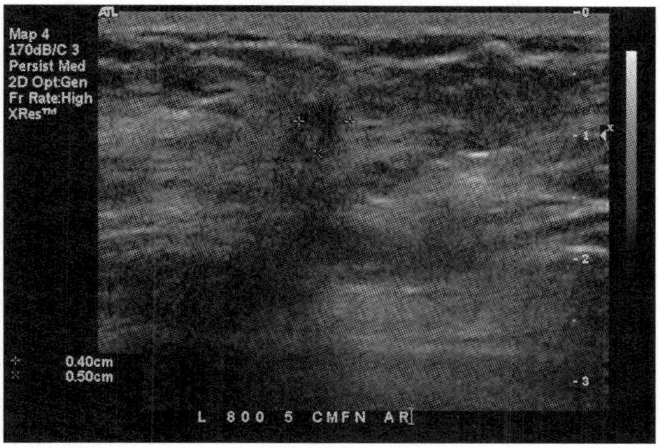

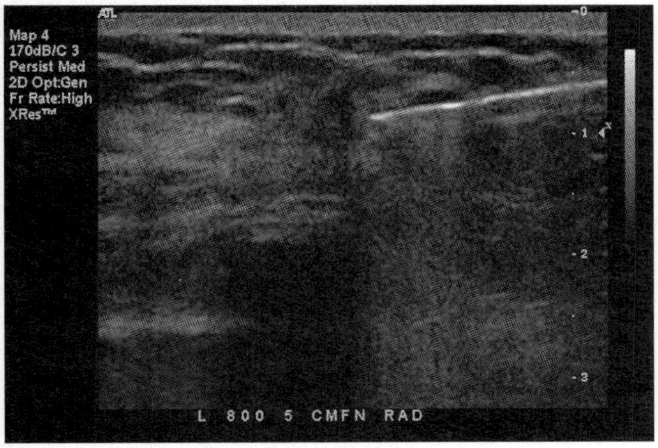

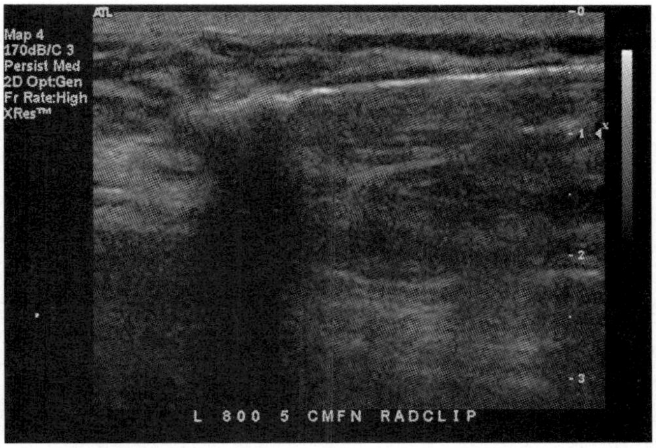

超声显示左侧乳腺 8 点钟区域

1. 描述左侧乳腺 CC 图中箭头所指的异常所见。
2. 需要加照局部点压图吗？需要进一步超声检查吗？
3. 超声检查上所见肿块与乳腺 X 线片上所见异常相符吗？
4. 需要在超声或乳腺 X 线片引导下做活检吗？

病例 109

乳腺 X 线片显示癌和超声引导下的穿刺活检

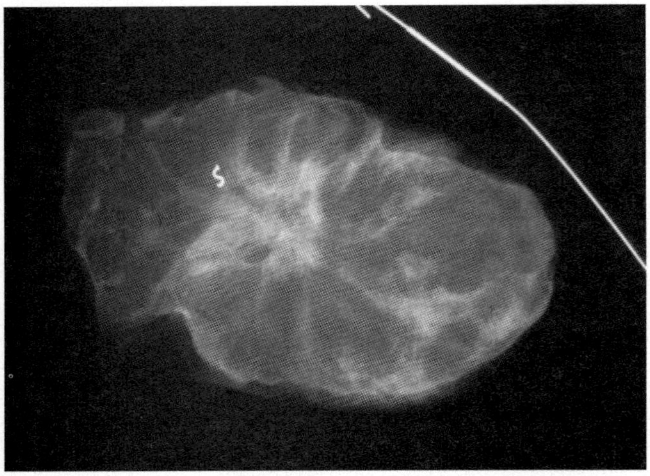

1. 在左侧乳腺内侧有实质紊乱。
2. 局部点压图可用于明确异常所见是由实质紊乱所致，还是由正常腺体组织叠加所致。如果异常所见持续存在，就要做超声检查。在做超声检查之前，先对实质紊乱区进行三角定位。
3. 肿块位于左侧乳腺内下侧 8 点处，超声检查显示肿块的大小、位置及其特征与乳腺 X 线片上所显示的完全相符。
4. 如果乳腺 X 线片和超声检查都能看到明确的肿块，通常就很容易进行超声引导穿刺活检。

参考文献

Fishman JE, Milikowski C, Ramsinghani R, Velasquez MV, Aviram G: US-guided core-needle biopsy of the breast: How many specimens are necessary? *Radiology* 226(3):779-782, 2003.

Parker SH, Burbank F, Jackman RJ, Aucreman CJ, Cardenosa G, Cink TM, Coscia JL Jr, Eklund GW, Evans WP 3rd, Garver PR: Percutaneous large-core breast biopsy: A multi-institutional study, *Radiology* 193:359-364, 1994.

相关参考文献

Ikeda, *Breast Imaging: THE REQUISITIES*, p 173.

点 评

本例患者接受过乳腺筛查性检查，展示其中一幅图像。在 CC 图上，左侧乳腺内侧显示有轻微的实质紊乱区。局部点压图不能消除这种紊乱结构，因此需要做超声检查。

超声对于乳腺 X 线片显示异常的患者非常有用。超声检查显示乳腺内侧有一个小肿块，与乳腺 X 线片上所示实质紊乱区的位置和大小相符。超声检查显示的可疑表现有：高大于宽、低回声性、伴有厚的不规则的边缘以及后方声影。

本病例可以进行超声引导下穿刺活检术。这一技术包括从标记皮肤到设计穿刺针进入肿块的路径，本病例从皮肤到肿块的距离约为 4cm。其深度取决于乳腺内肿瘤的深度：肿瘤位置较浅，则穿刺针路径较短；同理，肿瘤位置较深，则穿刺针路径也较长。在穿刺过程中，活检针必须平行于胸壁或尽可能平行于胸壁，以确保穿刺针不会进入胸壁肌肉和肺内。本病例采用的活检装置是弹簧装置 14G 穿刺活检针。图像显示穿刺活检针位于病灶的边缘和发射后穿刺活检针通过病灶的过程。用 14G 穿刺针时，通常取 5 块组织。

在穿刺活检处放置一个标记物。如果乳腺 X 线片显示的异常所见是微小病灶，通常在穿刺活检结束后放置标记物很有用，因为这可以使外科手术定位更容易。乳腺 X 线片显示邻近肿瘤处有一个 S 形标记物。活检组织病理学是一个低度恶性的浸润导管癌。

病例 110

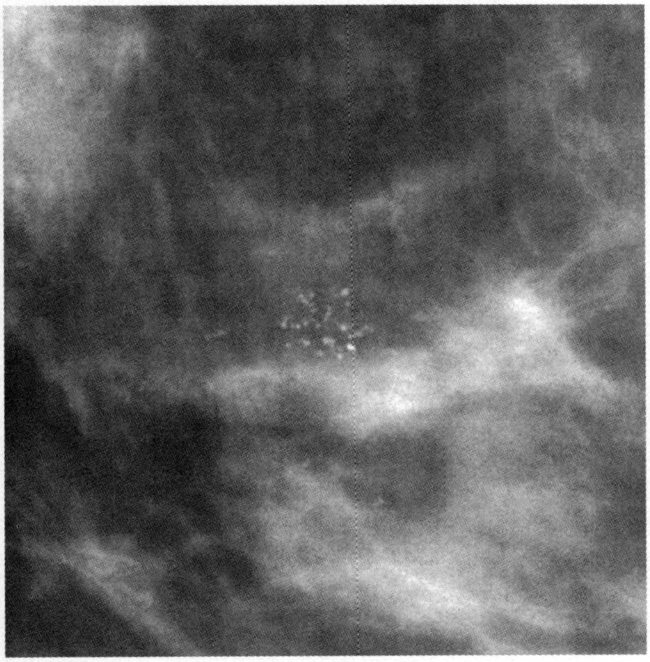

放大 MLO 位

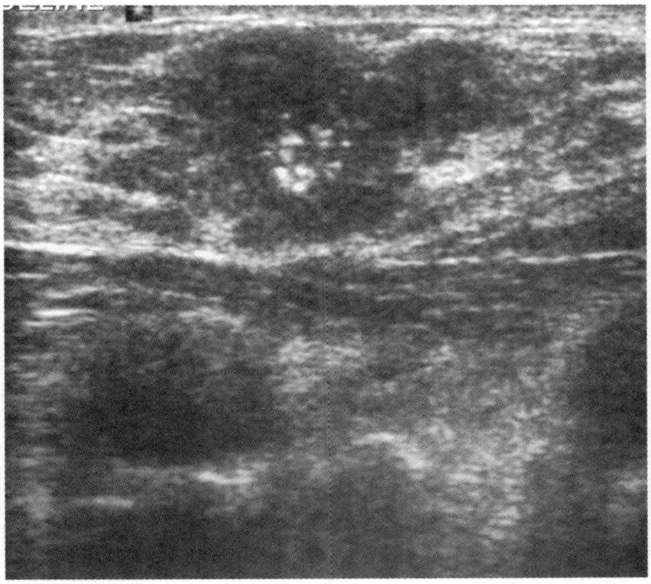

超声

1．描述乳腺 X 线片所见，指出 BI-RADS 分类。
2．描述超声检查所见，指出 BI-RADS 分类。
3．结合超声检查和乳腺 X 线片所见，你能做出组织学诊断吗？
4．你建议采用哪种活检？为什么？

病例 110

超声检查显示钙化灶

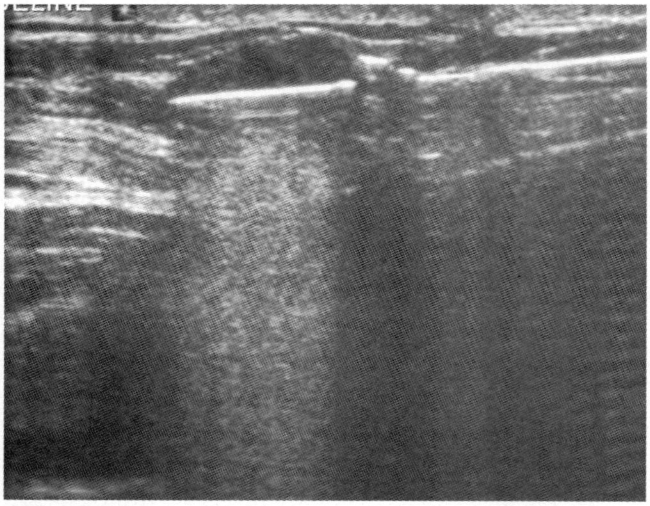

超声

1. 在该不均质密度型乳腺内有一簇多形性钙化灶。BI-RADS 分类 4。
2. 超声检查显示有不规则性、低回声性肿块，内有钙化灶。该低回声性肿块比乳腺 X 线片上所看到的钙化灶区域大，BI-RADS 分类 5。
3. 结合乳腺 X 线片发现的簇样可疑钙化灶和超声检查显示的不规则性、低回声性肿块，提示该肿块内有癌的浸润性成分。
4. 本病例可做立体定位或超声引导针芯活检术。但超声引导针芯活检能更好地对准实性肿瘤，该实性肿块很可能就是本病灶的浸润成分。

参考文献

Berg WA, Gilbreath PL: Multicentric and multifocal cancer: Whole breast ultrasound in preoperative evaluation, *Radiology* 214:59-66, 2000.

相关参考文献

Ikeda, *Breast Imaging: THE REQUISITES*, p 149.

点　评

本例患者的乳腺 X 线片显示乳腺是不均质密度型，未见实质紊乱区和肿块，只在乳腺一个象限内见到一小簇可疑性钙化灶。根据乳腺 X 线片所见，患者至少可能有原位管癌。超声检查提供了更多的其他信息。超声显示有一个钙化相关的未被怀疑的肿块。不规则的低回声性肿块高度怀疑有恶性肿瘤浸润。虽然可对钙化簇采用立体定位引导针芯活检，但是超声引导针芯活检能够更好地对准高度关心的目标区域——不规则肿块。组织病理学结果显示病灶是伴有高分化 DCIS 成分的浸润性导管癌。

超声检测浸润性癌比检测原位癌敏感得多。超声检查偶尔可以显示高分化性 DCIS，表现为在低回声区域内或低回声扩张的导管内有粗糙的钙化灶，但通常这样的区域首先在乳腺 X 线片上发现。本病例乳腺 X 线片所见可疑，在超声检查上显示的不规则性肿块增加了关注度，BI-RADS 分类 5。结合两种影像所见，提供了更为准确的评价。

病例 111

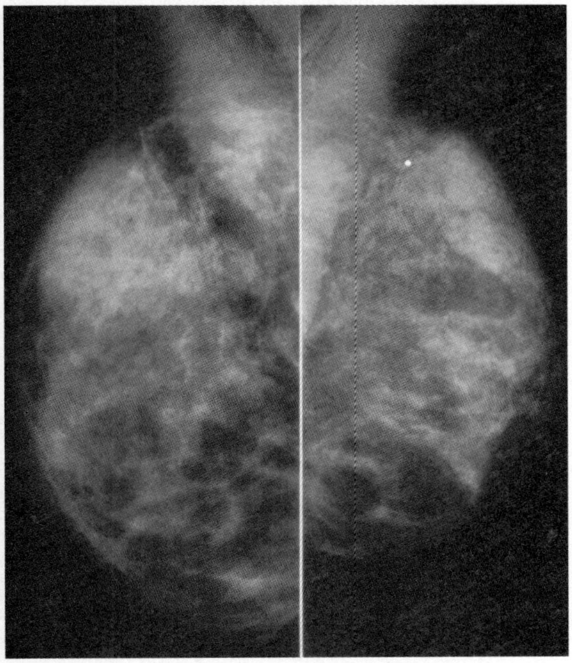

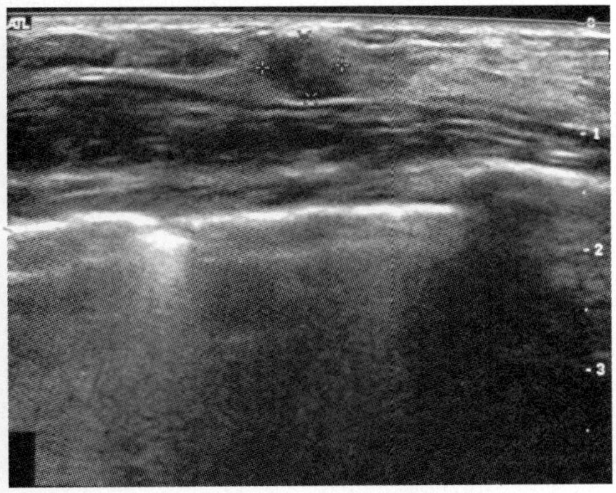

1. 7 年前，该患者因乳腺癌做了右侧乳腺的保乳手术，现在发现右侧乳腺内又有一个可触及性肿瘤。你首选的诊断性检查是什么？
2. 接下来的检查应该是什么？
3. 该肿瘤可以做影像引导针芯活检吗？
4. 你将采用立体定位针芯活检还是超声引导针芯活检？

病例 111

浅表性小肿瘤（复发）的针芯活检

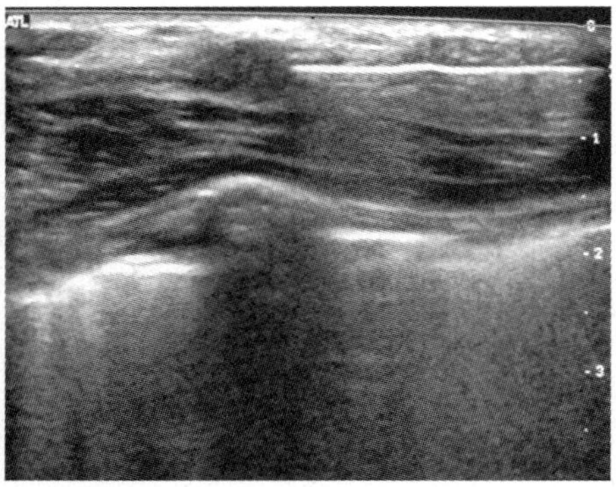

1. 首选双侧乳腺 X 线照相检查，并在担心区域做标记。
2. 可触及性肿块处的超声检查。
3. 可以，该肿块可以做影像引导针芯活检。
4. 因为该肿块在乳腺 X 线片上看不到，在超声图上可见，所以采用超声引导针芯活检。

参考文献

Liberman L, Ernberg LA, Heerdt A, Zakowski MF, Morris EA, LaTrenta LR, Abramson AF, Dershaw DD: Palpable breast masses: Is there a role for percutaneous imaging-guided core biopsy? *Am J Roentgenol* 175(3):779-787, 2000.

Parker SH, Burbank F: A practical approach to minimally invasive breast biopsy, *Radiology* 200:11-20, 1996.

相关参考文献

Ikeda, *Breast Imaging: THE REQUISITES*, pp 173, 233.

点 评

进行保乳手术治疗的患者同侧乳腺再次发现可触及肿块怀疑是复发性肿瘤。应该对这个可疑肿块进行活检。如果保乳手术后，乳腺内新肿瘤的病理提示恶性，建议做全乳切除术。如果这是一位绝经前患者，可触及肿块是良性，例如纤维腺瘤，则无需外科处理。

对这样的病灶进行核芯穿刺活检具有挑战性，因为肿瘤位于乳腺腋尾部。必须小心，活检针要与胸壁平行，不能与胸肌和肺成角。为了保持针的平行，穿刺点一定要距肿瘤几厘米远，这样会使穿刺针以较小的角度通过皮肤。然后，穿刺针与胸壁平行进入肿块。在超声检查上，一定要仔细观察针进入肿块的全部过程，即针的入路。

病例 112

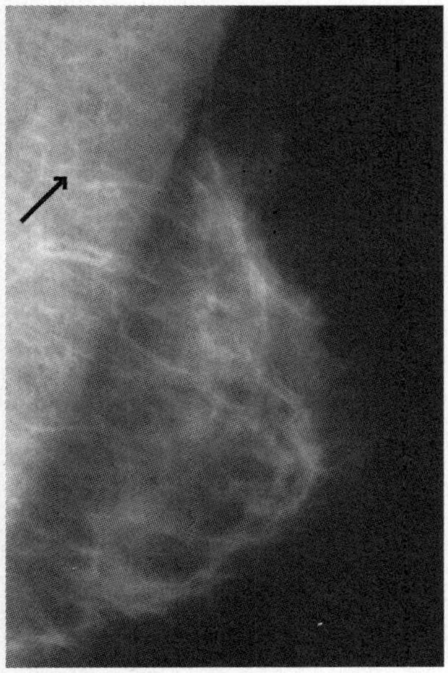
右侧乳腺初始 MLO 位

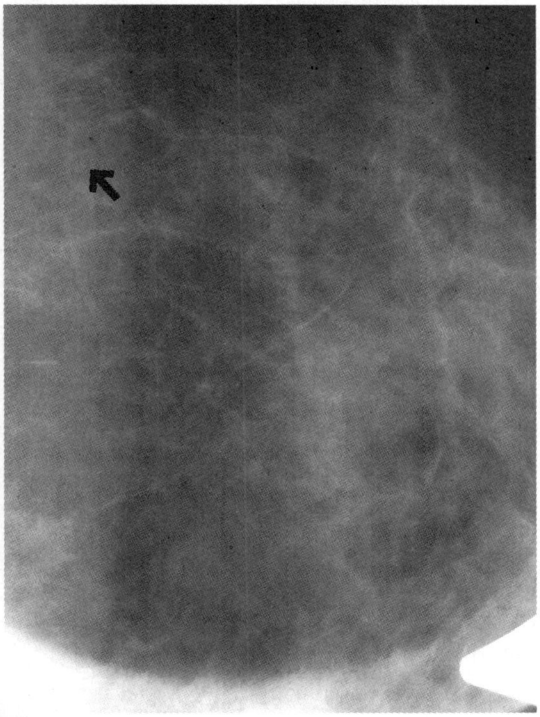
局部定点放大片

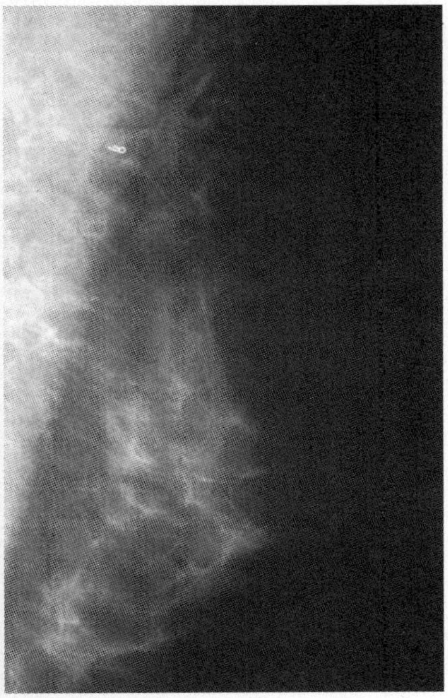
穿刺后显示标记

1. 描述第一幅图像所见。
2. 显示有局部定点放大片。下一步应该做什么？该病灶的 BI-RADS 分类是什么？你的建议是什么？
3. 该病灶可以成功采用立体定位活检吗？
4. 如果立体定位活检没有成功，可以在 6 个月内采用乳腺 X 线照相进行随访吗？

病例 112

立体定位活检困难病例——位于乳腺腋尾部的钙化灶

1. 在乳腺上后方，胸大肌前面有一组微小钙化灶。
2. 大多数钙化灶呈圆形，显示清晰，但也有几个不明显的无定形钙化灶。对于这簇模糊的钙化灶，是活检指征。BI-RADS 分类 4。
3. 乳腺腋尾部的立体定位活检很难对准靶目标，可能要求患者采用特定的体位。
4. 如果立体定位活检没有成功，患者必须进行切除性活检。

参考文献

Jackman RJ, Marzoni FA Jr: Stereotactic histologic biopsy with patients prone: Technical feasibility in 98% of mammographically detected lesions, *Am J Roentgenol* 180:785-794, 2003.

相关参考文献

Ikeda, *Breast Imaging: THE REQUISITES*, p 177.

点 评

在 2003 年发表的一篇论文中，回顾性分析了约 2000 例立体定位活检以及一些未完成或被取消进行立体定位活检的原因。因技术原因取消的多数病例是因为病灶距离胸壁太近。

接近胸壁和腋尾部的病灶有时很难在乳腺 X 线片上进行定位，同时也很难在立体窗下进行活检定位。但也可采用一些方法更好地显示乳腺后方的病灶，并在立体定位下取样。

应该轻而稳地将乳腺完全下拉，并使乳腺通过立体定位桌上的孔。鼓励患者尽可能地放松胸壁肌肉。如果看不到病灶，有可能是患者的胳膊放到了乳腺通过的孔处，这样会使更多的腋窝组织到达穿刺的位置处。患者也可以采取轻微卷曲的仰卧位，使患侧乳腺向下。

活检后的乳腺 X 线片显示钙化灶处的标记物。

本病例穿刺活检处的组织病理学提示钙化灶是良性病变。

病例 113

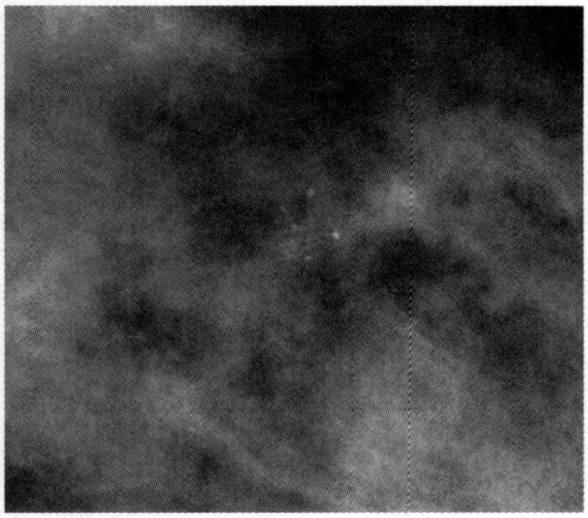

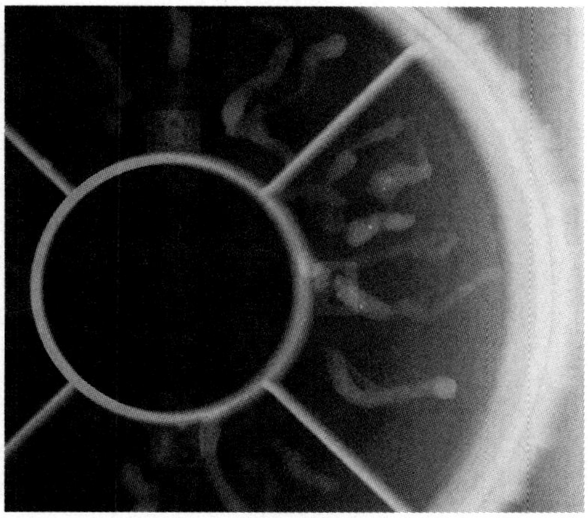

标本的 X 线片

局部放大图像显示有一簇多形性钙化灶。需要做立体定位针芯活检。

1. 采用立体定位穿刺活检术时，什么技术问题可能会限制立体定向穿刺技术获取组织的能力？
2. 通过立体定位穿刺技术，钙化灶完全被移除。下一步做什么？
3. 活检结果提示病灶有非典型性导管增生（ADH）。随访的建议是什么？为什么？
4. 钙化灶完全被穿刺活检去除的事实，增加了立体定位穿刺活检与最终切除性活检组织学的一致性吗？

病例 113

非典型性导管增生

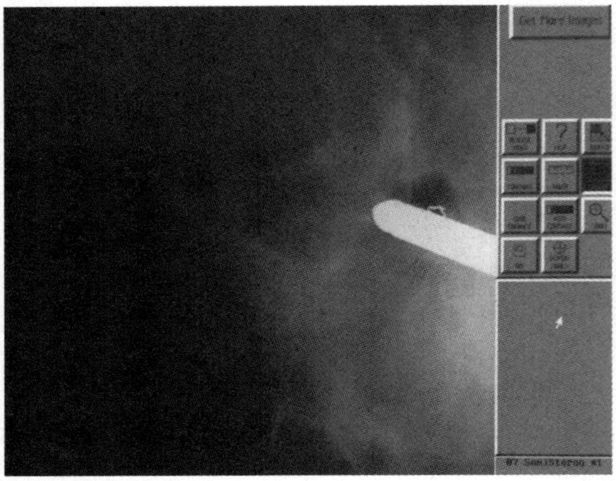

穿刺针和回形夹

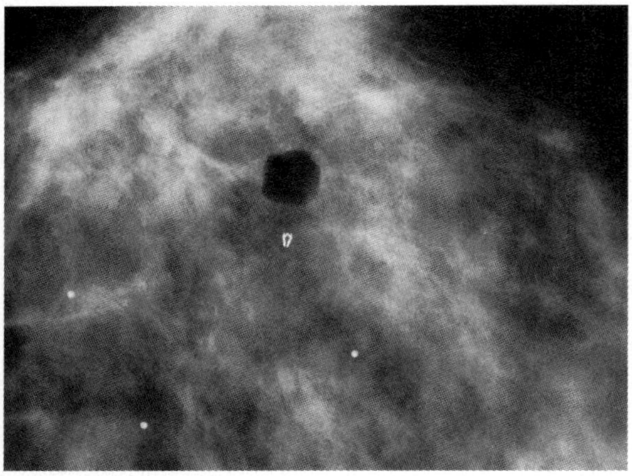

穿刺后遗留下的囊腔

1. 如果看不到钙化灶（即距胸壁太近或在太远的腋尾部后方）或乳腺组织太薄不能接受穿刺针（如果乳腺压迫后前后径小于 2cm，常难以进行穿刺活检），就不能进行立体定位穿刺活检。
2. 为了明确穿刺活检的位置、是否有残留性病变和与穿刺活检部位相关的标记物的位置，应该在穿刺活检处留置标记物后，并拍 2 张纵断面乳腺 X 线片。
3. 建议做切除性穿刺活检，因为病变有可能被低估。对更多组织进行分析有可能显示该病灶有原位管癌并伴有钙化灶。
4. 是，有较好的一致性，但仍需手术切除，以除外是否有更为有意义的病灶，如 DCIS。本病例在切除标本中发现有 DCIS。

参考文献

Jackman RJ, Birdwell RL, Ikeda DM: Atypical ductal hyperplasia: Can some lesions be defined as probably benign after stereotactic 11-gauge vacuum-assisted biopsy, eliminating the recommendation for surgical excision? *Radiology* 224:548-554, 2002.

Jackman RJ, Burbank F, Parker SH, Evans WP III, Lechner MC, Richardson TR, Smid AA, Borofsky HB, Lee CH, Goldstein HM, Schilling KJ, Wray AB, Brem RF, Helbich TH, Lehrer DE, Adler SJ: Stereotactic breast biopsy of nonpalpable lesions: Determinants of ductal carcinoma in situ underestimation rates, *Radiology* 218:497, 2001.

Lomoschitz FM, Helbich TH, Rudas M, Pfarl G, Linnau KF, Stadler A, Jackman RJ: Stereotactic 11-gauge vacuumassisted breast biopsy: Influence of number of specimens on diagnostic accuracy, *Radiology* 232: 897-903, 2004.

相关参考文献

Ikeda, *Breast Imaging: THE REQUISITES*, pp 183-184.

点 评

非典型导管增生是增生性病变的一种，后者包括从常见的导管增生到原位管癌。非典型导管增生约占所有钙化灶穿刺活检的 5%，其中区域性非特异性钙化灶更为常见（约 20%）。本病例钙化灶为非常局限的簇样多形性和不均质钙化灶，这样的病变是原位管癌的可能性相对较大。

由于原位管癌的组织学诊断低估病变的发生率高，因此对于针芯活检诊断为非典型导管增生的病变，应行切除性活检。采用 11G 真空辅助针芯活检诊断为非典型导管增生的病变约有 25%的恶性肿瘤被低估。针芯活检诊断为非典型导管增生病灶者，手术切除后的组织病理学诊断包括纤维囊性变、非典型导管增生、原位管癌和浸润性导管癌。

本病例钙化灶已完全在针芯活检中被切除。在穿刺处放置一标记物，以便需要手术切除时容易定位。尽管所有乳腺 X 线片显示的钙化灶均已在针芯活检中除去，但并不排除手术可能。几项研究表明，针芯活检移除的钙化灶越多，与切除结果的一致性就越高。但立体定位针芯活检的目的不是完全移除病灶，而是对病灶充分取样，进行组织学诊断。本病例最终诊断结果是低度恶性原位管癌。

病例 114

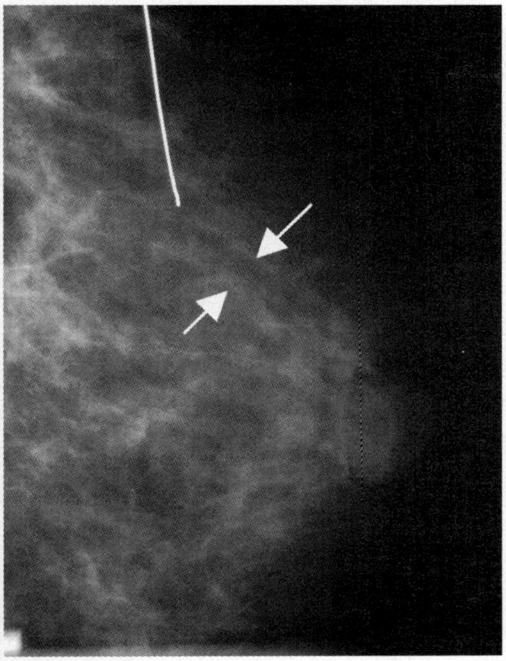

右侧乳腺放大片

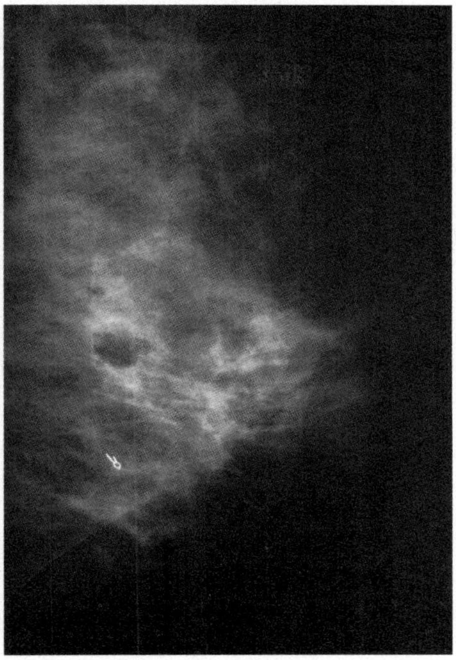

右侧乳腺活检后片

1. 患者 1 年前因 DCIS 做了乳腺肿瘤切除术和局部放射治疗，这是乳腺肿瘤切除处的局部放大图像。你对箭头处病灶的解释是什么？BI-RADS 分类是什么？
2. 你的鉴别诊断是什么？
3. 立体定位针芯活检证实病灶是 DCIS，放置标记物。你对第二幅图像的解释是什么？
4. 在活检报告中必须包括什么内容？

病例 114

立体定位活检后标记物移位

1. 在乳腺肿瘤切除处前下方有微小钙化灶。BI-RADS 分类 4，建议活检。
2. 钙化灶可能代表肿瘤复发或 1 年前所做肿瘤切除的残留，也可能是发生于手术和放疗后的良性营养不良性钙化灶。
3. 钙化灶曾经存在的部位被充有气体的活检腔所替代。无残留性钙化灶。标记物不在活检腔内，而是在其下方。
4. 标记物位于活检处下方 1.5cm 处，未指示出病变真正的位置。必须与外科医生进行沟通。

参考文献

Birdwell RL, Jackman RJ: Clip or marker migration 5-10 weeks after stereotactic 11-gauge vacuum-assisted breast biopsy: Report of two cases, *Radiology* 229 (2):541-544, 2003.

Esserman LE, Cura MA, DaCosta D: Recognizing pitfalls in early and late migration of clip markers after imaging-guided directional vacuum-assisted biopsy, *RadioGraphics* 24(1):147-156, 2004.

Philpotts LE, Lee CH: Clip migration after 11-gauge vacuum-assisted stereotactic biopsy: Case report, *Radiology* 222:794-796, 2002.

相关参考文献

Ikeda, *Breast Imaging: THE REQUISITES*, p 181.

点 评

这位 52 岁患者的常规乳腺 X 线片的初步诊断有可疑微小钙化灶存在。立体定位针芯活检提示微小钙化灶是 DCIS。切除性活检诊断为 DCIS 伴微小钙化灶。外科手术切除病灶的边界清晰。随后她接受了放射治疗。

术后 15 个月，在随访性乳腺 X 线片检查和乳腺肿瘤切除处的局部放大图像中显示微小钙化灶在发展。立体定位针芯活检证实为 DCIS 伴微小钙化灶。通过 11G 立体定位活检装置进行穿刺时，留置标记物。

为了确定是否有钙化灶残留并核实标记物的位置，在穿刺活检后拍了右侧乳腺的二维乳腺 X 线片。检查发现标记物放在了充有空气的穿刺腔下 2.5cm 处。

标记物移位是立体定位活检放置标记物的并发症之一。发现标记物移位，需要与外科医生沟通。乳腺内未见能据以指示病灶位置的残留钙化灶。放置标记物是为了标记活检位置。如果标记物远离病变位置而没有被注意，那么当患者回来做切除性活检时，用于对病灶进行定位的标记物将会误导，将残留癌再次漏掉。本病例标记物的移位要与外科医生沟通，使手术切除到正确的病变区域。术后乳腺 X 线片显示的乳腺内标记物的移位需要在乳腺 X 线片上辨认出来，不能当作切错病变区域的借口。

病例 115

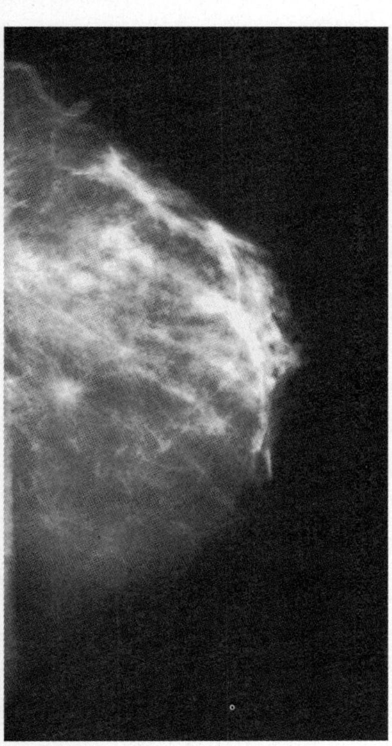

CC 位

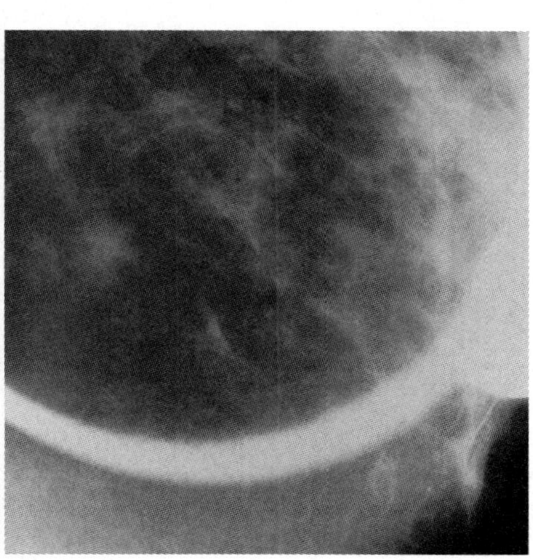

局部定点放大片

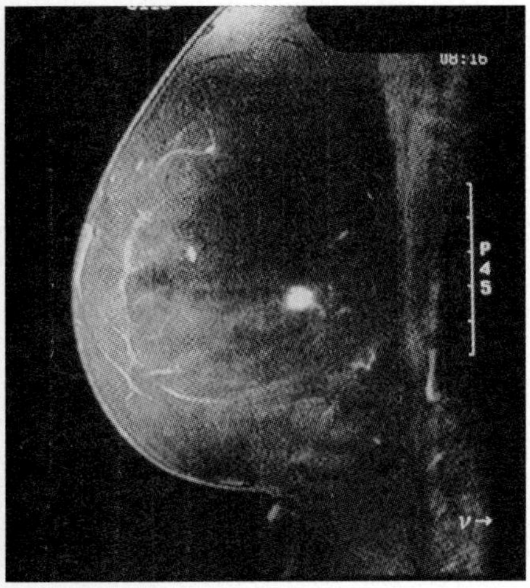

MR 减影像

1．右侧 CC 图显示仅在 CC 图像上可见的一个新的局灶非对称性区域。建议下一步做哪种影像检查？
2．局部定点放大图像显示微小非对称是一个针样肿块。纵断面乳腺 X 线片看不到有病灶存在。在乳腺上、下中心位置处的聚焦超声（12 和 6 点的位置）也看不到肿瘤。接下来应该做什么检查？
3．MRI 减影图像显示位于乳腺中央深部有一个不规则性密度增高性肿瘤。建议下一步做什么检查？
4．做 MRI 引导下穿刺定位。需要对标本进行 X 线拍照吗？

病例 115

MRI 穿刺针定位

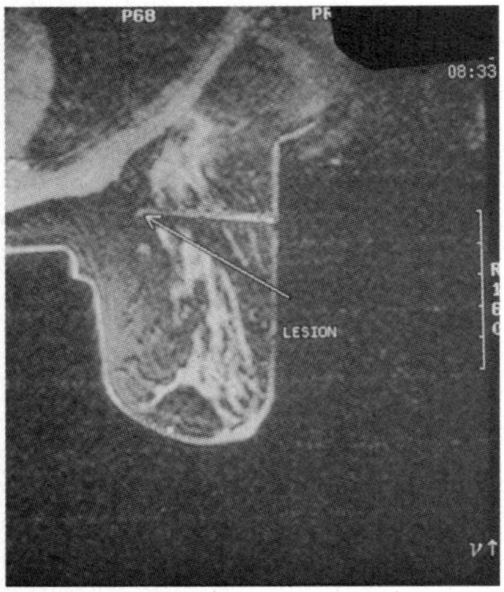

MR 穿刺针

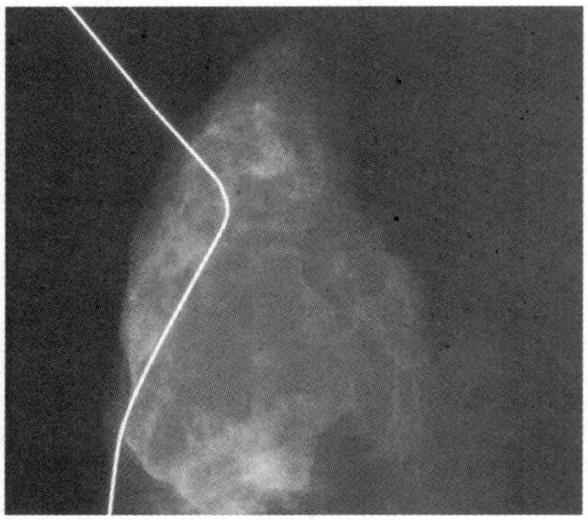
标本

1. 接下来需要拍正侧位或旋转位 CC 图像，以便对肿瘤进行三角测量。
2. 虽然超声和纵断面乳腺 X 线片不能显示病灶，但在 CC 局部定点放大图上显示有针样肿瘤，仍然高度怀疑有病灶存在。接下来需要做 MRI 检查，可获得对病灶的进一步评价。
3. 建议在 MRI 引导下做针芯活检或穿刺针定位。
4. MRI 显示放置的定位针位置正确，留置导线以指导切除活检。建议拍标本的 X 线片，但难以发现肿块。本病例显示肿块被脂肪组织包绕，并在切除标本上得以证实。如果要进行 MRI 穿刺活检，为确定穿刺位置，应在活检处放置标记物。

参考文献

Orel SG, Schnall MD: MR imaging of the breast for the detection, diagnosis, and staging of breast cancer, *Radiology* 220:13-30, 2001.

相关参考文献

Ikeda, *Breast Imaging: THE REQUISITES*, pp 217-221.

点 评

本病例在诊断上陷于两难境地。CC 图上可见一个新的局灶非对称性区域，并在局部定点放大图上持续存在。尽管在旋转 CC 图、正侧位乳腺 X 线片和聚焦性超声图上都看不到肿块，但放大图像上显示该小肿瘤边界呈针样改变。虽然立体定位针芯活检可以在 CC 图上进行，但还是建议做 MRI。MRI 显示乳腺中央处有一个边界不规则的高度可疑恶性肿瘤，其大小与乳腺 X 线片所见一致。肿块显示为椭圆形、高密度性，在延迟图像上，显示钆的快速冲洗特性，这也是可疑表现。

在 MRI 引导下切除活检针进行定位。使用适当的 MRI 相容性设备，也可进行针芯活检。用于 MRI 穿刺针定位技术的一个技术是使用独特的侧位压缩盘，压缩盘上有多个小孔，方便定位针从小孔进入侧面的乳腺组织内。MRI 引导下穿刺针定位与乳腺 X 线照相引导下穿刺针定位一样，必须确保穿刺针和钩线在乳腺内的位置正确。在去掉病灶局部加压之前，要用 MRI 来确定穿刺针和钩线的位置是否正确。当然，也可以用二维乳腺 X 线照相来显示乳腺内线的位置，即使病变在术前乳腺 X 线片上看不到也可采用。虽然不能获得样本 MRI 图像，但可做乳腺 X 线照相。本病例在乳腺 X 线片标记物边缘可见一个针样小肿块。组织学证实这个 6mm 的病灶是浸润性导管癌。

病例 116

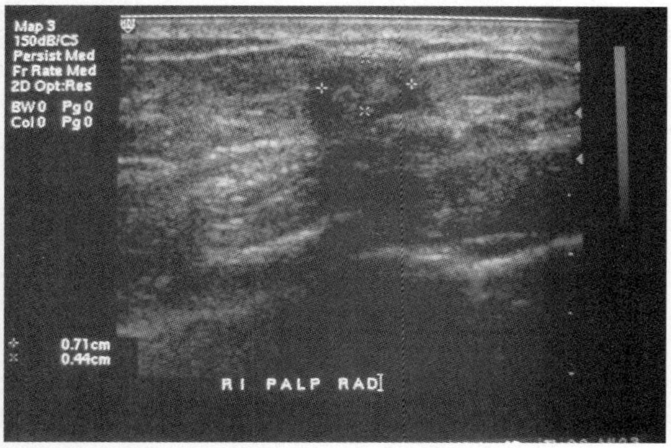

超声显示可触及的肿块

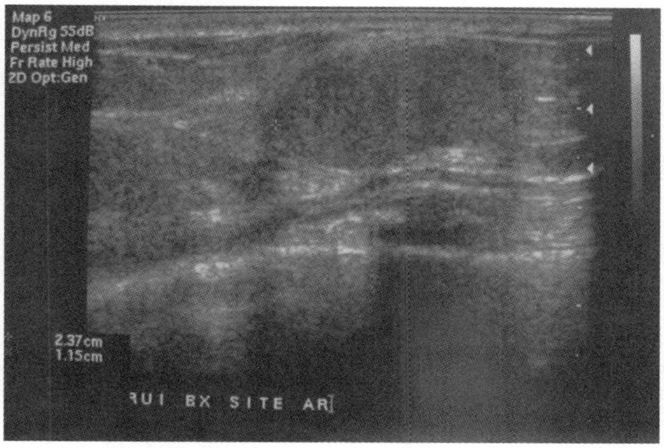

6 个月后超声

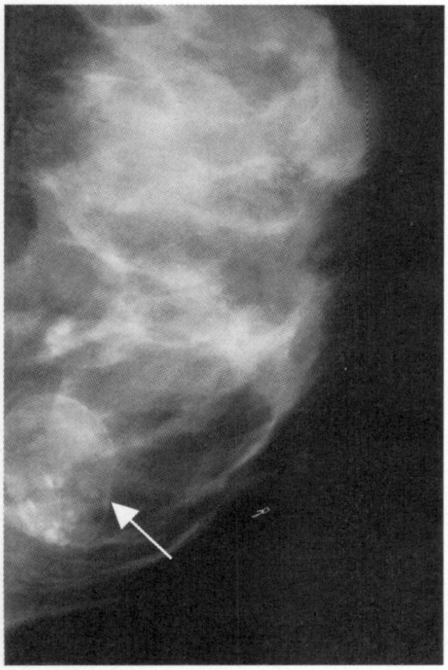
6 个月后右侧 CC 位

1．本例患者妊娠晚期发现乳腺内有可触及性肿块。最可能的诊断是什么？
2．进一步评价应该选择什么检查？
3．患者主诉肿块持续存在，活检后 6 个月比过去明显增大。你的鉴别诊断是什么？
4．分娩后，穿刺活检处乳腺 X 线片的诊断是什么？

病例 116

乳瘘——乳腺囊肿：哺乳期针芯活检的并发症

1. 这是一个实性肿瘤，最可能的诊断应该是一个良性肿瘤，如泌乳性腺瘤或纤维腺瘤。
2. 妊娠期间可以进行针芯活检。该肿瘤具有良性肿瘤的特征，表现为椭圆形、边界清晰、低回声性、与周围组织界线清晰。可以采用超声检查进行严密随访。
3. 最常见的并发症是血肿，但在穿刺活检后 6 个月发生的肿块通常不会是血肿。在穿刺活检或切除性活检人群中，也有可能发生乳瘘。
4. 乳腺 X 线片显示该肿块呈混合性密度，内有乳瘘引起的半透明乳腺囊肿。

参考文献

Parker SH, Stavros AT, Dennis MA: Needle biopsy techniques, *Radiol Clin North Am* 33:1171-1186, 1995.

Schackmuth EM, Harlow CL, Norton LW: Milk fistula: A complication after core breast biopsy, Am J *Roentgenol* 161:961-962, 1993.

Sumkin JH, Perrone AM, Harris KM, Nath ME, Amortegui AJ, Weinstein BJ: Lactating adenoma: US features and literature review, *Radiology* 206:271-274, 1998.

相关参考文献

Ikeda, *Breast Imaging: THE REQUISITES*, pp 185, 288.

点 评

患者右侧乳腺内上方有一个可触及的肿块。因为患者是在妊娠晚期发现肿瘤，所以首选超声检查，并对该肿瘤做了针芯活检，组织学诊断是泌乳性腺瘤。穿刺后即刻没有出现任何并发症。但在穿刺后几个星期内，患者发现了新的可触及性包块，并且在逐渐长大。超声检查显示该包块呈椭圆形，边界清晰，其内是混合性液性成分，这与乳瘘引起的乳腺囊肿相符。告知患者该肿瘤将会自然吸收，无需处理，可进行超声随访检查。几个月后，这个肿瘤的确在逐渐缩小，最后完全消失了。

妊娠和哺乳期女性最常见的可触及性肿瘤是泌乳性腺瘤和纤维腺瘤，在这样的人群中，穿刺活检证实约有 70%是哺乳期腺瘤。超声检查大多表现为与胸壁平行的椭圆形低回声性肿瘤，其边界清晰。但也有一部分哺乳期腺瘤呈可疑表现，其特点是边界不规则、有声影，难以除外恶性肿瘤的可能。

虽然本例肿块的超声检查表现为良性肿瘤特点，但患者担心有恶性的可能，要求做活检。在 BI-RADS 3 可能良性的病灶中进行活检也是可以接受的。任何乳腺介入操作都有发生并发症的可能，虽然针芯活检的并发症很少见（据大多数报道，约 1%或 2%）。其中，最常发生的并发症是血肿和感染。在妊娠晚期或哺乳期发生的并发症很有可能是乳瘘，这是因穿刺针损伤了乳腺导管，引起导管内成分（乳汁）流入到穿刺活检腔所致。

病例 117

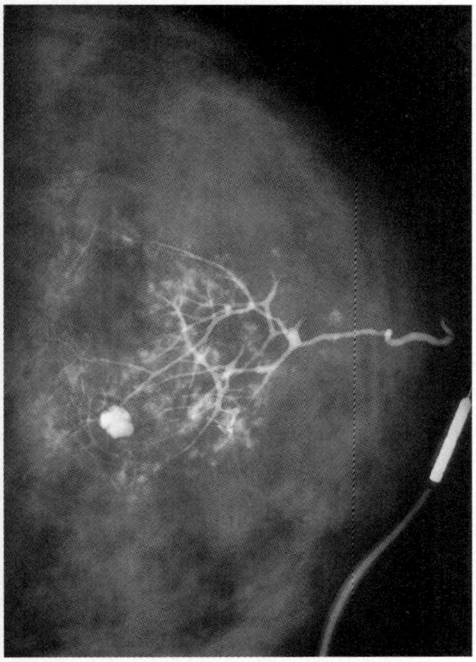

1. 患者右侧乳腺乳头自发溢出清澈透明黄色液体。你对这幅乳腺导管造影图的解释是什么？
2. 为什么在导管附近看到有圆形的造影剂聚集区？
3. 这是造影剂外渗吗？
4. 下一步该如何做？

病例 117

正常乳腺导管造影图

1. 这是一幅正常的乳腺导管造影图。
2. 这是因为造影剂进入乳腺小叶内所致。
3. 不是造影剂外渗，是由于导管破裂，造影剂通过破裂的导管流到导管外。圆形区域表示造影剂在乳腺小叶内的充填。
4. 这幅乳腺导管造影图没有提供单侧乳头自发性溢液的病因。应该做随访性乳腺导管造影检查。可能是由于造影剂未进入病变导管。其他建议是让外科医生来评价乳头溢液的原因或做 MRI 检查。

参考文献

Cardenosa G, Doudna C, Eklund GW: Ductography of the breast: Technique and findings, *Am J Roentgenol* 162:1081-1087, 1994.

Slawson SH, Johnson BA: Ductography: How to and what if? *RadioGraphics* 21(1):133-150, 2001.

相关参考文献

Ikeda, *Breast Imaging: THE REQUISITES*, pp 293-294.

点　评

本病例是一个正常乳腺导管造影病例。无可疑异常所见。在乳腺导管造影图中，正常的乳腺导管表现为导管壁薄而光滑，分支规则，没有异常性充填；异常的乳腺导管表现为导管扩张、分支走行不规则、导管突然中断或有充盈缺损。

本病例显示在乳腺导管造影期间施压过大的后果。造影剂进入乳腺小叶，包括进入一个与导管相通的囊肿。导管外造影剂圆形区域代表进入乳腺小叶内的造影剂，称为“小叶凸现”。这不是外渗，外渗是由于套管针刺破乳腺导管侧壁导致造影剂流到导管外乳腺小叶内，这是不可避免的。

临床上常因自发性单侧性乳头溢液而需做乳腺导管造影检查，这种单侧性乳头溢液可以是清澈透亮、黄色、粉红色或可疑血性。伴有乳头溢液的患者常有潜在癌的可能（高达 33%）。引起乳头溢液的原因，良性比恶性更常见，例如乳头状瘤。发生于双侧、非自发性、多个乳管的溢液，无需做乳腺导管造影检查，这种溢液为绿色、灰色、琥珀色或乳白色。

病例 118

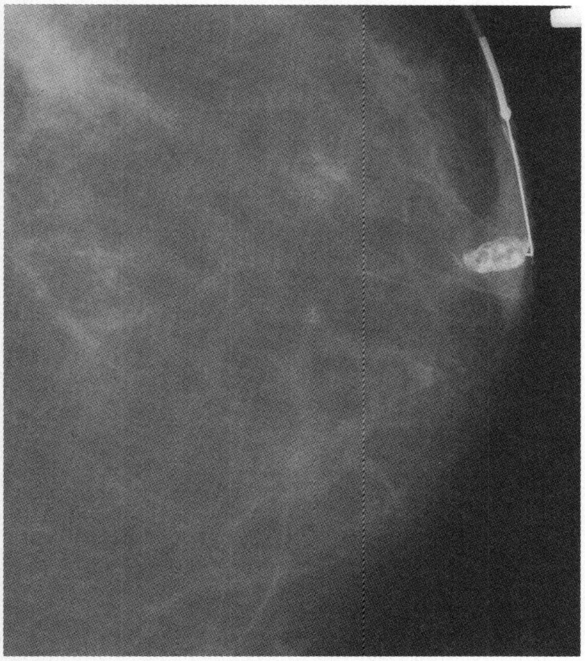

病例 1

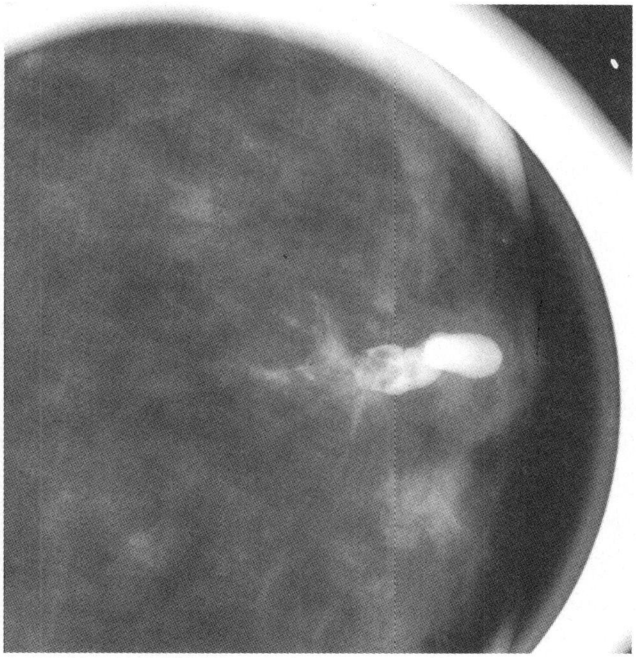

病例 2

所示为两例乳腺导管造影。

1. 乳腺导管造影检查的目的是什么？异常所见是什么？
2. 乳腺导管造影的禁忌证是什么？
3. 描述所用套管的大小和类型以及所用的造影剂。
4. 用来评价伴有自发性乳头溢液患者的其他检查方法有哪些？

病例 118

乳腺导管造影

1. 输乳管造影或导管造影检查的目的是明确伴有自发性乳头溢液患者导管内是否有病变存在及其病变的位置所在。这两位患者的导管内都有肿瘤，肿块阻塞了导管。
2. 绝对禁忌证是乳腺炎患者和对碘造影剂有严重过敏史的患者。
3. 一般来讲，多使用 30G 钝头涎管造影套管和水溶性造影剂。
4. 还可以用 MRI、超声检查。

参考文献

Cardenosa G, Doudna C, Eklund GW: Ductography of the breast: Technique and findings, *Am J Roentgenol* 162:1081-1087, 1994.

Slawson SH, Johnson BA: Ductography: How to and what if? *RadioGraphics* 21:133, 2001.

Orel SG, Dougherty CS, Reynolds C, et al.: MR imaging in patients with nipple discharge: Initial experience, *Radiology* 216:248-254, 2000.

相关参考文献

Ikeda, *Breast Imaging: THE REQUISITES*, p 292.

点 评

关于评价伴有自发性乳头溢液的步骤尚有争论。但首先应该明确溢液的类型及其真正自发的性质。多数患者都能够清楚地说明用手挤压时，乳头溢液的过程，真正自发性乳头溢液并不常见，要求不考虑乳头溢液的性质，先确立一个检查处理步骤。如果乳头溢液是双侧性和乳白色，通常要先检查激素水平（促乳素）。但如果溢液是血性、清晰透明或血清性，而且是单侧、自发性的，则需要进一步检查。

乳腺导管造影的目的是明确导管内是否有病变、确定引起溢液的导管的位置及其病变的严重程度。通常乳腺导管造影过程较为简单，先在乳头上进行热加压或将热板放置在乳头上，以便使乳头周围的肌肉组织放松。然后，常需选用足够的亮度和放大，以确认导管开口的位置。通常患者能够证实引起乳头溢液的乳腺内触发点。一旦确定溢液导管的位置，就将 30G 钝头涎管造影套管轻轻插入导管开口。将套管与充满水溶性造影剂的管状系统和 LuerLock 注射器连接。必须仔细检查，确保该管状系统没有气泡，因为注入乳腺导管系统的气泡类似导管内病变。一旦液体充满 LuerLock 注射器并排空最初的气泡，该注射器就会阻止再有空气进入管状系统。缓慢将造影剂注入乳管，直到患者感到乳腺充满或看到造影剂从导管口逆流溢出。乳腺导管造影过程应无痛。如果在注射造影剂过程中患者出现任何疼痛或烧灼感，就要立即停止注射，因为此时造影剂可能已经外渗到导管系统外，进入周围乳腺实质。一旦显示病灶所在，就要为外科切除病灶进行定位。

乳腺导管造影所表现的影像特征范围较为广泛，但最有意义的是导管内充盈缺损、导管梗阻或导管壁不规则和导管扭曲。在乳腺导管造影图上，乳头状瘤与乳头状癌的特征有明显叠加。但导管的不规则性越明显，其恶性的可能性就越大，这些异常所见的任何一种都具有可疑性，发现后都要建议切除性活检。病例 1 显示导管末端有一个分叶状肿块，切除后诊断是乳头状瘤；病例 2 是一个微小的导管内癌。

病例 119

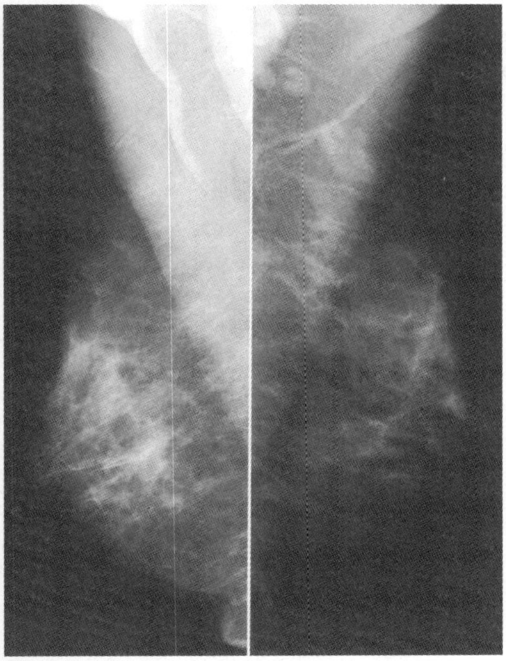

MLO 位

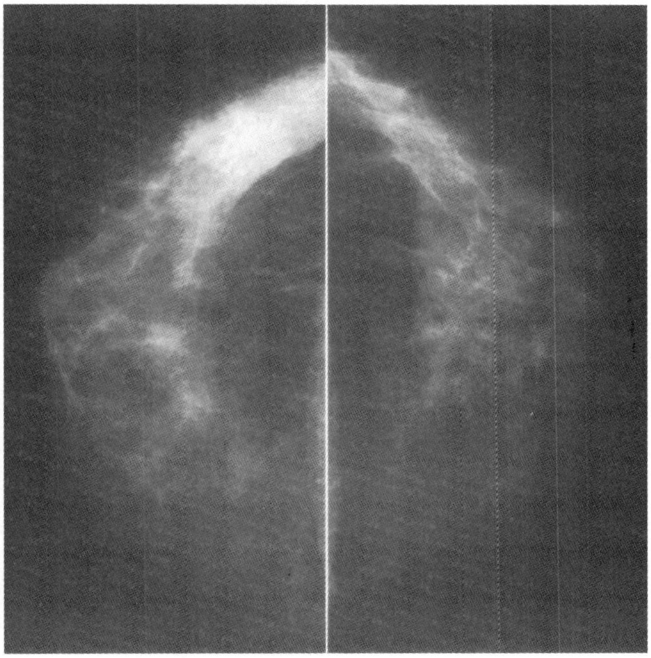

CC 位

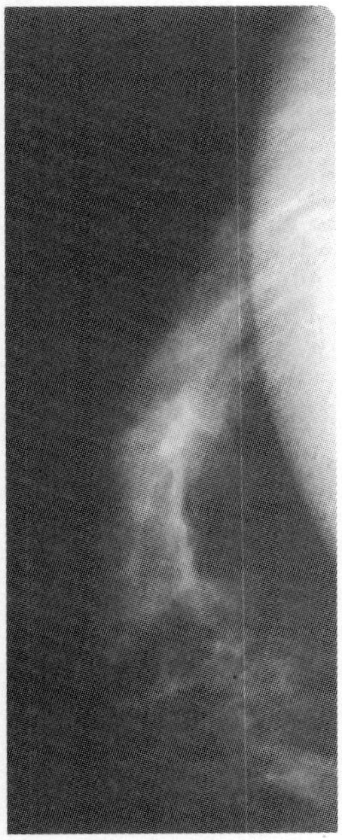

左侧 CC 外侧旋转位

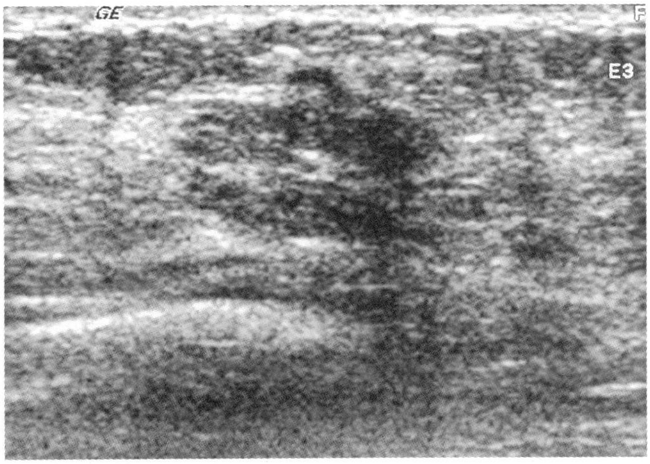

超声

1．女，48 岁，左侧乳头有自发性血性溢液。描述乳腺 X 线片所见。
2．描述左侧乳腺超声检查所见。
3．临床所要考虑的问题是什么？
4．建议其他检查方法是什么？

病例 119

血性乳头溢液

1. 乳腺 X 线片显示左侧乳腺内有局灶非对称性区域。旋转性 CC 图显示得最清楚。
2. 超声检查显示左侧乳腺 3 点处有一个不规则性、低回声性肿块，可疑恶性。
3. 因为超声发现肿块位于乳腺外围，因此临床要考虑肿瘤可能沿乳管系统向乳头方向扩散而引起血性乳头溢液。
4. 建议做乳腺导管造影或 MRI 检查，以确定病变范围。

参考文献

Berg WA, Gilbreath PL: Multicentric and multifocal cancer: Whole-breast US in preoperative evaluation, *Radiology* 214:59-66, 2000.

Berg WA, Gutierrez L, Ness Aiver MS, Carter WB, Bhargavan M, Lewis RS, Ioffe OB: Diagnostic accuracy of mammography, clinical examination, US, and MR imaging in preoperative assessment of breast cancer, *Radiology* 233:830-849, 2004.

相关参考文献

Ikeda, *Breast Imaging: THE REQUISITES*, pp 292-294.

点 评

本例患者有血性乳头溢液和乳腺 X 线片轻微异常。显示左侧乳腺局灶非对称病变最好的图像是旋转性 CC 图。虽然未见明显实质紊乱、钙化灶或可疑性肿块，但仔细检查发现沿左侧乳腺 3 点半径处有乳头溢液的触发点，其位置与乳腺 X 线片上所见局灶非对称性改变的位置相同。超声检查显示乳腺内有一个不规则性低回声肿块，其后方有声影，该肿瘤的大小和位置与乳腺 X 线片所见异常相符。超声检查高度怀疑肿瘤是浸润性导管癌或一个大的局灶原位管癌。因为患者有血性乳头溢液史，因此考虑病变有可能从超声检查所看到的外围向乳头方向扩散。为了进一步明确病变范围，需要进一步做 MRI 或乳腺导管造影检查。

建议术前做乳腺导管造影或 MRI 检查，因为盲目的乳腺导管切除术虽然通常能够消除乳头溢液，但实际上不可能真正到达造成乳头溢液的病变处。本病例病变范围不能在乳腺 X 线片或超声上完全表现出来，但切除发现有微小局灶性 DCIS，沿 3 点放射状导管分布。本例患者做了乳腺切除术，发现在左乳侧面有多发的局灶性病变。

病例 120

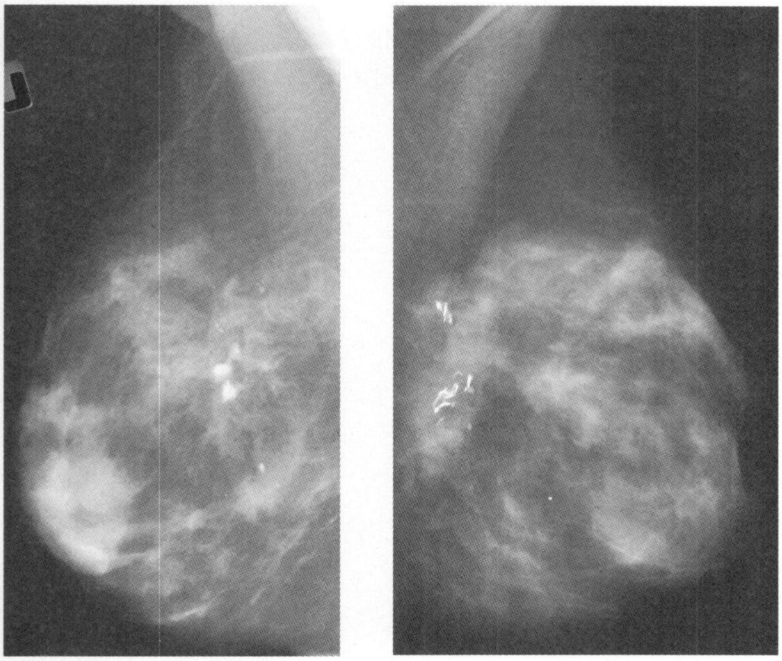

MLO 位

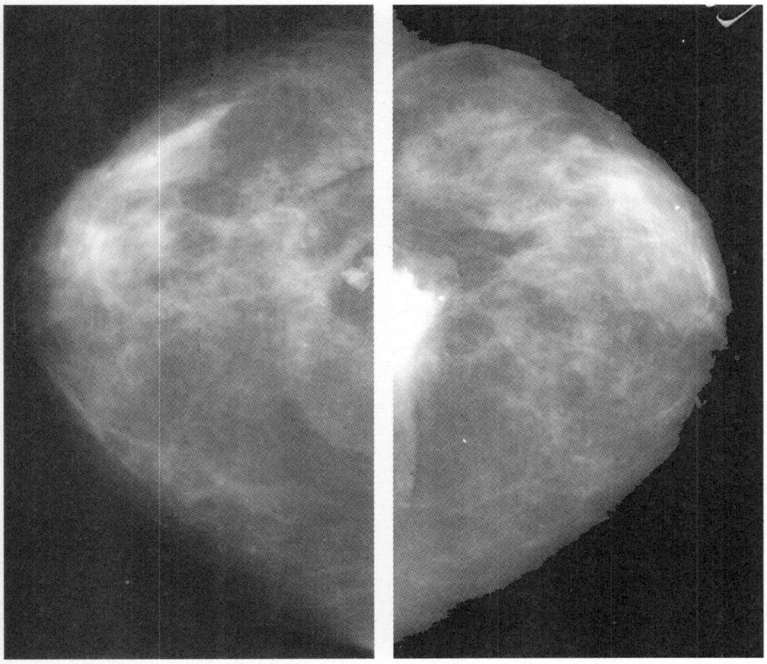

CC 位

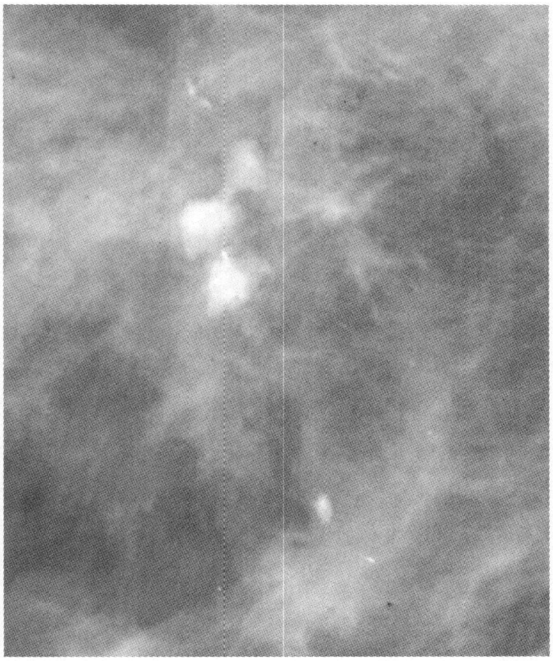

左侧放大 MLO 位

1．女，50 岁，筛查性乳腺 X 线片。描述双侧乳腺 X 线片所见。
2．引起双侧乳腺改变最可能的原因是什么？
3．形成高密度性物质的原因是什么？这些钙化灶形成的原因是什么？双侧乳腺的手术部位位于何处？
4．它的 BI-RADS 分类是什么？你的建议是什么？

病例 120

植入体取出

1. 双侧乳腺内有高密度影，其内有粗糙的营养不良性钙化灶。双侧乳腺中央区后方有轻微的实质紊乱区。这些表现在 CC 图像上更突出；在 MLO 图像上未见明确的肿块。
2. 该患者曾接受过双侧乳腺的硅酮植入，现已经取出。
3. 在左侧乳腺内看到的高密度性但无钙化灶的物质，是残留在乳腺组织内的游离硅酮。营养不良性钙化灶是植入体囊壁钙化的残留物或双侧乳腺硅酮植入体取出后脂肪坏死的残留物。过去的植入体位于乳腺组织后、胸大肌前，因为瘢痕在胸大肌前面。
4. 经仔细分析，没有发现恶性肿瘤证据，但应该在报告中描述术后乳腺的改变和在乳腺内残留的硅酮。BI-RADS 分类 2，良性。

参考文献

Stewart NR, Monsees BS, Destouet JM, Rudloff MA: Mammographic appearance following implant removal, *Radiology* 185:83-85, 1992.

相关参考文献

Ikeda, *Breast Imaging: THE REQUISITES*, p 262.

点　评

最初，在 CC 图像上显示双侧乳腺内有针样肿块或称实质紊乱区。但将 CC 图像所见与 MLO 图像所见结合分析，提示这种针样结构或实质紊乱区实际上是由于外科手术瘢痕造成的叠加。双侧乳腺营养不良性钙化灶和小范围的高密度性结构是双侧乳腺内硅酮植入体破裂的特异性表现。高密度性结构是乳腺组织内残留的游离硅酮。对于这样的患者必须仔细评价，以确保没有同时存在恶性肿瘤。手术引起的改变可能会给诊断带来困难，需要放大图像和其他图像来帮助诊断。

根据高密度性结构和瘢痕组织的位置提示硅酮植入体位于乳腺后方、胸大肌前面。为了与患者乳腺检查结果进行比较，所有图像中的特征都应该在乳腺 X 线片报告中描述。本例患者没有恶性表现，考虑这是一种良性改变，恰当的 BI-RADS 分类是 2。

病例 121

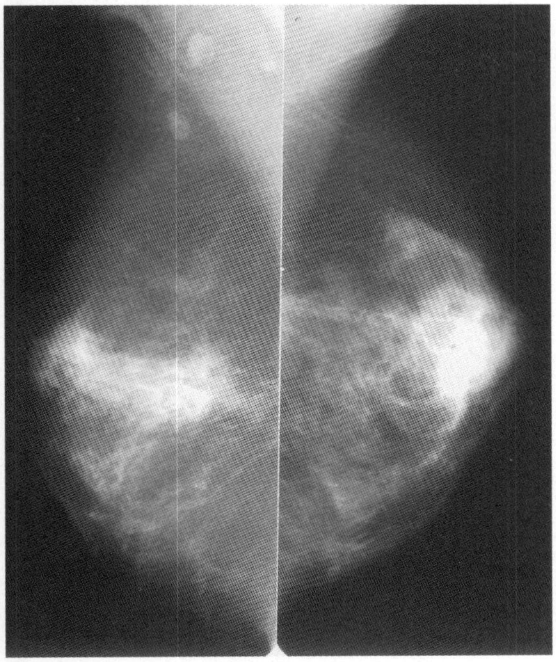

MLO 位

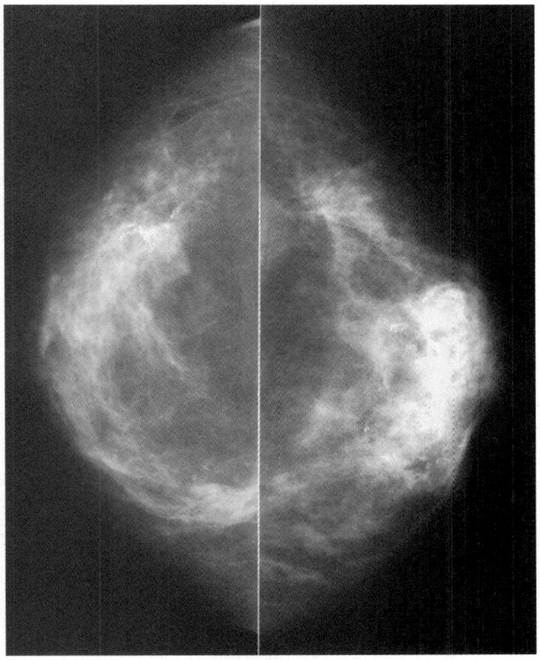

CC 位

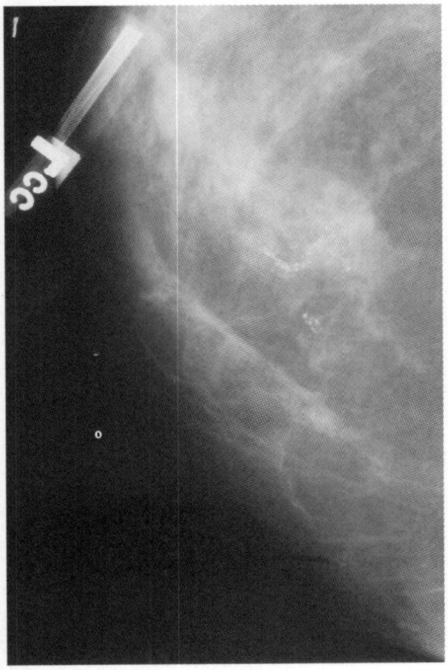

左侧放大 CC 位

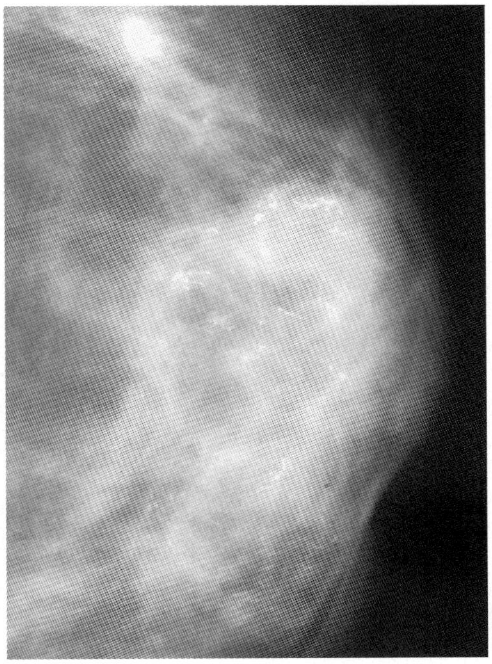

右侧放大 CC 位

1. 女，45 岁，筛查性乳腺 X 线片。与该患者最相关的病史是什么？
2. 与这种病史相符的特异性乳腺 X 线片所见是什么？
3. 钙化的原因是什么？
4. BI-RADS 分类是什么？可能的诊断是什么？

病例 121

缩小乳腺

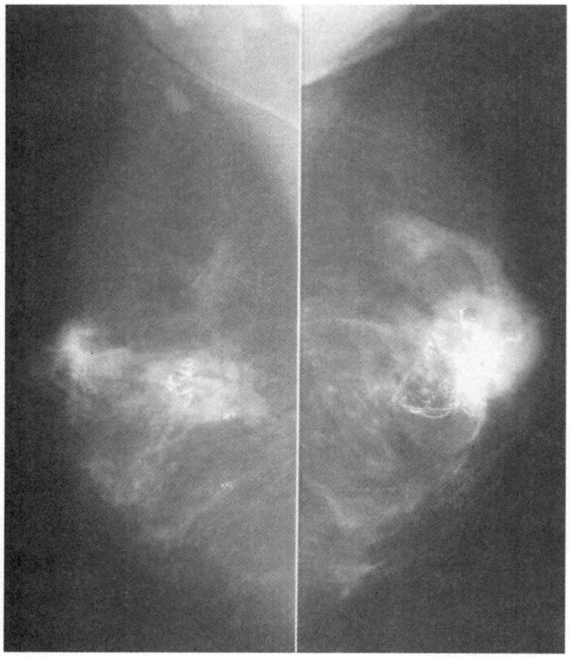

MLO 位，1 年后

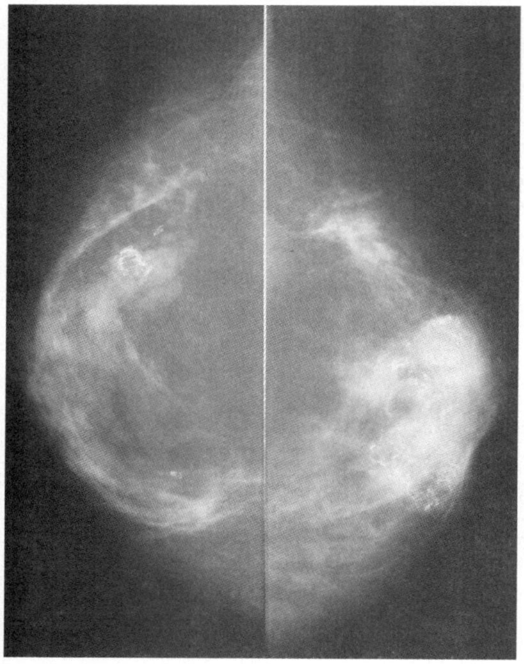

CC 位，1 年后

1. 最相关的病史是该患者曾接受双侧乳腺复位成形术。
2. 乳腺下方组织移位、手术刀口处实质紊乱和乳晕后方纤维带。
3. 钙化灶不均质，且沿手术切口分布。可能与早期脂肪坏死有关。如果担心钙化灶，则需在短期内密切监测钙化灶。
4. BI-RADS 3，为了确保钙化灶就是手术引起的良性钙化灶，合理的建议应该是短期随访；另外，当钙化灶是典型的手术后改变时，BI-RADS 2，良性。

参考文献

Miller CL, Feig SA, Fox JW: Mammographic changes after reduction mammoplasty, *Am J Roentgenol* 149: 35-38, 1987.

相关参考文献

Ikeda, *Breast Imaging: THE REQUISITES*, p 271.

点 评

本病例显示了做过双侧乳腺复位成形术后的许多征象。MLO 图像比从乳腺前面投射的图像显示的轮廓范围更宽。这是因为手术是从乳腺下部切除乳腺组织造成乳腺体积缩小，特别是在前后方向上的缩小，以及乳腺组织从外上象限向下移动所致。沿手术切口有大量纤维带和乳腺实质紊乱区。因早期脂肪坏死引起的钙化灶不均质。在 1 年后的随访性乳腺 X 线片上，这些钙化灶的特点变得更为典型，可看到被粗糙良性钙化灶所包绕的脂肪坏死的典型球形透亮区。但如果临床担心或乳腺 X 线片有可疑所见，建议必须做活检，因为由于术后变化所致，发现癌很困难。

病例 122

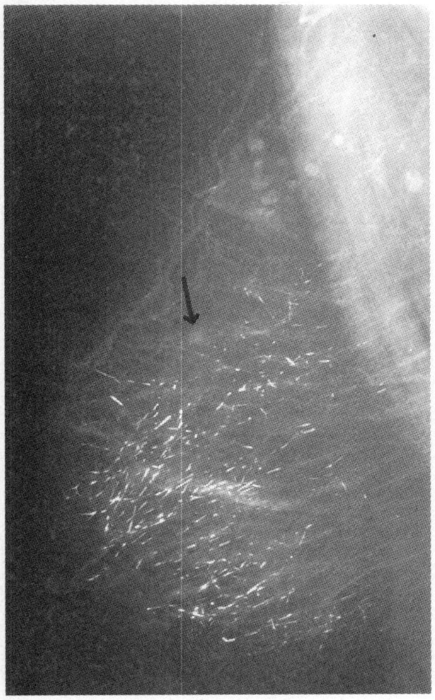

MLO 位

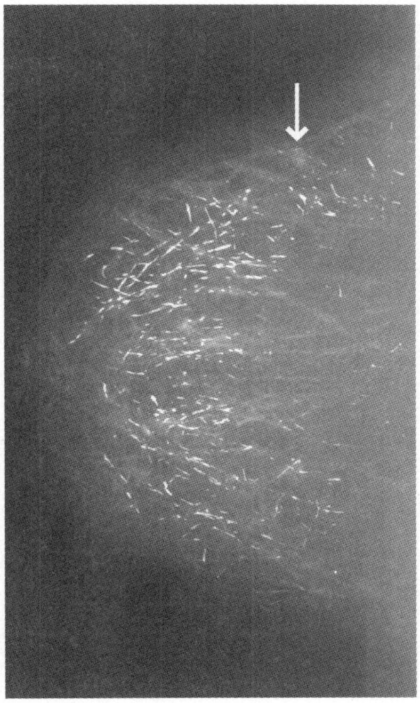

CC 位

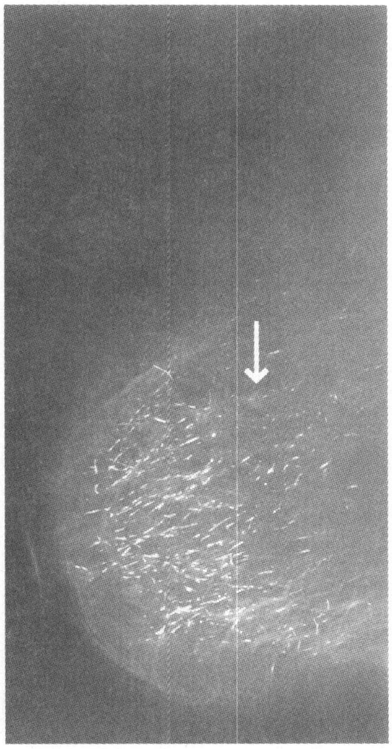

ML 位

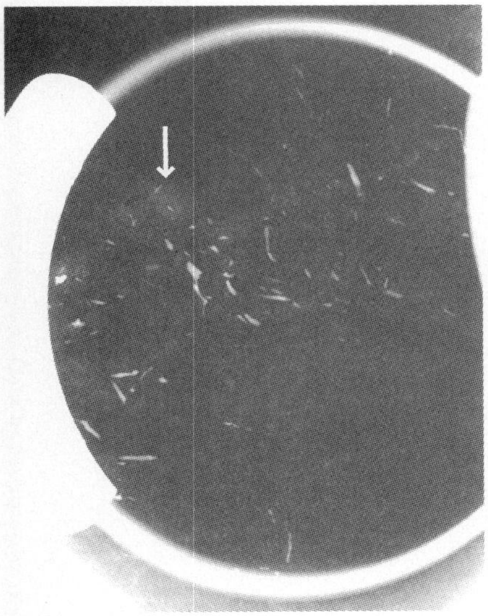

局部定点放大 CC 位

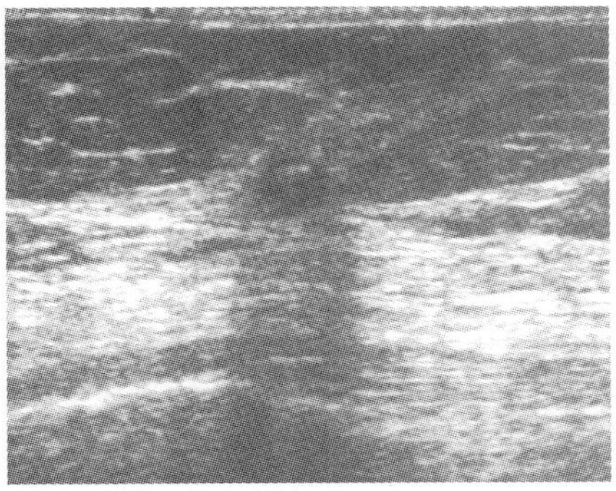

桡侧（外侧）超声

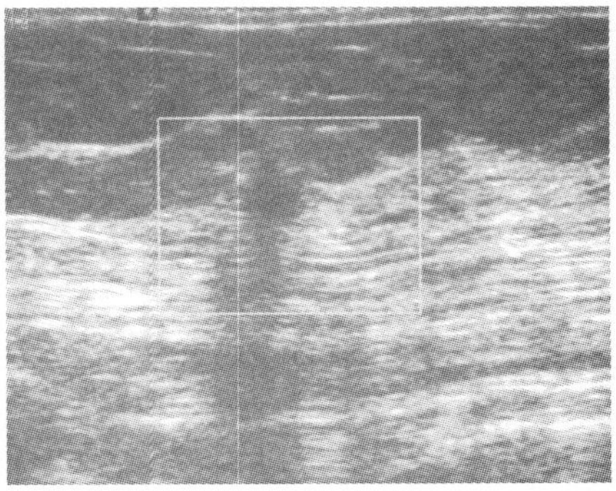

内侧超声

1．描述左侧筛查性乳腺 X 线片所见。引起钙化的原因是什么？
2．在局部放大图像上，其他征象是什么？
3．在乳腺 X 线片上进行三角测量，以确定目标超声的位置。
4．描述超声检查所见。指出 BI-RADS 分类是什么？

病例 122

癌的分泌性钙化灶

1. 分泌性改变或浆细胞性乳腺炎引起的弥漫性钙化灶。这是良性钙化灶。
2. 在这幅局部定点放大图像上，可见一个不规则性小肿瘤。
3. 该肿瘤位于左侧乳腺外上方，目标超声应在 2 点的位置做。
4. 可见一个低回声性实性小肿瘤，肿瘤边界不清，后方有低回声声影。BI-RADS 分类 4：可疑，建议活检。

相关参考文献

Ikeda, *Breast Imaging: THE REQUISITES*, pp 41, 77.

点 评

乍一看，左侧乳腺内的钙化灶显得很突出，其实它是双侧乳腺对称性分布、长形、分枝样粗糙钙化灶，与良性分泌有关。但左侧乳腺外上方有一个不规则小肿块。三角测量确定该肿块位于大约 2 点处。聚焦超声显示这个小肿瘤的形态不规则，后方声影，高大于宽。这些特征是可疑恶性肿瘤的表现，BI-RADS 分类 4：可疑，建议活检。超声引导针芯活检证实该肿块是浸润性导管癌。本案例证实了“满意搜寻”的重要性。钙化灶分布广泛，但为了除外同时合并的其他微小病灶，必须认真仔细地观察图像。

病例 123

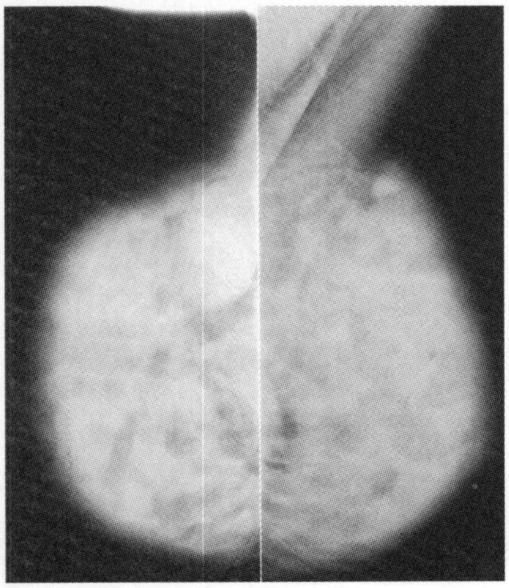

MLO 位，病例 1

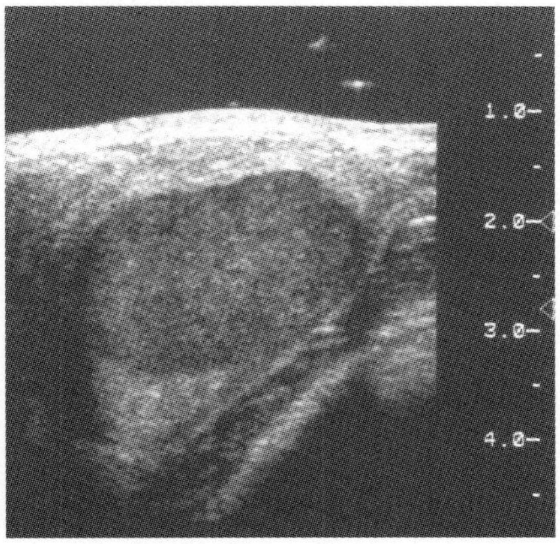

桡侧（外侧）超声，病例 1

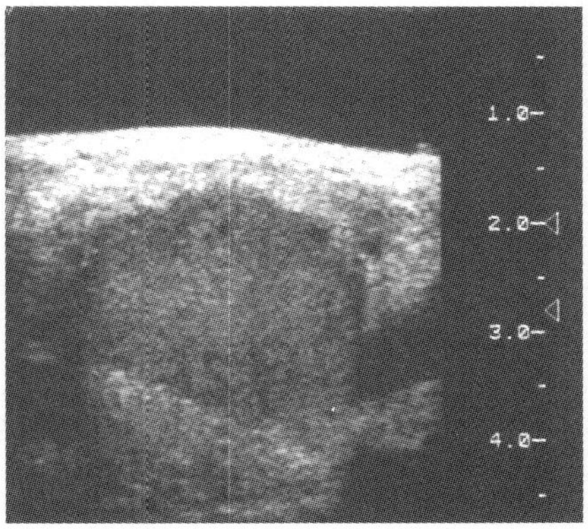

内侧超声，病例 1

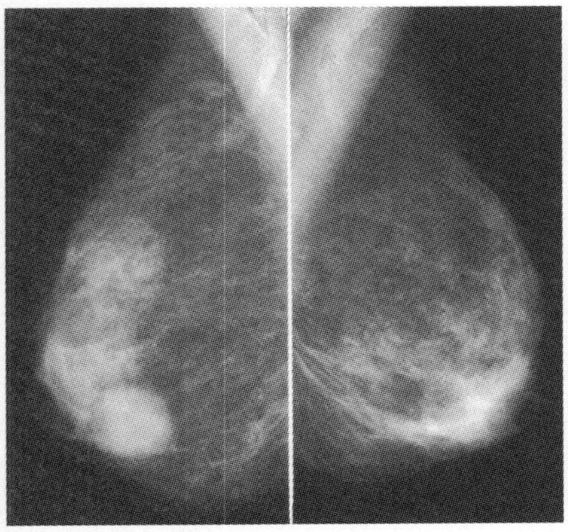

MLO 位，病例 2

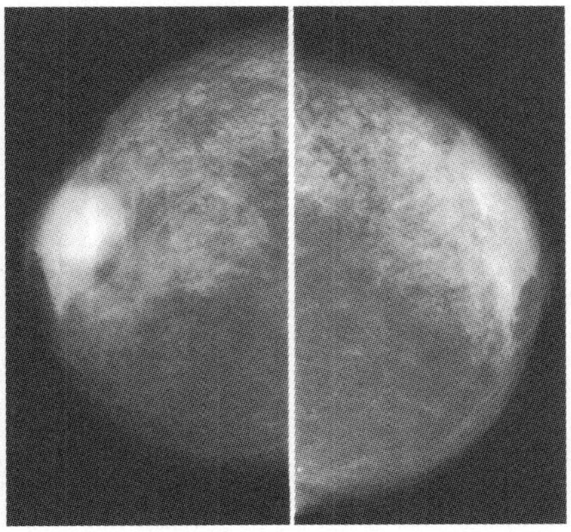

CC 位，病例 2

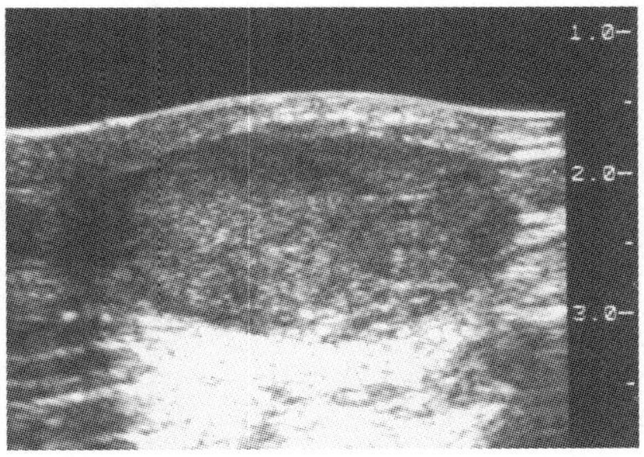

桡侧（外侧）超声，病例 2

1．病例 1：女，35 岁，在左侧乳腺内发现一个可触及性新肿块。病例 2：女，72 岁，发现一个可触及性新肿块。描述所有乳腺 X 线片特征。
2．描述超声检查特征。在鉴别诊断中，后方回声增强的意义如何？
3．35 岁、72 岁患者最可能的诊断分别是什么？
4．局限性乳腺癌发生率是多少？

病例 123

局限性乳腺癌

1. 在乳腺 X 线片上，两名患者都有实性肿块。因为年轻女性的乳腺呈高密度性，所以肿块与周围正常致密性腺体组织不能很好地区分，仅在左侧乳腺腋尾部可见一部分肿块。
2. 两位患者实性肿瘤的超声检查回声性表现相同，其后方回声均增强。肿块后方回声的增强在良恶性肿瘤中都可以见到。仔细观察这两个肿瘤的边界，发现没有薄的回声边界，而是表现为不清晰或不规则的边界。
3. 对于 35 岁患者来说，尽管肿瘤有轻微的不规则性边界，最可能的诊断也应该是良性纤维腺瘤。但对于 72 岁发现新的实性肿瘤的患者来说，最可能的诊断应该是浸润性导管癌。最终，这两个肿瘤都被证实是恶性肿瘤。
4. 目前认为局限性乳腺癌的发生率小于 10%。

参考文献

Stavros TA: Breast Ultrasound, Philadelphia, 2004, Lippincott Williams & Wilkins.

相关参考文献

Ikeda, *Breast Imaging: THE REQUISITES*, pp 105-108.

点　评

本病例显示了两名不同年龄组患者的局限性乳腺癌，一个相对较年轻，另一个相对年龄较大。因为这两位患者各自年龄组乳腺癌的发病率不同，所以鉴别诊断也不同。年轻女性的实性肿块最可能的诊断应该是纤维腺瘤。但仔细观察肿块的边界，发现肿块的部分边界不规则，因此该肿块可疑恶性。在年老绝经后妇女的乳腺内发现新的实性肿块，首先应考虑是乳腺癌，直到证明是其他病变。

这两个恶性肿瘤的后方回声都增强。虽然这通常是良性肿瘤的特征，但部分恶性肿瘤也有此表现。肿瘤后方回声增强的程度依赖于肿瘤内成分的均一性。本病例中这两个恶性肿瘤内部的细胞成分均一，表现为肿瘤后方回声增强。穿刺活检证实这两个肿块都是浸润性导管癌，无其他特异表现。

病例 124

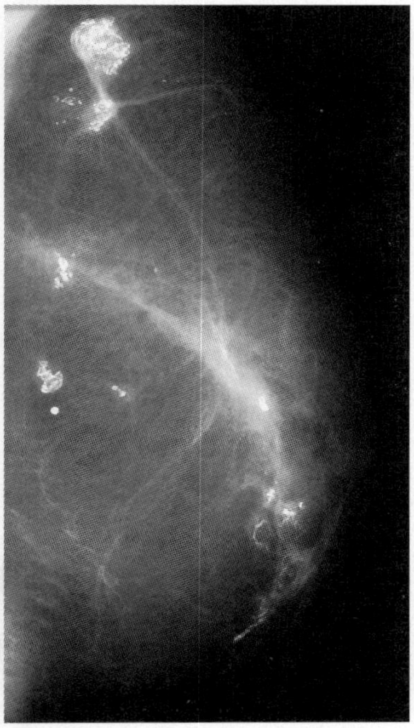

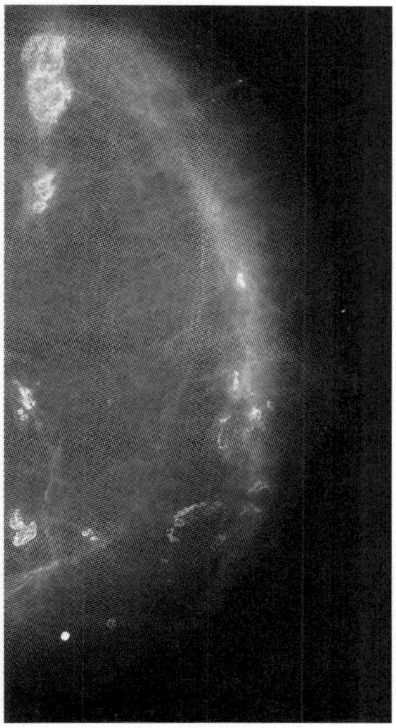

1．本例患者乳腺切除术后在横断腹直肌（TRAM）与皮瓣重建外上方有可触及的结节。你对这幅诊断性乳腺 X 线片的解释是什么?
2．该患者有乳腺癌增加的危险吗?
3．在重建的乳腺中，可触及性结节的影像特点是什么?
4．该患者还需要其他检查吗?

病例 124

横断腹直肌与皮瓣内的可触及性结节

1. 乳腺 X 线片显示 TRAM 重建，内有几组粗糙的钙化灶。在其外上方有钙化灶堆积成肿块样区域。这是脂肪坏死的特征。
2. 乳腺癌幸存者再次发生乳腺癌的危险会增加。可触及性结节必须全面评价。
3. 与评价原乳腺一样，首选乳腺 X 线片检查。如果乳腺 X 线片不能确诊，再行超声和 MRI 检查，以进一步评价可触及性结节的性质。
4. 该患者的可触及性结节与伴有粗糙钙化灶的脂肪透亮区相符，是脂肪坏死的特点。无需进一步检查。

参考文献

Eidelman Y, Liebling RW, Buchbinder S, Strauch B, Goldstein RD: Mammography in the evaluation of masses in breasts reconstructed with TRAM flaps, *Ann Plast Surg* 41(3):229-233, 1998.

Helvie MA, Bailey JE, Roubidoux MA, Pass HA, Chang AE, Pierce LJ, Wilkins EG: Mammographic screening of TRAM flap breast reconstructions for detection of nonpalpable recurrent cancer, *Radiology* 224:211, 2002.

Pang LM, Chan E, Yang WT: Florid dystrophic calcification associated with fatty degeneration of muscle component in the TRAM flap, *Am J Roentgenol* 177:1489, 2001.

相关参考文献

Ikeda, *Breast Imaging: THE REQUISITES*, p 271.

点　评

乳腺切除术后乳腺重建常规采用的方法是 TRAM 法。这种方法是从患者自身腹部取皮、脂肪和腹直肌重建乳腺圆锥，故也称自身移植。

术后脂肪坏死非常常见，原因是脂肪组织在手术过程中失去了血供，引起了坏死并发生坏死组织的钙化。最初的钙化多表现为多形性，随后变粗糙，形成伴有脂肪透亮区的钙化灶。

在 TRAM 中发生恶性肿瘤的机制尚不完全清楚，可能与癌瘤组织的残留有关。在乳腺切除时，癌细胞被种植或癌细胞隐藏在淋巴管内；也可能是原乳腺组织内的癌细胞在乳腺切除术时没有被完全切除。鉴别脂肪坏死钙化与恶性病变钙化很难。因恶性乳腺疾病接受过乳腺切除术的患者新发乳腺癌及复发癌的危险性增加。

本例患者有可触及的肿块，做了 TRAM 重建乳腺的诊断性乳腺 X 线照相检查。虽然对这种检查仍有争论，但与保乳术后的患者一样，乳腺 X 线照相检查也可作为对 TRAM 重建乳腺的常规筛查性检查手段。Helvie 及其同事们认为 TRAM 重建乳腺内无可触及包块的患者恶性肿瘤的发生率是 2%，与保乳手术后恶性肿瘤的发生率大致相同。

病例 125

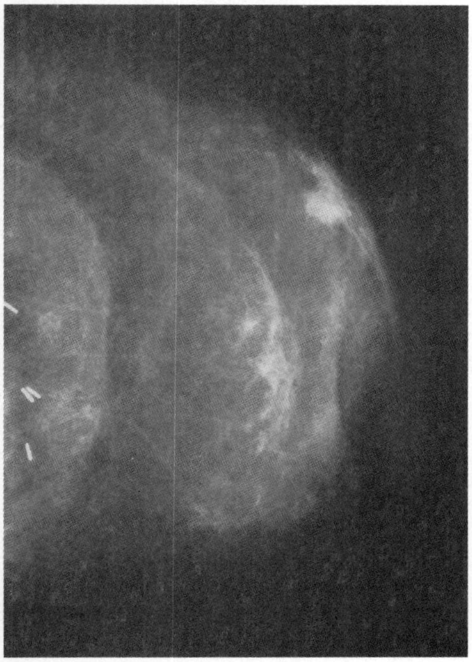

病例 1，CC 位

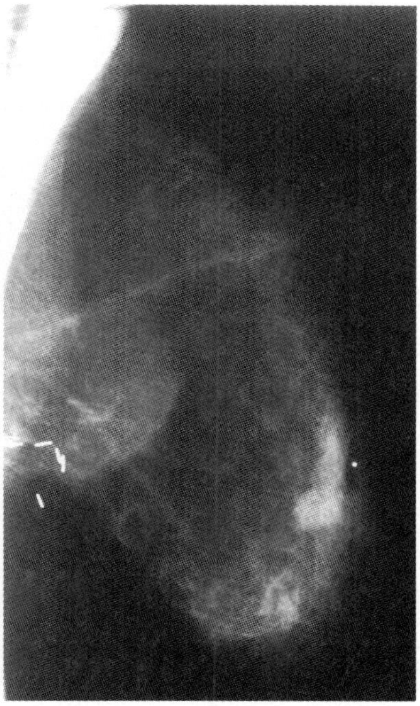

MLO 位

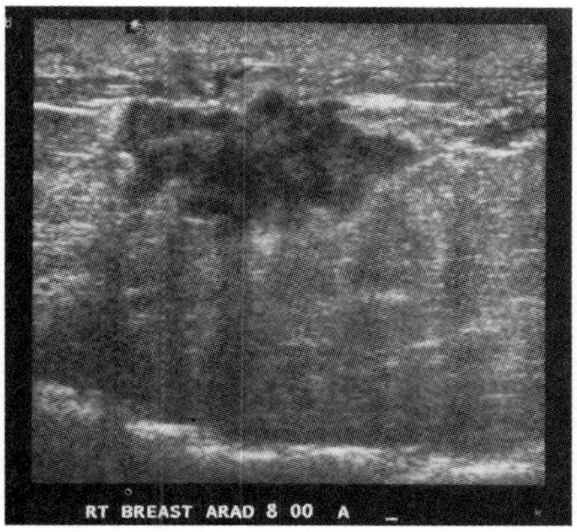

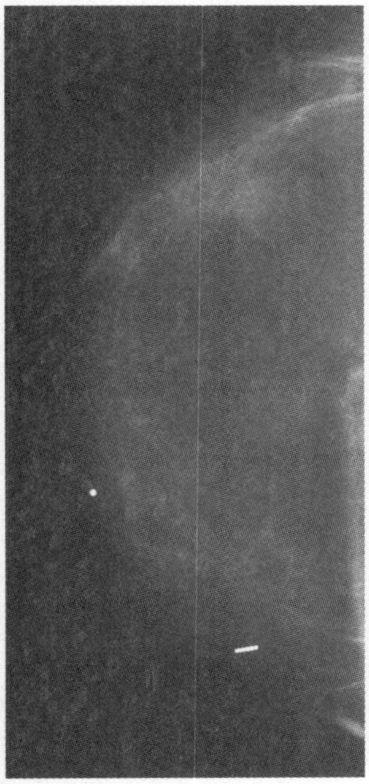

病例 2，CC 位

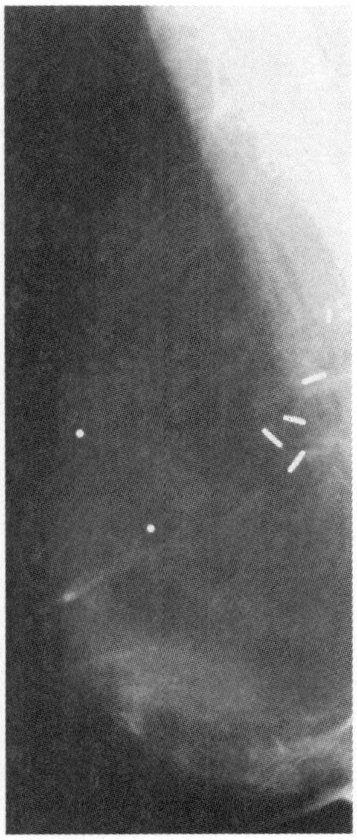

MLO 位

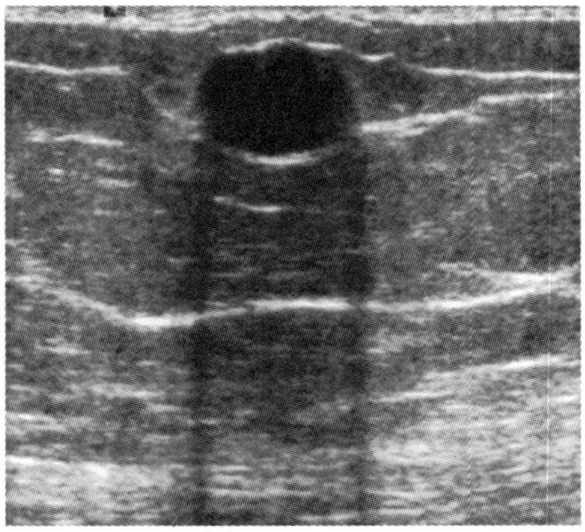

1．这是两位经历相同患者的图像。她们做了哪种手术？
2．两位患者都有担心的可触及区域，将 BB 放在所担心的区域。描述这两位患者的乳腺 X 线片所见。
3．描述这两位患者的超声检查所见。
4．这两位患者最可能的诊断是什么？

病例 125

TRAM 重建乳腺——两个病例

1. 两位患者都做了保留局部皮肤的乳腺切除术、横断腹直肌与皮瓣重建乳腺的手术。
2. 乳腺 X 线片显示，病例 1 担心的可触及区域内有一个不规则性肿块，病例 2 有一个透亮的边界清晰的肿瘤。
3. 病例 1 的超声检查显示，在增厚皮肤下有一个实性不规则性肿块。病例 2 的超声检查显示有一个边界清晰的低到无回声肿块。
4. 病例 1：癌复发，病例 2：脂肪组织坏死。

参考文献

Helvie MA, Wilson TE, Roubidoux MA, Wilkins EG, Chang AE: Mammographic appearance of recurrent breast carcinoma in six patients with TRAM flap breast reconstructions, *Radiology* 209:711-715, 1998.

相关参考文献

Ikeda, *Breast Imaging: THE REQUISITES*, pp 270-271.

点　评

这两位患者都做了保留局部皮肤的乳腺切除术和 TRAM 皮瓣乳腺重建术。MLO 和 CC 图显示了典型的腹直肌和腹部皮下脂肪组织移植术后改变。腹部脂肪组织重建了大面积的乳腺丘，后方的夹子将移植过来的腹直肌固定在胸壁上。本案例患者的乳头和乳晕均已被切除，局部原乳腺皮肤被保留，因此称为保留皮肤的乳腺切除术。TRAM 皮瓣是否应做常规乳腺 X 线照相检查仍有争论，但如果在体检中发现有令人担心的区域，总是需要有指导性的影像检查。

病例 1 的乳腺 X 线片和超声检查显示沿瘢痕线有一个形态不规则性肿块，该肿块是原位癌复发。TRAM 皮瓣中复发癌的乳腺 X 线片和超声检查表现与原发乳腺癌相同。在乳腺 X 线片上显示肿瘤边界不清，超声表现为低回声性边界不规则的肿瘤。患者做了超声引导下穿刺活检，证实是肿瘤复发。

病例 2 是一个脂肪坏死病例。其诊断依据是 TRAM 皮瓣的乳腺 X 线片表现。超声检查也能够确诊。本病例无需进一步检查，患者应该放心，这种临床表现仅是一种术后改变。

病例 126

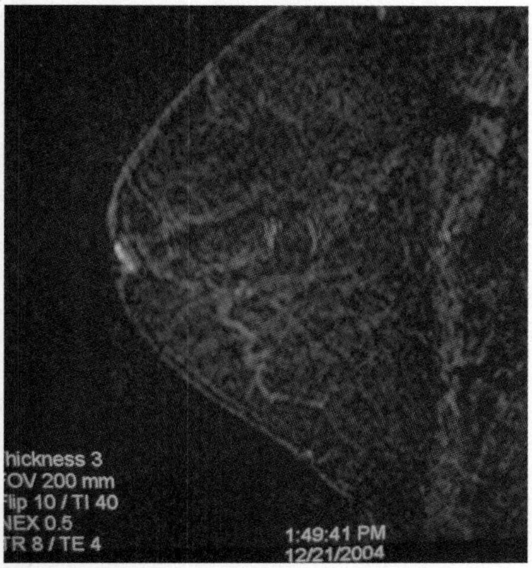

MR 减影像

1. 常规检查发现患者有单侧乳头内陷。患者自己不知道这种异常改变。除了乳头内陷以外，她的乳腺 X 线片显示正常。对 MRI 减影像的解释是什么？
2. 乳头内陷患者应关注什么？
3. 乳头内陷接下来应该检查什么？
4. 在 MRI 检查之后，应如何随访？

病例 126

内陷乳头的 MRI

1. 显示内陷乳头增强轻微，无增强肿块的证据。
2. 乳晕下恶性肿瘤可以引起乳头内陷。
3. 应该获得病史、拍摄标准乳腺 X 线片和乳头局部点压图。还可行超声检查评价乳晕下区域。
4. 建议患者做常规筛查和临床随访。

参考文献

Friedman EP, Hall-Craggs MA, Mumtaz H, Schneidau A: Breast MR and the appearance of the normal and abnormal nipple, *Clin Radiol* 52(11):854-861, 1997.

相关参考文献

Ikeda, *Breast Imaging: THE REQUISITES*, pp 26, 34.

点　评

如果常规影像检查（乳腺 X 线片和超声）正常，而患者又有不能解释的临床所见，接下来应做 MRI 检查。本例患者常规临床检查发现乳头内陷，乳腺 X 线片显示正常的脂肪性乳腺，没有发现能够解释乳头内陷的肿瘤。应该做 MRI 检查。

内陷乳头获得临床病史很重要。例如乳头内陷多少年？急性乳头内陷与恶性肿瘤有关，慢性乳头内陷则不然。

如果乳头内陷是慢性的，就无需进一步检查。慢性乳头内陷可由导管周围纤维化和慢性导管扩张引起，是一种常见的良性病变。急性乳头内陷可能是恶性肿瘤的征象，是一种新的临床所见。乳晕下肿瘤可引起乳头内陷，就像乳腺外围肿瘤引起皮肤回缩和小凹一样。急性乳头内陷的检查方法应包括乳晕后区域的局部点压图。乳晕后小肿瘤会因该区域正常乳腺组织的叠加，而无法在常规乳腺 X 线片上见到。如果在乳腺 X 线片上看不到肿瘤，应该做超声检查，它是一种很有价值的检查方法。如果超声也看不到肿瘤，建议做 MRI 检查。

MRI 能够很好地评价增强性肿瘤和乳晕后方乳腺导管的增强。导管增强提示可能有原位管癌。正常乳头本身在 MRI 图像中也显示增强。本病例 MRI 显示乳头轻微正常增强，无肿瘤增强的证据。无需进一步检查。

病例 127

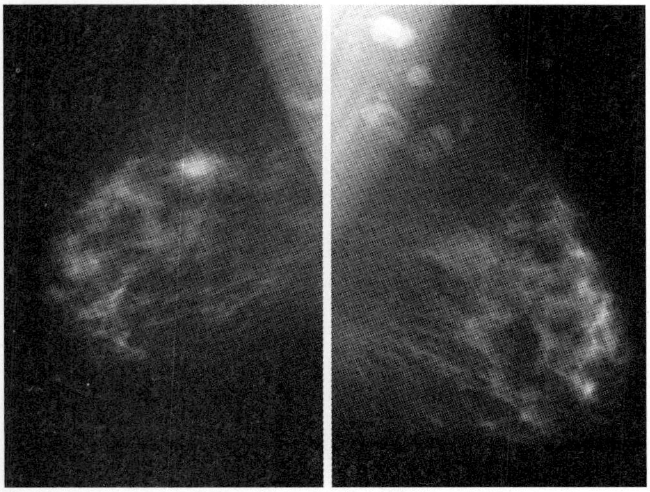

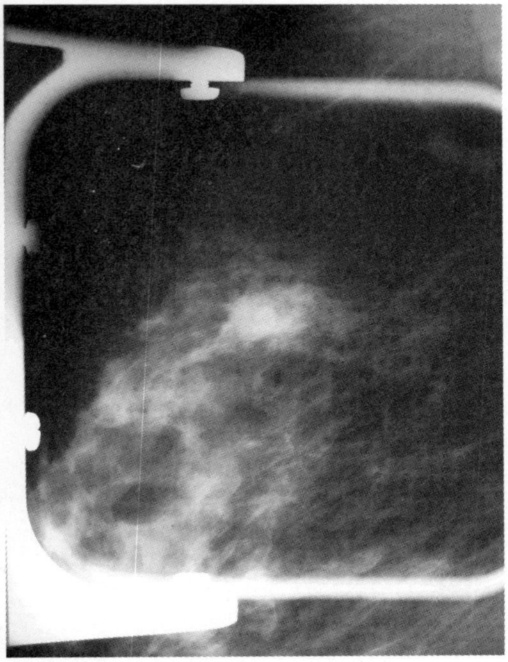

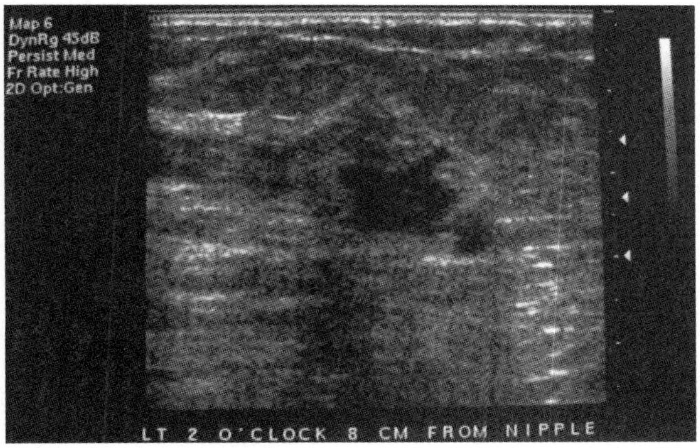

1. 描述乳腺 X 线片和超声检查所见。
2. 乳腺癌最常见的亚型是什么？
3. 为什么知道乳腺癌病理亚型很重要？
4. 浸润性乳腺癌的罕见亚型是什么？

病例 127

腺样囊性癌

1. 局部点压图显示左侧乳腺外上象限内有一个微小分叶状高密度肿块。该肿瘤在超声检查上表现为不规则性低回声肿块，后方声影。
2. 浸润性导管癌最常见。未有特殊说明（not otherwise specified，NOS）亚型约占所有乳腺癌的70%～80%。
3. 因为乳腺癌的病理亚型常常能够预示疾病的预后。
4. 腺样囊性癌、分泌型癌、鳞状细胞癌和化生性癌是乳腺癌的罕见亚型。

参考文献

Arpino G, Clark GM, Mohsin S, Bardou VJ, Elledge RM: Adenoid cystic carcinoma of the breast: Molecular markers, treatment, and clinical outcome, *Cancer* 94(8):2119-2127, 2002.

Bourke AG, Metcalf C, Wylie EJ: Mammographic features of adenoid cystic carcinoma, *Aust Radiol* 38(4): 324-325,1994.

Leeming R, Jenkins M, Mendelsohn G: Adenoid cystic carcinoma of the breast, *Arch Surg* 127(2):233-235, 1992.

Santamaria G, Velasco M, Zanón G: Adenoid cystic carcinoma of the breast: Mammographic appearance and pathologic correlation, *Am J Roentgenol* 171: 1679,1998.

Sperber F, Blank A, Metser U: Adenoid cystic carcinoma of the breast: Mammographic, sonographic, and pathological correlation, *Breast J* 8(1):53-54, 2002.

相关参考文献

Ikeda, *Breast Imaging: THE REQUISITES*, p 116.

点 评

乳腺癌亚型的罕见细胞亚型包括腺样囊性癌，后者在所有乳腺癌中不足 1%。这种亚型很少发生淋巴扩散或远处转移。其乳腺 X 线片和超声检查表现与其他乳腺癌类似，常表现为分叶状肿块。

知道乳腺癌细胞亚型很重要，因为细胞类型常常决定临床结局。腺样囊性癌比其他类型的乳腺癌预后更佳。在对 28 位腺样囊性癌的研究中，发现 5 年无复发存活率为 100%。腺样囊性癌预后极佳，决定其治疗方案无需腋下淋巴结切除，也无需化疗。但肿瘤一定要完全切除，否则可能在乳腺内复发。腺样囊性癌好发于绝经后女性，平均年龄为 65 岁。

本病例常规筛查性乳腺 X 线片显示左侧乳腺外上象限有一个不规则的高密度肿瘤，呈微小分叶状。本病例患者在确诊时的年龄为 63 岁，病理显示 2cm 的肿瘤主要是原位腺样囊性癌，几乎没有浸润性区域。

病例 128

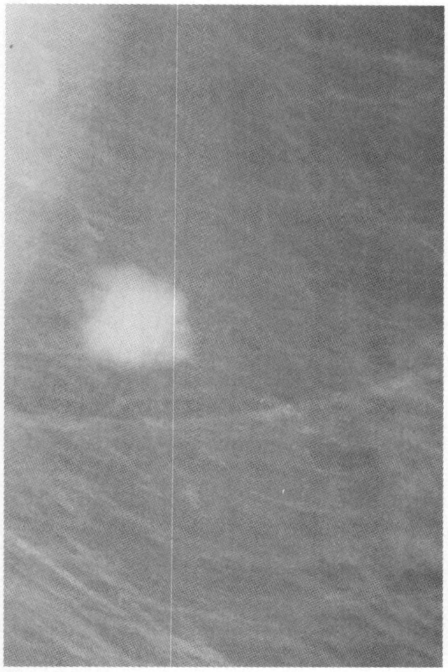

放大 MLO 位

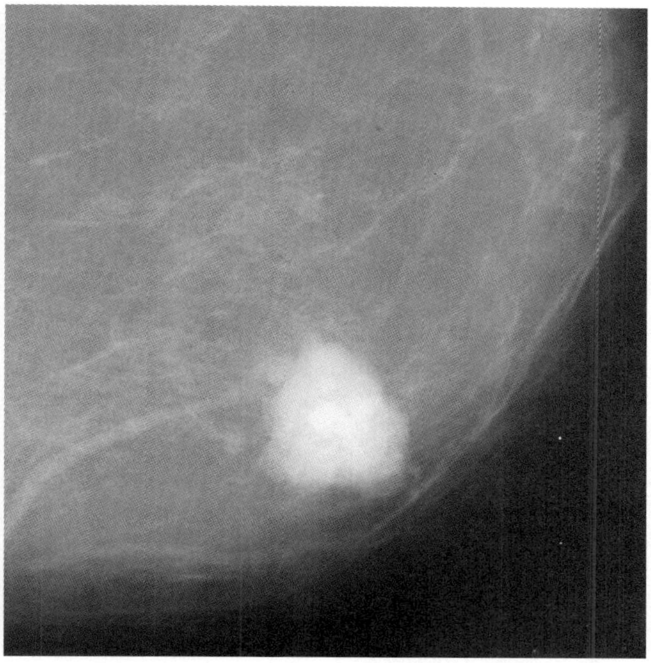

放大 CC 位

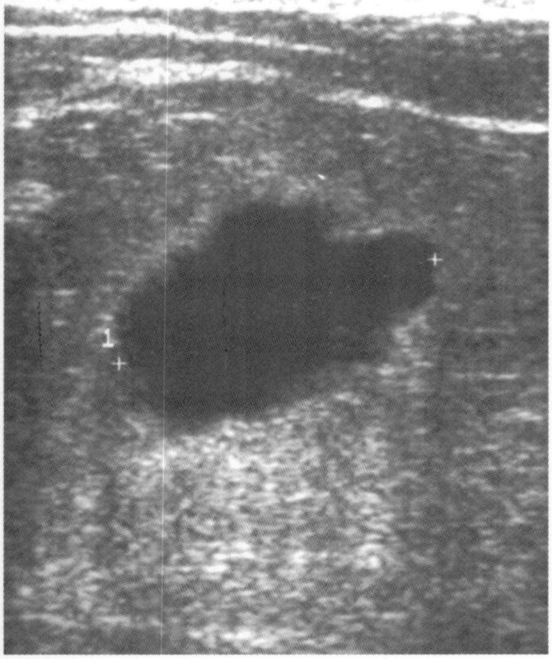

超声

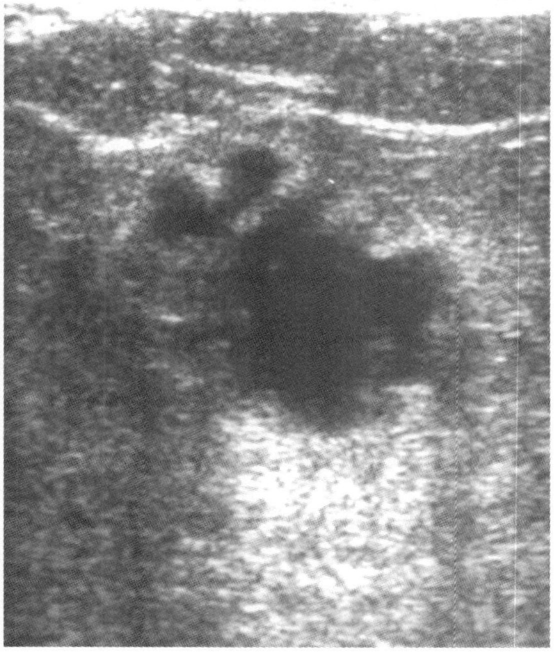

超声

1．女，45 岁，描述乳腺 X 线片所见。

2．描述超声检查所见，指出 BI-RADS 分类和建议。

3．抽吸后肿瘤缩小，但抽吸物是肉眼血性。下一步建议做什么？

4．哪种类型的癌呈局限性癌表现？

病例 128

髓样癌

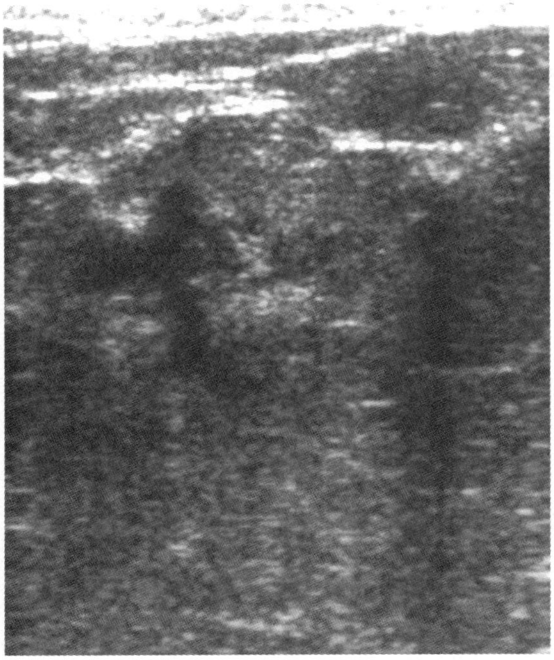

穿刺抽吸术后超声

1. 在右侧乳腺内有一个边界清晰的微小分叶状肿瘤。
2. 超声检查显示肿瘤呈微小分叶状，其内为低到无回声性液性成分，囊壁较厚。BI-RADS 4：可疑，建议穿刺活检。影像医生认为这可能是一个混合性囊肿，并对其做了穿刺抽吸术。
3. 虽然肿瘤明显减小，但是血性抽吸液，需除外恶性可能。仔细观察抽吸后超声，显示有一个不规则的低回声性小肿块。建议切除活检或对残留实性肿块进行针芯活检。
4. 最常见的局限性癌是浸润性导管癌（NOS）。但另一常为局限性的组织学亚型髓样癌也很常见。本病例就是坏死性髓样癌。

参考文献

Bassett LW, Jackson VP, Jahan R, Fu YS, Gold RH: *Diagnosis of Diseases of the Breast*, Philadelphia, 1997, Saunders.

Berg WA, Campassi CI, Ioffe OB: Cystic lesions of the breast: Sonographic-pathologic correlation, *Radiology* 227:183, 2003.

相关参考文献

Ikeda, *Breast Imaging: THE REQUISITES*, p 146.

点 评

乳腺 X 线片显示这个微小分叶状肿瘤的边界极清晰。良性囊肿很少表现为如此微小分叶状。超声检查显示肿瘤有不规则的厚壁，具有这样壁的肿块要比混合性囊肿可疑，肿块表现为极低回声性，几乎呈无回声性。穿刺抽吸后，超声检查显示肿块明显缩小，几乎完全消失。抽吸物呈肉眼血性，这很大程度上与肿瘤坏死有关。抽吸物被送往实验室进行细胞学分析，并建议切除（如不切除，则要在抽吸时进行超声引导针芯活检）。切除时发现是髓样癌合并坏死。

髓样癌常被称为局限性癌。表现为局限性肿块的最常见肿瘤是浸润性导管癌（NOS）。然而，在所有组织学亚型中，髓样癌最常表现为局限性肿块。髓样癌比浸润性导管癌（NOS）发生于更年轻人群（小于 50 岁），但仅占乳腺癌的 10%以下。乳腺 X 线片上，钙化灶在浸润性导管癌这种亚型中不常见。

髓样癌的中央常有坏死，在超声检查上表现为圆形或分叶状低回声性肿瘤。仔细观察本病例，肿瘤边界表现为微小分叶状，厚壁，不规则性。由于内部细胞结构的均质性或内部肿瘤的坏死，常导致后方回声增强。在组织学上，髓样癌有大量淋巴浆细胞浸润和大的多形性细胞核，核仁清晰和有丝分裂活跃。与浸润性导管癌（NOS）相比，癌细胞生长速度快，个大，激素标记物常为阴性。髓样癌尽管生长速度快，但与浸润性导管癌（NOS）相比，趋向预后较佳。

病例 129

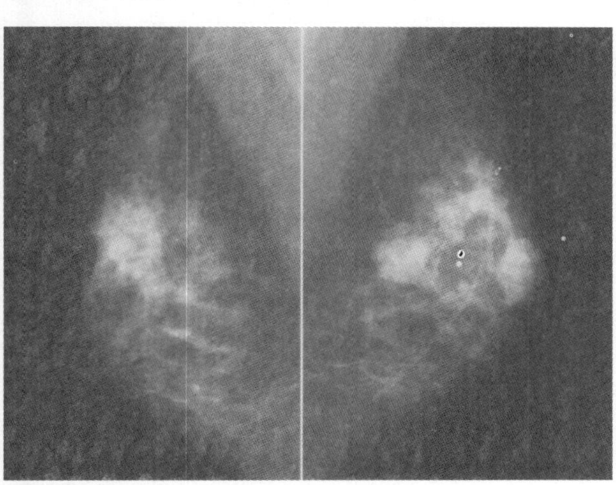

MLO 位

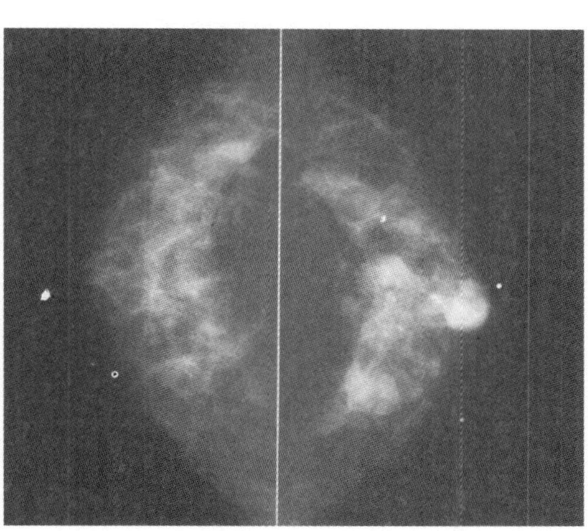

CC 位

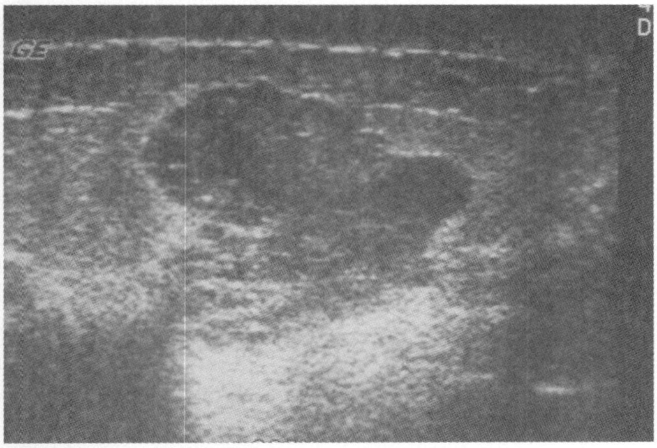

右侧乳腺 12 点位超声

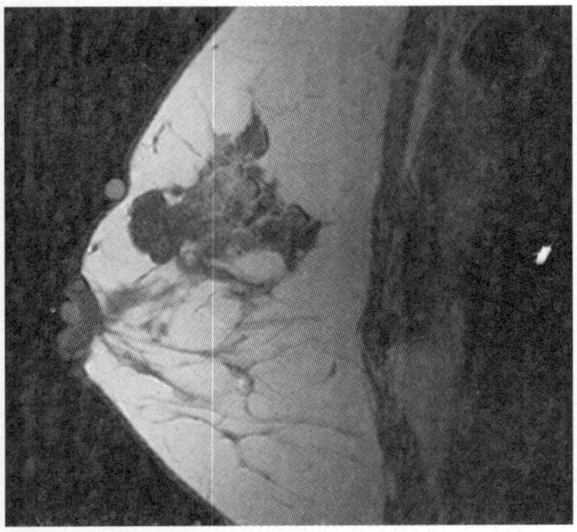

右侧乳腺 MRI，T1 像

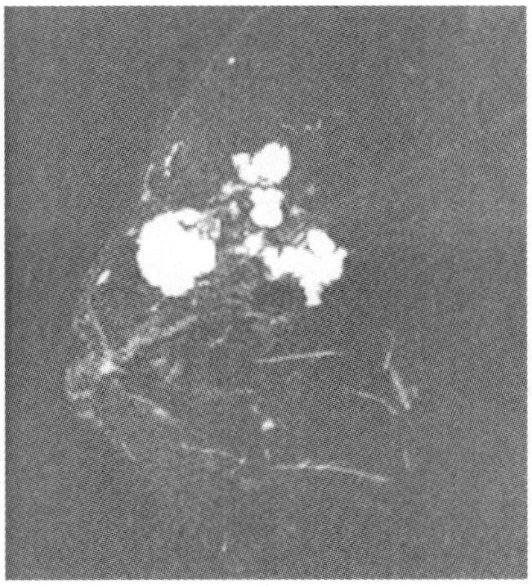

T2 像

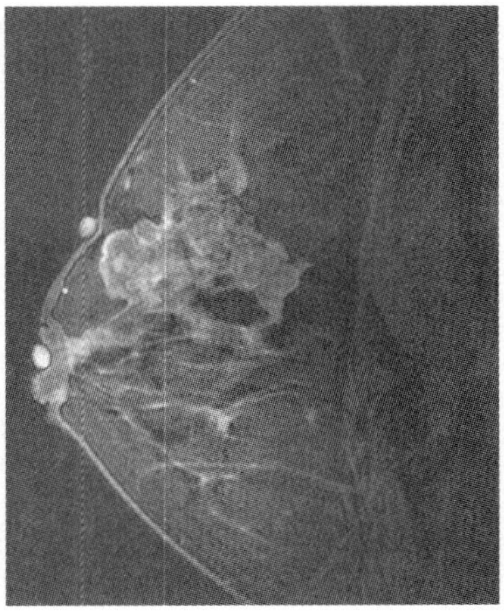

增强后

1．女，72 岁，在右侧乳腺 12 点处有一个可触及肿块。描述乳腺 X 线照相所见。
2．描述超声检查所见。
3．描述 MRI 所见。
4．鉴别诊断是什么？

病例 129

多发局灶性黏液性癌

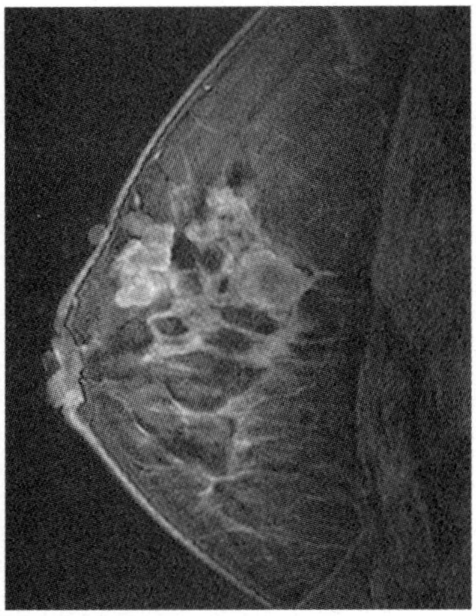

MR 减影像

1. 乳腺 X 线片显示右侧乳腺内有多个高密度性肿块，部分边界模糊。
2. 超声检查显示肿瘤边缘不规则，边界不清晰，与脂肪等回声。其后方回声增强，但很明显不是单纯性囊肿。。
3. MRIT2 图上显示多发性肿瘤呈极高信号，提示其为囊性或充满蛋白质性物质。在延迟的钆图像上，呈逐渐增强样模式，表现为边缘轻微增强。
4. 鉴别诊断应该是黏液癌与感染性多发性复杂性囊肿进行鉴别。右侧乳腺肿瘤的细针抽吸证实该肿瘤是黏液癌。

参考文献

Conant EF, Dillon RL, Palazzo J, Ehrlich SM, Feig SA: Imaging findings in mucin-containing carcinomas of the breast: Correlation with pathologic features, *Am J Roentgenol* 163:821-824, 1994.

Kawashima M, Tamaki Y, Nonaka Y, Higuchi K, Kimura M, Koida T, Yanagita, Y, Sugihara S: MR imaging of mucinous carcinoma of the breast, *Am J Roentgenol* 179:179-183, 2002.

Lam WWM, Chu WCW, Tse GM, Ma TK: Sonographic appearance of mucinous carcinoma of the breast, *Am J Roentgenol* 182:1069-1074, 2004.

相关参考文献

Ikeda, *Breast Imaging: THE REQUISITES*, pp 106, 144, 206.

点 评

黏液癌是浸润性导管癌的亚型，占乳腺癌不到5%，多见于年龄较大的女性。肿瘤生长缓慢，转移较晚，比浸润性导管癌（NOS）预后好得多。黏液癌也称胶样癌。患者常无症状，在筛查时偶尔发现或表现为一个很大的可触及性胶样乳腺瘤。

在肉眼标本中，单纯性黏液癌常表现为凝胶状，由于黏液成分较多，故在肉眼切面上闪光。组织学上可见肿瘤细胞漂浮于大量细胞外黏液内。黏液成分少于75%的肿瘤称为混合性癌，其预后比单纯性黏液癌差。混合性癌与浸润性导管癌（NOS）的预后相似。

乳腺 X 线片显示黏液癌多为圆形，边界清晰或部分边界缺失或模糊。单纯性黏液癌很少发生钙化；但随着混合性癌中 NOS 肿瘤的增加，肿瘤表现趋向接近于浸润性导管癌的典型表现，并伴有钙化和针样结构。超声检查显示肿瘤边界清晰，但呈微小分叶状，与周围乳腺组织低回声或等回声。由于肿瘤内有丰富的蛋白黏液物质，所以 MRIT2 图上显示为高信号。MRI 上，增强极小，本病例就是如此，应仔细观察，以防误诊为感染性囊肿。MRI 减影像有助于显示病灶周围的轻微增强。

病例 130

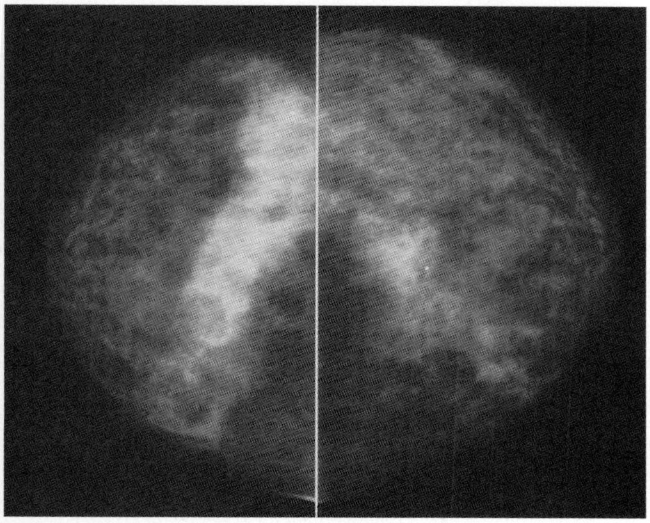

初始 CC 位

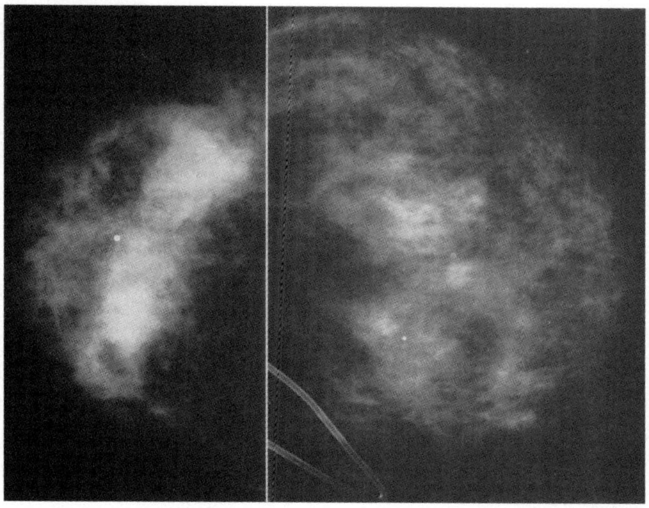

3 年后 CC 位

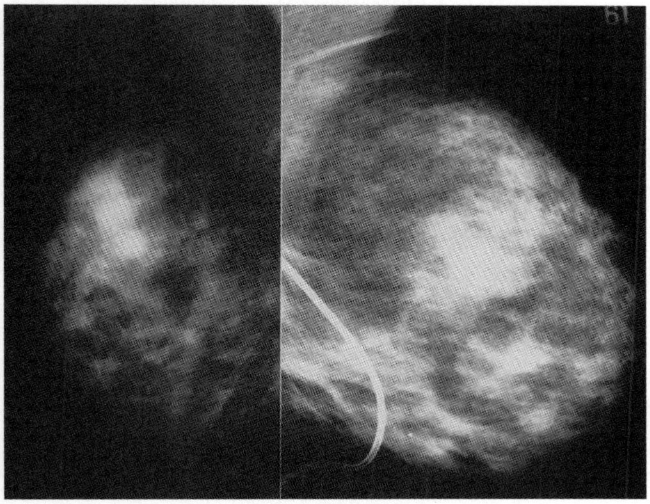

3 年后 MLO 位

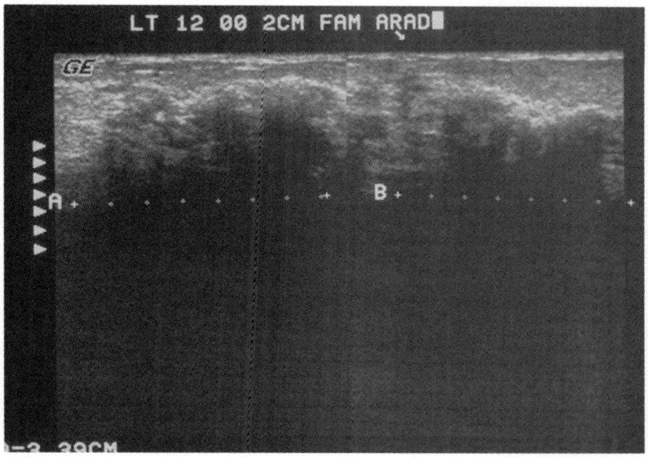

左侧乳腺超声

女，45 岁，患者主诉左侧乳腺萎缩。该患者是一位胰岛素依赖型糖尿病患者。以上为其初始乳腺 X 线片和 3 年后的乳腺 X 线片。

1．描述乳腺 X 线片所见。
2．乳腺为什么会萎缩？
3．鉴别诊断是什么？
4．你的建议是什么？

病例 130

浸润性小叶癌——乳腺萎缩

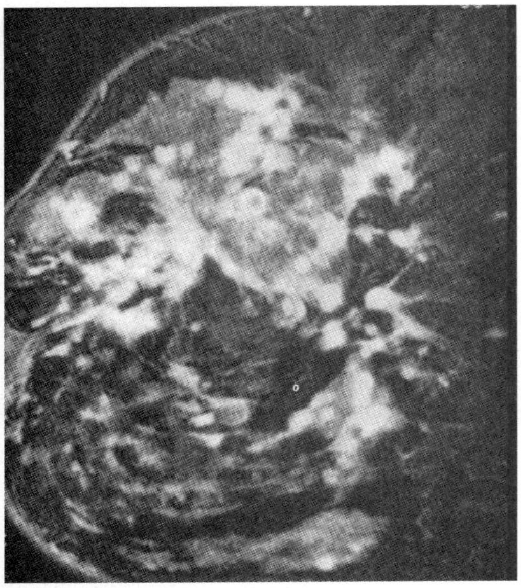

左侧乳腺 MRI

1. 乳腺 X 线片显示“全乳非对称”。但值得一提的是，致密性乳腺也会随着年龄的增加而萎缩。
2. 萎缩是因为弥漫性病程导致正常乳腺实质回缩所致。
3. 首先要鉴别弥漫性糖尿病性乳腺病与浸润性小叶癌。
4. 建议做针芯活检，二者均可通过针芯活检确诊。

参考文献

Harvey JA, Fechner RE, Moore MM: Apparent ipsilateral decrease in breast size on mammography: A sign of infiltrating lobular carcinoma, *Radiology* 213:883-889, 2000.

Qayyum A, Birdwell RL, Daniel BL, Nowels KW, Jeffrey SS, Agoston TA, Herfkens RJ: MR imaging features of infiltrating lobular carcinoma of the breast: Histopathologic correlation, *Am J Roentgenol* 178(5):1227-1232, 2002.

相关参考文献

Ikeda, *Breast Imaging: THE REQUISITES*, pp 97-98, 206, 236.

点评

当浸润性小叶癌（infiltrating lobular carcinoma，ILC）弥漫性浸润乳腺时，乳腺的体积缩小或称“乳腺萎缩”。本病例就是一位浸润性小叶癌，受累的乳腺缩小或萎缩，应与糖尿病引起的致密性纤维化和乳腺萎缩鉴别。由于超声波很难进入乳腺前方的纤维化组织带中，故表现为弥漫性声衰减。MRI 显示乳腺内有边缘增强的多发性结节，从乳腺的上、中和侧方扩散，部分向下扩散。MRI 比乳腺 X 线片和超声能够更好地显示肿瘤病变范围。为了明确乳腺 X 线片这种征象的性质，应做超声引导下针芯活检。

浸润性小叶癌的发病率约占所有乳腺癌的 10%。对这种类型的肿瘤，乳腺 X 线照相检查难以做出明确诊断。ILC 乳腺 X 线片常表现为局灶非对称性或轻微的实质紊乱。由于肿瘤细胞只浸润脂肪和间质，不引起实质改变，也不会引起肿块效应，故难以诊断。肿瘤的范围通常比浸润性导管癌大，因为 ILC 的离散性和低密度特点，故较浸润性导管癌假阴性率较高。ILC 多中心病灶（本例所示）的发生频率是浸润性导管癌的 2 倍。

晚期 ILC 曾被描述为乳腺萎缩和局灶性肿瘤浸润，受累患者可能只感觉到乳腺弥漫性增厚。偶尔，表现为离散性肿块的局灶区域或多发性结节区域。在乳腺萎缩的 ILC 患者，病变广泛，纤维镜下可见很多跳跃区域，呈多中心性。间质对小叶肿瘤细胞的反应导致乳腺内致密纤维组织形成。MRI 有助于确定病变范围。本例患者有多发性阳性结节，需要做乳腺切除术。

病例 131

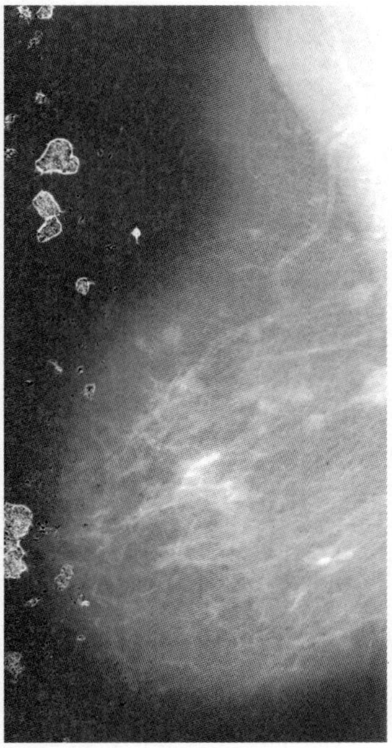

MLO 位

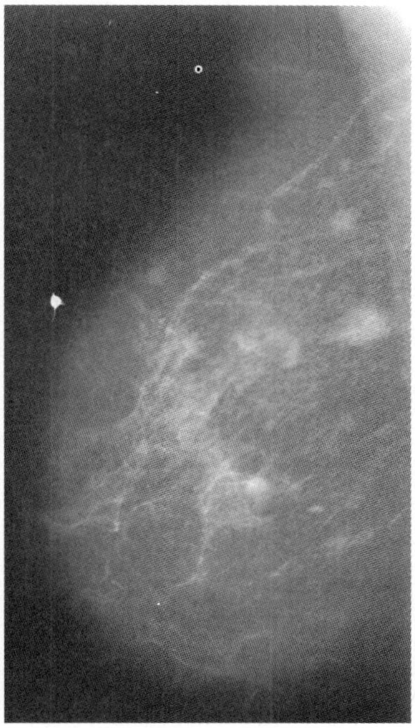

夸大 CC 位

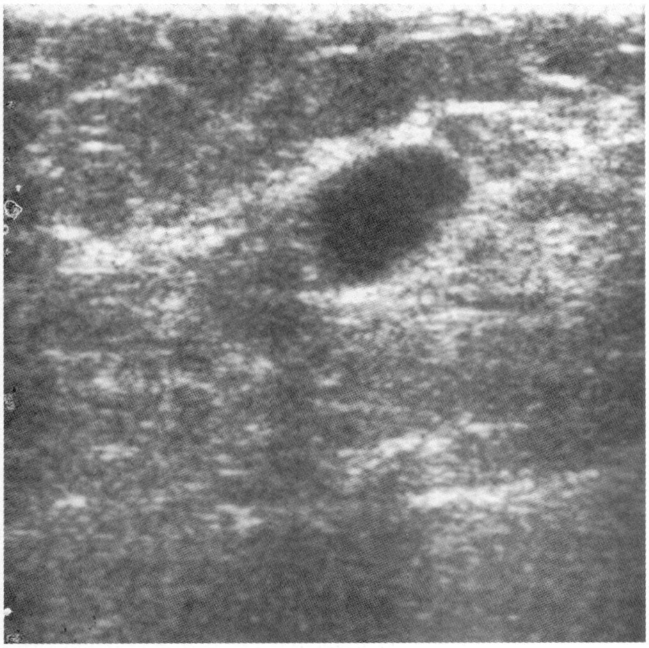

超声

1．女，74 岁，左侧腋窝内有可触及的淋巴结。描述左侧乳腺影像所见。
2．指出乳腺 X 线片和超声检查所见的鉴别诊断。
3．患者有非霍奇金淋巴瘤病史。乳腺原发性淋巴瘤和转移性淋巴瘤，哪种更常见？
4．如何鉴别乳腺内的原发性淋巴瘤与转移性淋巴瘤？

病例 131

淋巴瘤

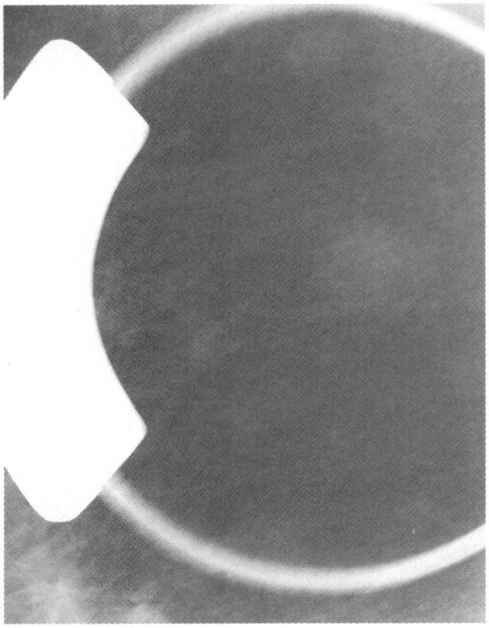

局部定点放大片

1. 左侧乳腺内有多发的肿瘤，其中大多数肿瘤的边界不清。超声检查显示肿瘤回声极低，但不具备单纯性囊肿的特点（无清晰的薄壁，表现为部分厚壁）。左乳内有多个超声表现类似的肿瘤。
2. 鉴别诊断包括原发性乳腺淋巴瘤和乳腺外肿瘤的多发性乳腺转移。
3. 淋巴瘤乳腺转移比原发性乳腺淋巴瘤更常见。
4. 原发性乳腺淋巴瘤表现与淋巴瘤乳腺转移的表现类似；但多数原发性乳腺淋巴瘤表现为无钙化灶的实性肿瘤。本病例有乳腺外淋巴瘤病史和多发性肿瘤及淋巴结病病史，最可能的诊断是淋巴瘤乳腺转移。

参考文献

Liberman L, Giess CS, Dershaw DD, et al.: Non-Hodgkin lymphoma of the breast: Imaging characteristics and correlation with histopathologic findings, *Radiology* 192:157-160, 1994.

相关参考文献

Ikeda, *Breast Imaging: THE REQUISITES*, p 117.

点 评

本例患者最可能的诊断是她所知道的乳腺外非霍奇金淋巴瘤乳腺浸润。但多发性肿瘤很容易认为是来源于尚不清楚的原发性恶性肿瘤的转移，例如肺癌或黑色素瘤。

在乳腺 X 线片上，多数原发于乳腺的淋巴瘤都表现为无钙化灶的孤立性肿瘤。通常，无论是原发性还是转移性乳腺淋巴瘤，一般均无钙化灶，其边界显示不完全性或模糊不清，但也有大约 30%的淋巴瘤边界清晰。在超声检查上，实性淋巴瘤可能表现为极低回声性，类似假囊样，本病例就是如此。建议做针芯活检，而非细针抽吸。流式细胞学计量分析可用于确定淋巴瘤类型。

原发性乳腺淋巴瘤极为罕见，通常表现为实性可触及性肿瘤，常引起皮肤回缩、红斑或增厚性改变。在原发性乳腺淋巴瘤中，约有 30%～40%患者的腋窝淋巴结受累，双侧乳腺受累约占原发性乳腺淋巴瘤的 13%。如果原发性乳腺淋巴瘤乳腺受累不严重，临床上可以采取保乳手术加放疗。

病例 132

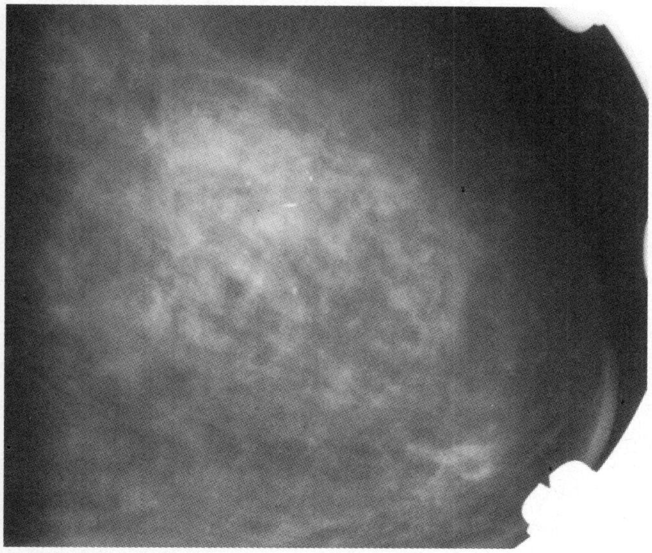

右侧乳腺局部定点放大片

1．采用立体穿刺活检术对右侧乳腺钙化灶进行穿刺活检。病理显示有多处局灶原位小叶癌（LCIS）和良性钙化灶及纤维囊肿变。该患者需要手术治疗吗？
2．该患者有乳腺癌增加的危险吗？
3．在原位小叶癌处，有发生癌的危险性吗？
4．发生导管癌或小叶癌的危险性会增加吗？

病例 132

原位小叶癌的处理

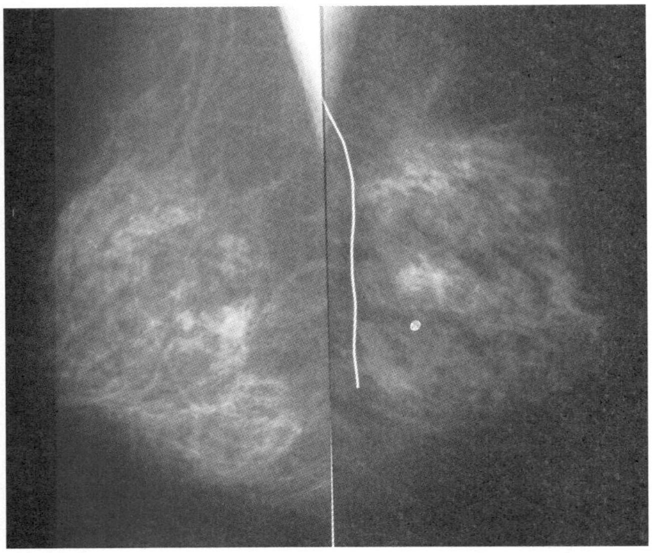

1 年后 MLO 位显示右侧乳腺瘢痕标记（剪裁图像）

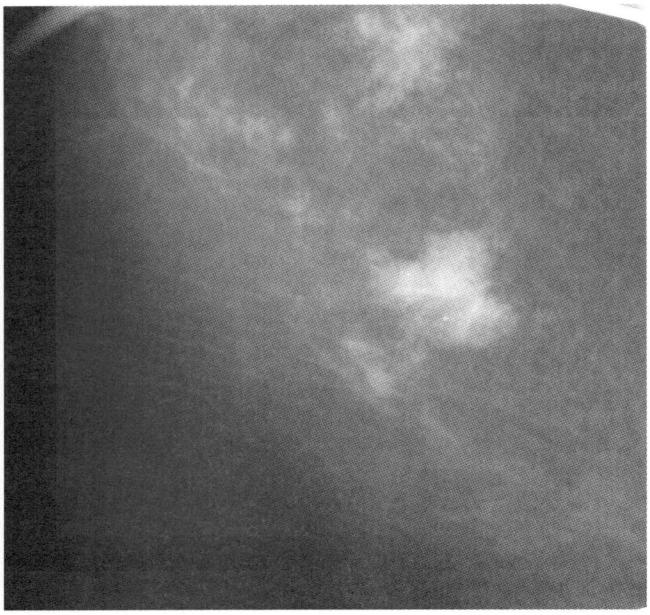

1 年后左侧乳腺局部定点放大片

1. 建议手术治疗，但在乳腺 X 线片上伴可疑钙化灶的原位小叶癌常常是偶然发现的，而乳腺 X 线片上的异常钙化灶病理为良性。
2. 是的，发生乳腺癌的危险性会增加约 27%～30%。
3. 两侧乳腺发生癌的危险性均增加。
4. 有发生导管癌和小叶癌的危险性。

参考文献

Berg WA, Mrose HE, and Ioffe OB: Atypical lobular hyperplasia or lobular carcinoma in situ at core-needle breast biopsy, *Radiology* 218:503-509, 2001.

Foster MC, Helvie MA, Gregory NE, Rebner M, Nees AV, Paramagul C: Lobular carcinoma in situ or atypical lobular hyperplasia at core-needle biopsy: Is excisional biopsy necessary? *Radiology* 231 (3): 813-819, 2004.

Liberman L, Sama M, Susnik B, et al.: Lobular carcinoma in situ at percutaneous breast biopsy: Surgical biopsy findings, *Am J Roentgenol* 173:291-299, 1999.

相关参考文献

Ikeda, *Breast Imaging: THE REQUISITES*, pp 25, 184.

点 评

原位小叶癌是一种高危险病变，是将来发生乳腺癌的重要危险因素。双侧乳腺危险性均增加，并不是只在原位小叶癌处发生。本病例是对右侧乳腺微小钙化灶进行穿刺活检被证实有囊性纤维变伴多发原位小叶癌灶。原位小叶癌与钙化无关，是偶然发现的。第 2 年，患者对侧乳腺内发现有一个伴钙化灶的新肿瘤。核芯穿刺活检确诊是浸润性导管癌。

原位小叶癌患者发生乳腺癌的危险性约增加 27%～30%。原位小叶癌常常是在影像引导下活检或对钙化灶及肿瘤进行切除活检时，偶然发现的。原位小叶癌病变本身无影像学特征。当组织病理学发现有多发性原位小叶癌时，患者随后发生乳腺癌的危险性增加。将来发生的乳腺癌可能是导管癌或小叶癌。

建议对针芯活检结果是原位小叶癌的患者，接下来做切除性活检。因为通过针芯活检在原位小叶癌附近发现 DCIS 或浸润性癌的几率约为 10%～20%，而针芯活检标本不能代表整个病变。针芯活检结果发现非典型小叶增生和非典型导管增生都可能。

病例 133

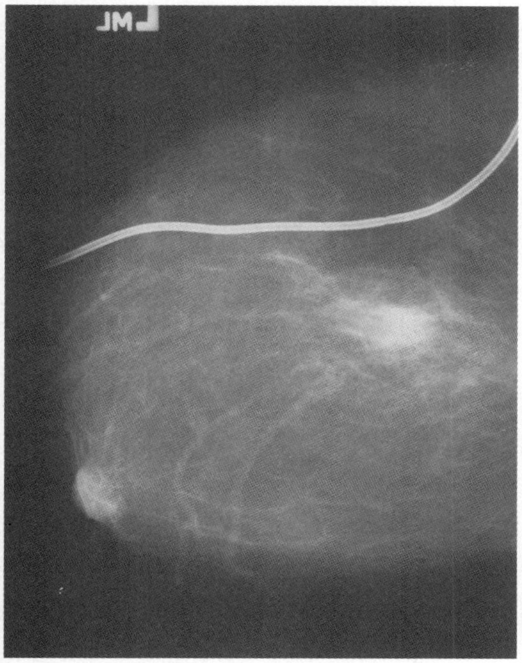

ML 位

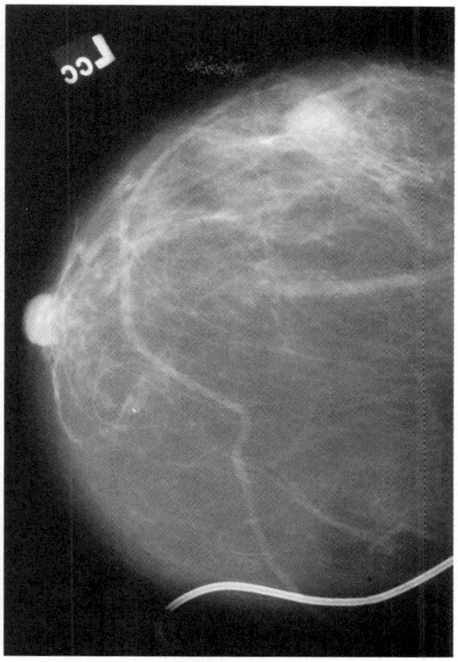

CC 位

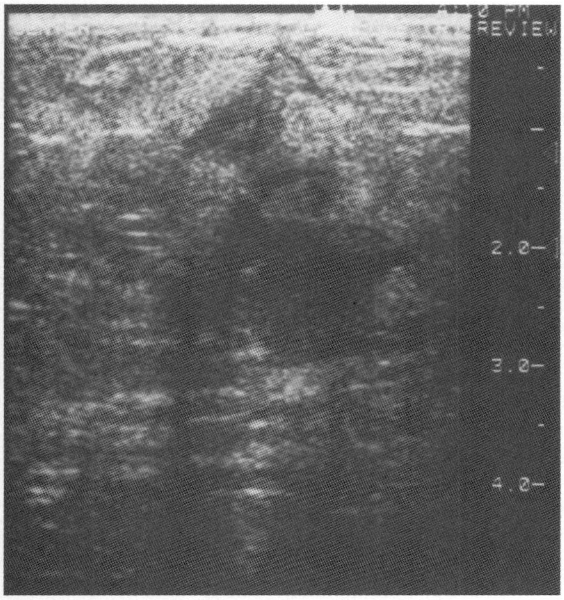

超声

1．女，36 岁，左侧乳腺内有一个可触及的质韧包块，描述乳腺 X 线片所见。
2．询问患者什么临床问题可能有助于确定该病变病因？
3．描述超声所见，并指出鉴别诊断。
4．指出 BI-RADS 分类并讨论该病变的处理方法。

病例 133

脓肿

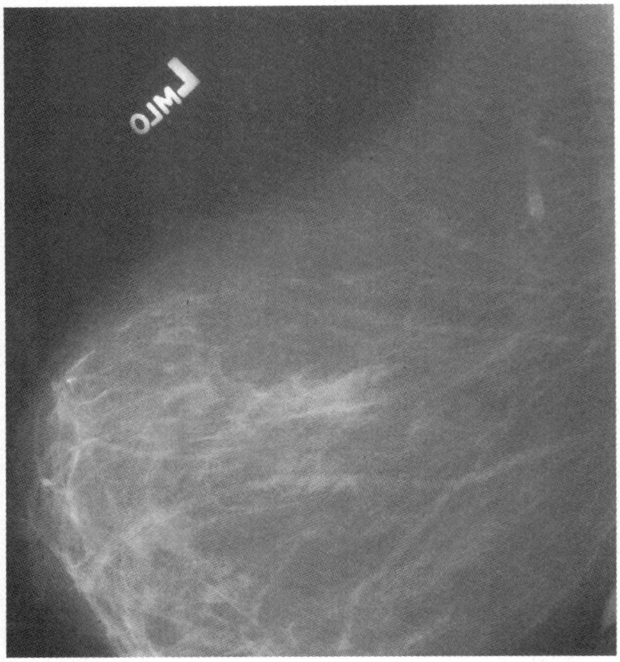

4 周后随访片

1. 在左侧乳腺外上相限内有一个边界不清晰的包块。
2. 应该询问患者发现这个触及有韧感区域的时间。如果局部皮肤有改变，技术员应该把这些改变记录在患者病史中。那个线样结构是一个留置的导管。
3. 超声检查显示包块呈低回声性，其边界不清晰，高大于宽，有向皮肤表面扩散的趋势，周围有水肿现象。鉴别诊断包括癌、脓肿和血肿。
4. 如果临床上有感染，患者应该接受抗感染治疗并随访（BI-RADS 3）。如无脓肿形成的表现，应该做穿刺活检（BI-RADS 4）。

参考文献

Berg WA, Campassi CI, Ioffe OB: Cystic lesions of the breast: Sonographic-pathologic correlation, *Radiology* 227:183, 2003.

Ulitzsch D, Nyman MKG, Carlson RA: Breast abscess in lactating women : US-guided treatment , *Radiology* 232:904-909, 2004.

相关参考文献

Ikeda, *Breast Imaging: THE REQUISITES*, pp 126-128.

点　　评

乳腺侧面可触及有韧性的担心区域，在乳腺 X 线片上显示为一边界不清晰的包块。临床担心区域的局部皮肤显示轻微增厚，关于此种表现，乳腺 X 线片检查是不能解决问题的，而超声检查可以进一步明确病变的特性。根据乳腺 X 线片检查结果，需要进行鉴别的疾病包括感染、血肿、乳腺癌和可能的炎性乳癌（因局灶性皮肤增厚）。

超声检查显示不清晰的低回声性区域有朝向皮肤表面并进入周围组织内的液性成分。如果在体检中发现局部皮肤红肿，则需要与炎性乳癌（局灶性）和感染性疾病进行鉴别。乳腺 X 线片可以辨认出患者乳腺内侧组织中埋藏的 Hickman 管，询问患者是否有感染性导管内血栓。朝向皮肤表面的液体超声检查所见提示脓肿向皮肤自发性引流。如果脓肿已聚积，则需要对这个聚积性区域进行抽吸并将抽吸液送检验科培养。建议患者行短期随访，并继续抗感染治疗。4 周后，复查乳腺 X 线片检查显示病灶完全吸收。

乳腺脓肿多见于哺乳期女性，可自发形成，也可是其他感染性病灶的种植，本病例就是如此。最常见的病原体是金黄色葡萄球菌和链球菌。临床可能仅表现为乳腺组织的蜂窝织炎，也可像本病例一样形成脓肿。超声所见脓肿表现为伴有液性碎片的混合性回声肿块，有时可见超声性气体。治疗包括经皮引流抗生素灌洗或手术切开引流或切除。

病例 134

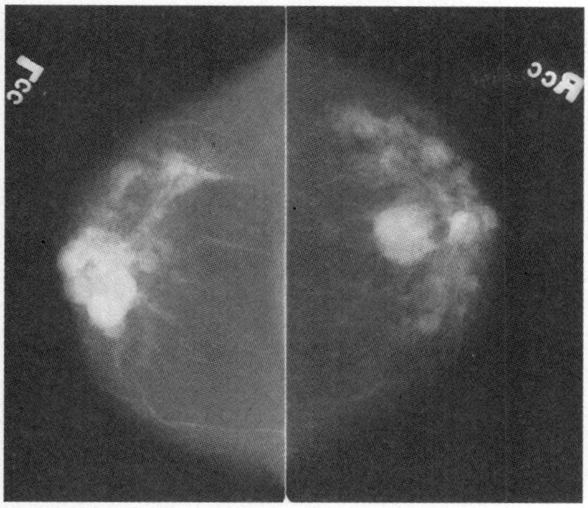

CC 位

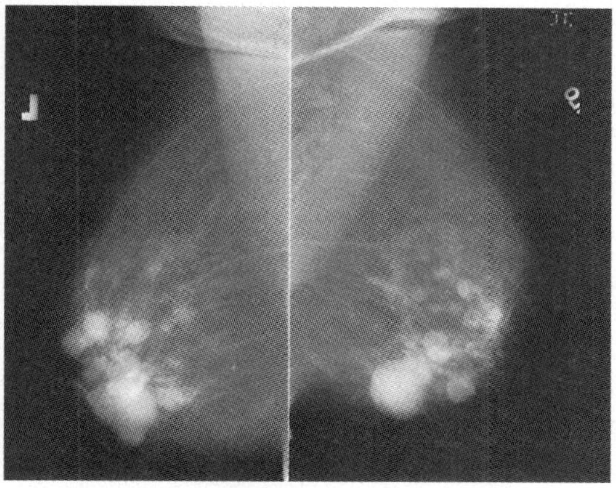

MLO 位

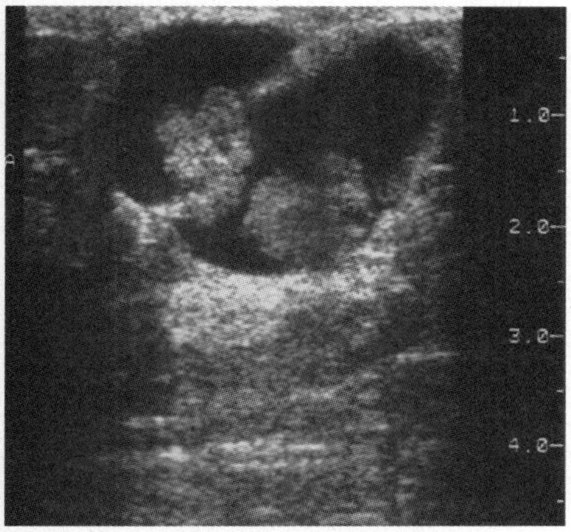

超声

1．女，72 岁，发现双侧乳腺内有肿块。描述乳腺 X 线片所见。
2．描述超声检查所见（类似双侧乳腺多发性肿块）。
3．指出这些双侧乳腺肿块的鉴别诊断。
4．这位双侧乳腺肿块患者应选择什么处理方法？

病例 134

双侧乳腺乳头状癌

1. 双侧乳腺实质紊乱伴肿块。部分肿块边缘似有轻微针样改变。
2. 超声检查显示双侧乳腺内有囊性肿瘤，囊内有实性肿瘤成分。
3. 鉴别诊断包括双侧乳腺内多发性良性乳头状瘤和恶性多发性乳头状癌。
4. 目前尚未制定出恰当的处理方法。虽然针芯活检可确诊癌，但也可能发现非典型或复杂性硬化性乳头状瘤病变。本病例，建议对双侧乳腺中最大的可触及性肿瘤做切除性活检。病理结果提示双侧乳腺肿瘤是浸润性乳头状癌。

参考文献

Wagner AE, Middleton LP, Whitman GJ: Intracystic papillary carcinoma of the breast with invasion, *Am J Roentgenol* 183(5):1516, 2004.

相关参考文献

Ikeda, *Breast Imaging: THE REQUISITES*, pp 106-109.

点 评

乳头状癌是老年人群中较为常见的一种乳腺癌，多位于乳晕下方，表现为可触及的实性肿瘤。大多数乳头状瘤表现为圆形或大分叶状，随着体积的增大，会发生一定程度的实质紊乱或乳头回缩。本病例显示的双侧乳腺内多发性乳头状癌不常见。患者无乳头溢液症状，但应注意乳腺内生长多年的肿瘤。超声检查显示乳头状癌富含血管，可有囊性区域，也可表现为单纯实性肿瘤。

在组织学上，乳头状癌常有囊性区域或血肿。由于肿瘤周围有大量慢性炎症和基质纤维化，因此鉴别导管内癌与浸润癌有时很困难。因为乳头状癌生长缓慢，故预后极佳。与浸润性导管癌（NOS）相比，淋巴转移较为少见。

病例 135

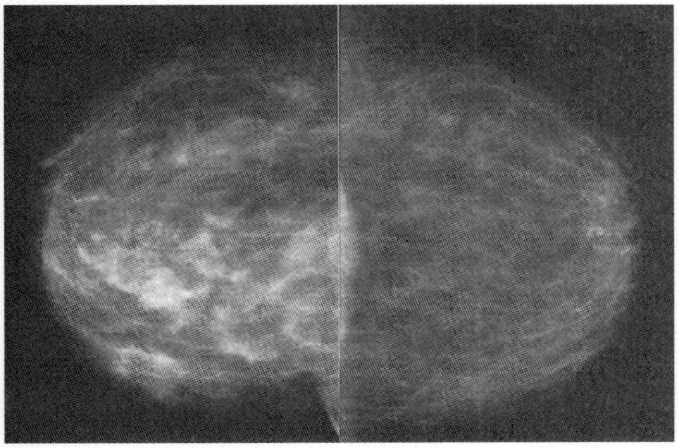

5 年后 CC 位

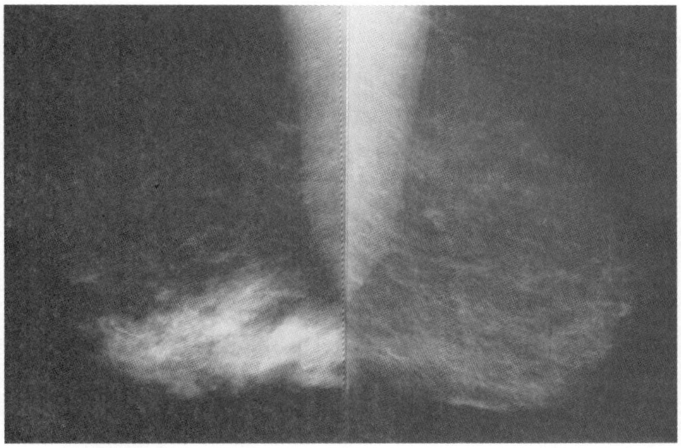

5 年后 MLO 位

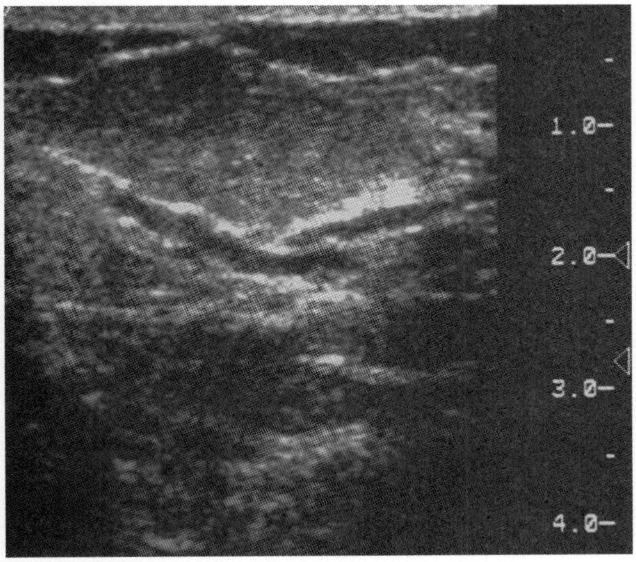

左侧乳腺超声

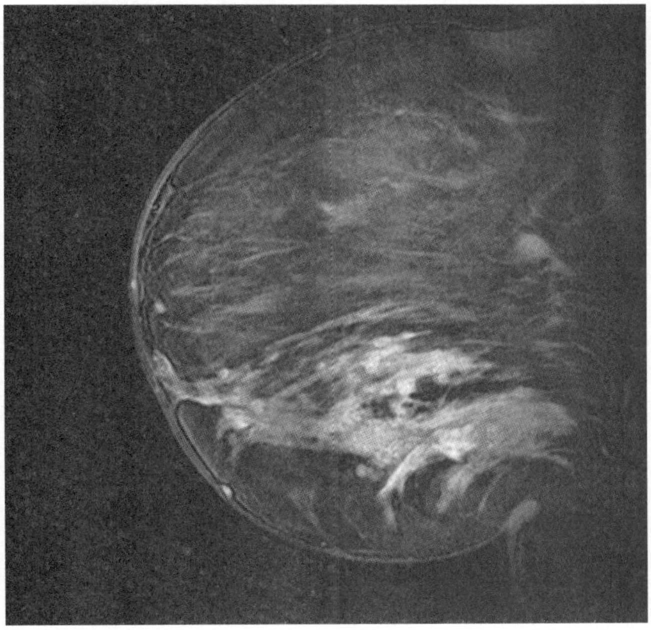

MR 增强后

1. 描述乳腺 X 线片所见。
2. 描述超声检查所见。
3. 描述 MRI 所见。
4. 活检显示为无粉刺的原位管癌。命名这种形式原位管癌的两个亚型。

病例 135

微乳头癌

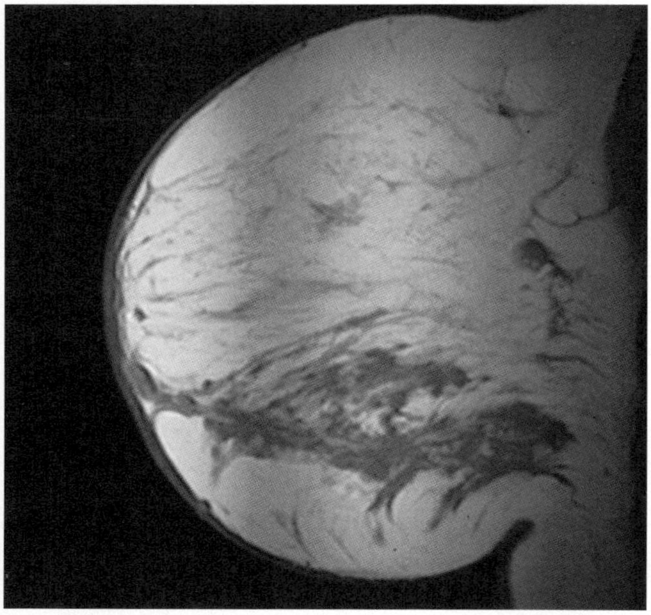

T1

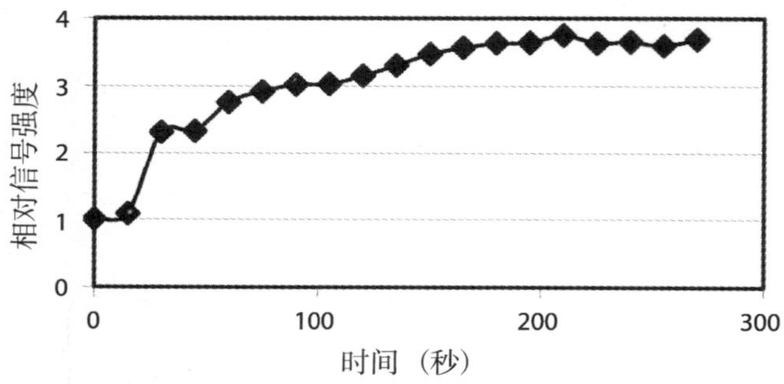

左侧乳腺下区域增强后曲线

1. 乳腺 X 线片显示乳腺内有节段性局灶非对称性改变，提示为多发性扩张导管。
2. 超声检查显示扩张导管与乳腺 X 线片异常表现相符。未见肿瘤征象。
3. 在乳腺下方，可见逐渐增强的多发性扩张导管，与超声检查和乳腺 X 线片所示病灶相符。
4. 筛状和微小乳头状原位管癌是无粉刺原位管癌的两种形式。

参考文献

Bassett LW, Jackson VP, Jahan R, Fu YS, Gold RH: *Diagnosis of Diseases of the Breast*, Philadelphia, 1997, Saunders.

相关参考文献

Ikeda, *Breast Imaging: THE REQUISITES*, p 82.

点 评

原位管癌可以分为粉刺型和无粉刺型，也可分为高分化型、中分化型和低分化型。本病例是一种不常见的广泛的原位管癌病例，穿刺活检显示原位管癌中有两种非粉刺型：微小乳头型和筛状细胞型。与粉刺相比，这种组织类型常常核分化更低、生长速度更慢。组织学上，筛状细胞型是指导管内有多发的筛样间隙。微小乳头型是以细胞增生为特征。这些增生的细胞在扩张导管内形成膨出或所谓的半圆形拱门，可有非常广泛的导管扩张，伴或不伴乳头溢液。

如果没有钙化灶存在，这种癌引起的图像改变有时很难发现。本病例随着乳腺下方节段性导管扩张变得明显，乳腺 X 线片表现为长期形成的整个乳腺的非对称性改变。超声检查显示非特异性的导管壁显著性增厚。MRI 显示扩张导管区域内有非常弱的增强，导管内未发现肿瘤。需要活检来鉴别单纯性良性导管扩张和原位管癌。

本病例显示有一个分化良好的原位管癌，表现为核分化低，生长缓慢。随着实性细胞的增生，导管扩张，由于生长速度缓慢和少量的新生血管，在 MRI 图像上表现为有非常弱的增强。本例患者有一个大于 10cm 的导管内癌。如此大的导管内癌与细胞核分化低和有丝分裂活性低有关。

病例 136

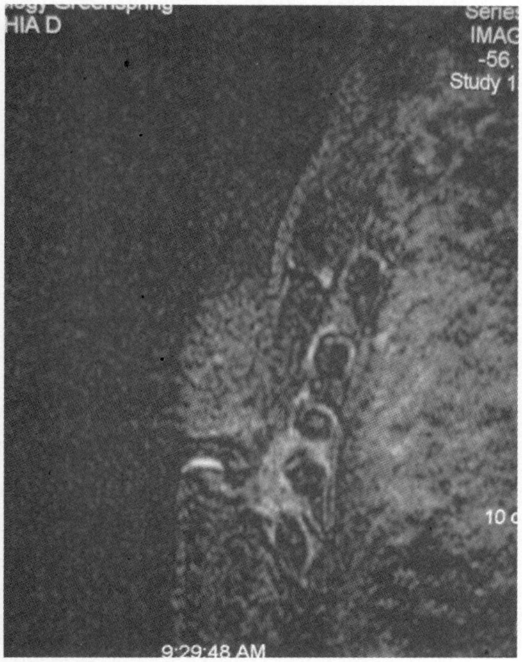

增强后三维绕相梯度回波抑脂像

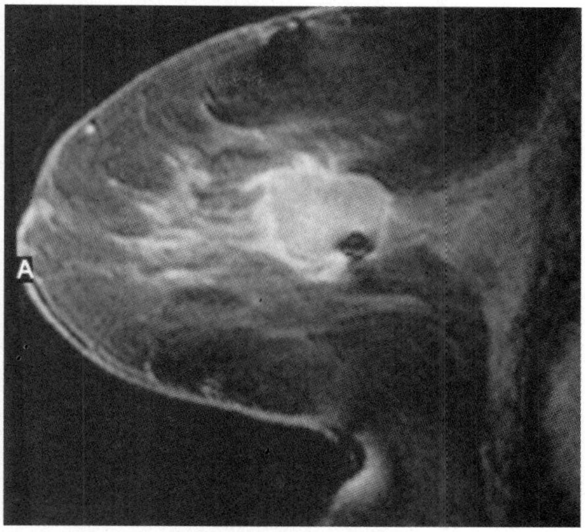

增强后三维绕相梯度回波抑脂像

1．描述这两位不同患者的 MRI 所见。
2．这两位患者的胸大肌受累了吗？
3．有其他放射影像模式可以更好地描述恶性肿瘤扩散到胸壁吗？
4．当阅读乳腺的 MRI 时，临床评价是否有胸壁受累重要吗？

病例 136

MRI 显示胸壁受累

1. 这两位患者的乳腺后方有可疑增强的肿块。
2. 第一个患者的肋间肌内有增强；第二个患者的胸大肌有篷样改变，没有明显恶性受累的特点。
3. MRI 是发现胸壁受累最准确的方法——比乳腺 X 线照相、超声和 CT 更好。
4. 评价和报告潜在的肌肉增强非常重要，使外科医生能够更好地计划进行切除性活检。

参考文献

Morris EA, Schwartz LH, Drotman MB, Kim SJ, Tan LK, Liberman L, Abramson AF, Van Zee KJ, Dershaw DD:Evaluation of pectoralis major muscle in patients with posterior breast tumors on breast MR images: Early experience, *Radiology* 214(1):67-72, 2000.

Orel SG, Schnall MD: MR imaging of the breast for the detection, diagnosis, and staging of breast cancer, *Radiology* 220:13-30, 2001.

相关参考文献

Ikeda, *Breast Imaging: THE REQUISITES*, p 217.

点 评

MRI 在评价已确诊乳腺癌患者的病变范围和发现同侧与对侧乳腺是否还有更多肿瘤方面非常有价值。据报道，MRI 在探查临床上认为同侧乳腺内无可疑病灶而实际有多发癌的检出率是 16%～37%，对侧同时伴发有隐匿性癌的检出率是 5%～10%，与乳腺 X 线照相和体检相比，其检出率更高。

MRI 在确定癌细胞直接浸润胸大肌、锯肌和肋间肌的扩散范围也非常有帮助。鉴别癌细胞是否扩散到胸大肌和胸壁后方也很重要：癌细胞只浸润胸大肌不影响分级，但如果癌细胞浸润胸壁，则确定有远处转移。

为了明确肌肉是否受累，要仔细寻找是否有肌肉增强的证据——正常情况下，肌肉周围组织要比肌肉组织有更高的增强性。这种肌肉增强可能是弥漫性的，也可能显示为肌肉的增大。恶性肿瘤与胸大肌之间脂肪组织的消失不是肿瘤浸润的明确指征，这种现象见于邻近而未累及胸大肌的多发性乳腺肿瘤处。

在本例两位患者中，第一位患者的肋间肌有增强性肿瘤。第二位患者穿刺活检发现有边界不规则性肿瘤伴活检缺损。邻近肿瘤的肌肉呈幕状，但没有恶性肿瘤扩散的明确证据。

病例 137

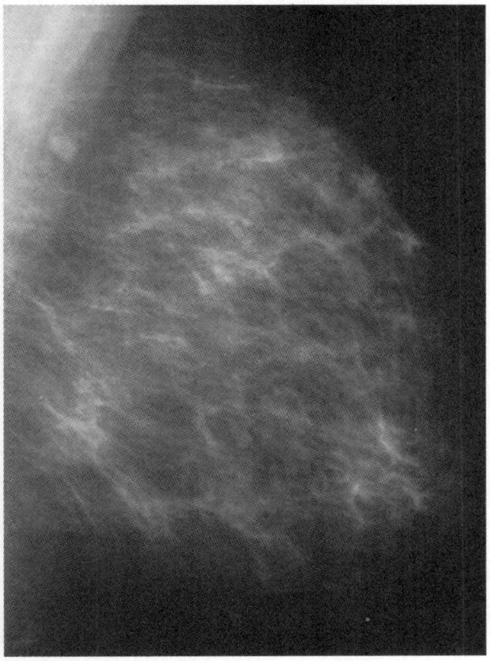

右侧 MLO 位

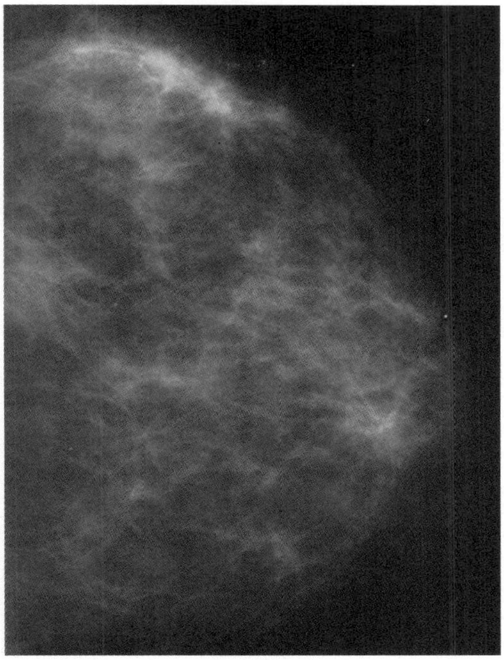

右侧 CC 位

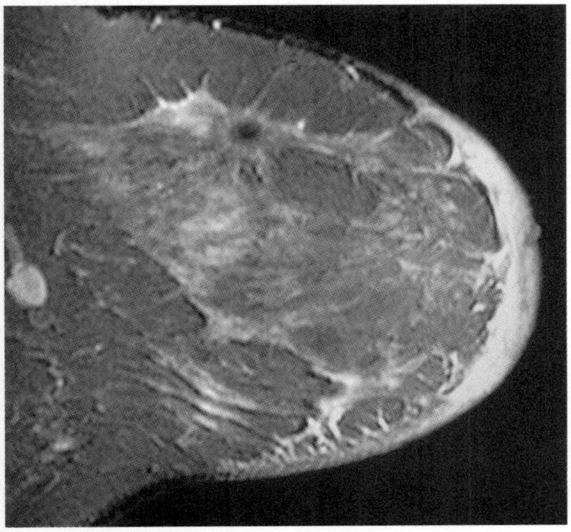

右侧 MRI 增强后

1. 本例患者右乳前皮肤增厚且有红斑。乳腺 X 线片显示乳腺外侧正常，建议做 MRI 检查吗？根据临床特点，你的鉴别诊断是什么？
2. 描述 MRI 所见。
3. MRI 能帮助缩小鉴别诊断的范围吗？
4. 下一步该如何做？

病例 137

炎性乳癌

1. 临床所见提示乳腺炎。鉴别诊断应包括炎性乳癌。
2. 在右侧乳腺上方有一个增强的不规则性可疑肿瘤，局部增厚的皮肤有增强现象。在胸壁上，可见一个增强的结节。
3. MRI 的特点与炎性乳癌相符。
4. 需做活检。本病例皮肤活检提示为腺癌。

参考文献

Dershaw DD, Moore MP, Liberman L, Deutch BM: Inflammatory breast carcinoma: Mammographic findings, *Radiology* 190:831-834, 1994.

Gunhan-Bilgen I, Ustun EE, Memis A: Inflammatory breast carcinoma: Mammographic, ultrasonographic, clinical, and pathologic findings in 142 cases, *Radiology* 223(3):829-838, 2002.

Kushwaha AC, Whitman GJ, Stelling CB, Cristofanilli M, Buzdar AU: Primary inflammatory carcinoma of the breast: Retrospective review of mammographic findings, *Am J Roentgenol* 174(2):535-538, 2000.

相关参考文献

Ikeda, *Breast Imaging: THE REQUISITES*, p 299.

点 评

本例患者 40 岁，发现自己右侧乳腺前面的皮肤有红斑和局部皮肤增厚现象，没有发现肿瘤。医生建议做乳腺 X 线照相检查，没有发现肿瘤，因此建议加做 MRI 检查。MRI 显示皮肤增厚处有增强现象，与皮肤内肿瘤的病理所见相符。在乳腺外上方还发现有增强性肿瘤。显然，MRI 比乳腺 X 线照相更具优势。局部皮肤活检证实皮肤内的腺癌已经扩散到皮肤深层，而且在皮肤深层内有新生血管浸润。

炎性乳癌的命名源于其炎症特点——局部红肿、发热。这种表现是由于癌细胞浸润到皮肤和淋巴组织内，引起局部皮肤水肿、红斑形成所致。水肿可以导致皮肤呈橘皮样改变，通常在临床上很容易辨认。这种临床表现与乳腺炎或乳腺感染有重叠现象。

乳腺皮肤红斑和水肿不是炎性乳癌的特有表现，也可见于乳腺手术放疗后、乳腺炎、上腔静脉血栓、充血性心力衰竭以及乳腺淋巴瘤。要想除外引起乳腺局部皮肤红斑和水肿的这些病因，病史很重要。

有这种临床表现的乳腺最可能的诊断是乳腺感染。通过用抗生素治疗，明确红斑和皮肤增厚对抗生素的反应。如果临床症状和体征对抗生素治疗有确切反应，就无需对病灶进行活检。

炎性乳癌很罕见，约占所有乳腺癌的 1%～4%。乳腺癌的任何一种组织类型都可以引发炎性乳癌，其中浸润性导管癌最常见。确诊炎性乳癌需要有真皮层淋巴细胞浸润。尽管乳腺 X 线片表现很轻微，本病例就是如此，但仍可见局部皮肤增厚、乳腺组织密度增加、基质增粗；也可表现为乳腺内肿块和钙化灶，但这种表现常被致密性乳腺、粗糙的基质和增厚的皮肤所遮蔽。可伴有淋巴结肿大（58%）。双侧乳腺同时发生的报道不一，从 1%～55%不等。

在评价皮肤改变中，超声检查是继乳腺 X 线照相检查之后的又一种有用的影像检查方法。超声检查可见皮肤增厚、肿瘤和肿瘤浸润皮肤的征象；同时还可以评价淋巴结的特点。如果乳腺 X 线照相检查和超声检查都没有确切结论的话，可以加做 MRI 检查。

确认乳腺癌浸润皮肤的临床征象很重要，即使是乳腺 X 线照相检查正常，也要用活检和 / 或其他影像检查进一步评价。

病例 138

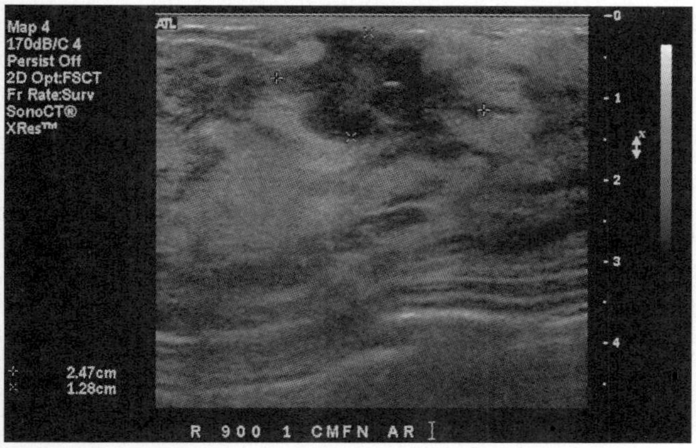

初始超声

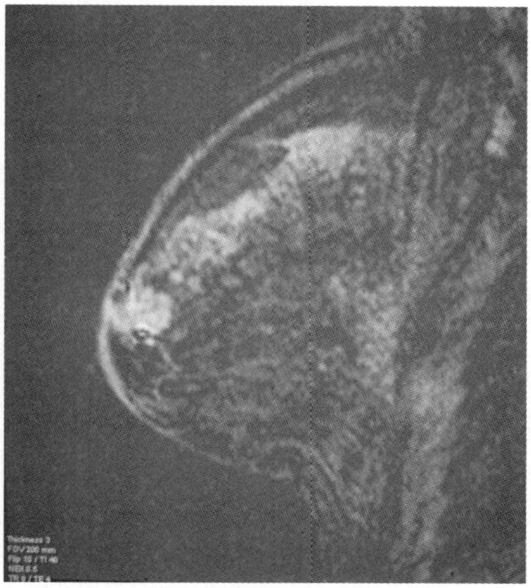

初始增强后 MRI 减影像

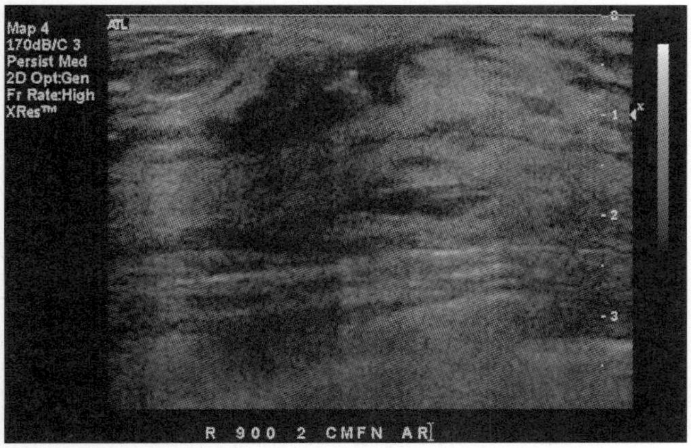

6 个月后

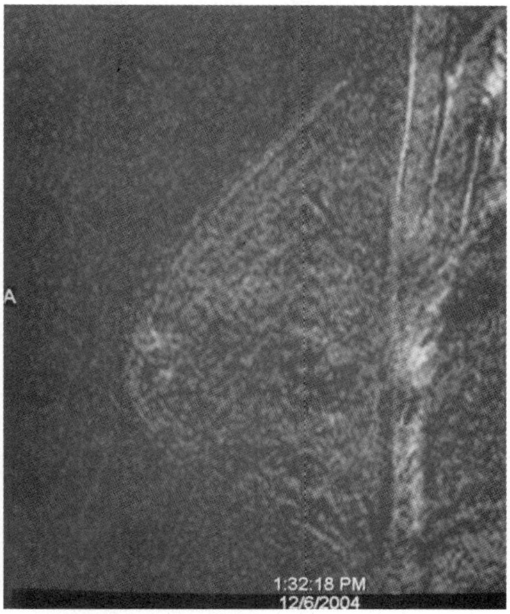

6 个月后增强 MRI 减影像

1. 女，27 岁，右侧乳腺内发现有可触及性包块。考虑到患者的年龄，首选超声检查。描述可触及性包块的超声表现。
2. 该患者做了针芯活检，然后接受了辅助性化疗。你认为化疗前、后 6 个月，肿瘤的超声表现有何不同?
3. 在针芯活检后，患者做了乳腺 MRI 检查。描述 MRI 所见。
4. 描述化疗后 6 个月的 MRI 表现。

病例 138

新辅助化疗前后

1. 超声检查显示乳腺内有一个极低回声性可疑肿块，其边界成角，并伴导管扩张。
2. 肿瘤明显缩小。
3. 右侧乳腺的减影图像显示伴有穿刺标记物伪影的增强的圆形肿块。在右侧乳腺上方有局部腺体增强性改变。
4. 在新的辅助性化疗后，MRI 显示原肿瘤消失，只看到穿刺标记物的伪影。局部腺体的增强也消失。

参考文献

Balu-Maestro C, Chapellier C, Bleuse A, et al.: Imaging in evaluation of response to neoadjuvant breast cancer treatment benefits of MRI, *Breast Cancer Res Treat* 72:145-152, 2000.

Liberman L, Morris EA, Kim CM, Kaplan JB, Abramson AF, Menell JH, Van Zee KJ, Dershaw DD: MR imaging findings in the contralateral breast of women with recently diagnosed breast cancer, *Am J Roentgenol* 180:333-341, 2003.

Stavros AT, Thickman D, Rapp CL, Dennis MA, Parker SH, Sisney GA: Solid breast nodules: Use of sonography to distinguish between benign and malignant lesions, *Radiology* 196:123-134, 1995.

相关参考文献

Ikeda, *Breast Imaging: THE REQUISITES*, p 214.

点 评

本例患者，女，27 岁，在 2004 年 6 月发现乳腺内可触及的肿块。因为患者较为年轻，故首选超声检查（如果超声检查发现乳腺内有可疑性肿块，接下来无论患者年龄多大，都要做双侧乳腺 X 线照相检查）。30 岁以上患者发现乳腺内有可触及肿块时，应首选乳腺 X 线照相检查。

本例患者超声检查发现的可疑性结节与可触及的肿块相符。乳腺 X 线照相检查结果正常，乳腺呈致密性，没有发现肿瘤和微小钙化灶。接下来应该对可疑肿块进行穿刺活检。

有原发性乳腺癌患者，其对侧乳腺发生癌的可能性会增加 1%～3%。对乳腺内可疑肿块进行筛查最准确的方法是 MRI。

在针芯活检确诊可疑性肿块为浸润性导管癌之后，患者做了乳腺 MRI 检查。右侧乳腺仅显示有一个可疑增强性肿瘤，无其他征象。左侧乳腺显示正常。该患者接受了新的辅助性化疗——化疗在肿瘤切除前进行。化疗后再次做影像检查，以确定肿瘤对化疗的反应。MRI 显示可疑增强性肿瘤消失。6 个月后，超声检查显示有一个残留的不规则性肿瘤，这种征象可能代表纤维化组织或残留的恶性肿瘤。手术结果证实没有发现残留性恶性肿瘤。

病例 139

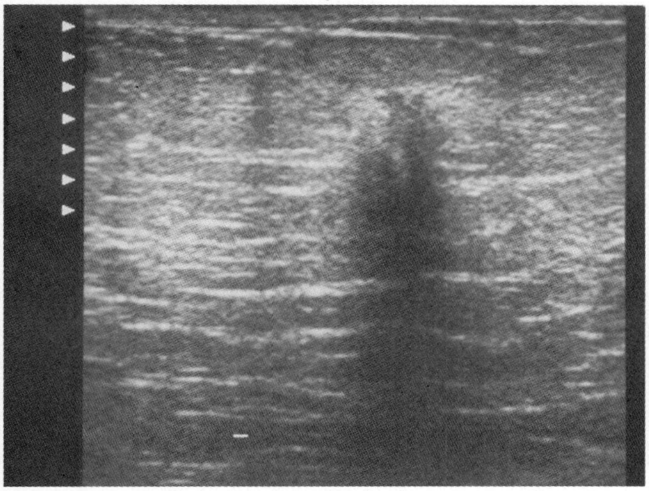

超声

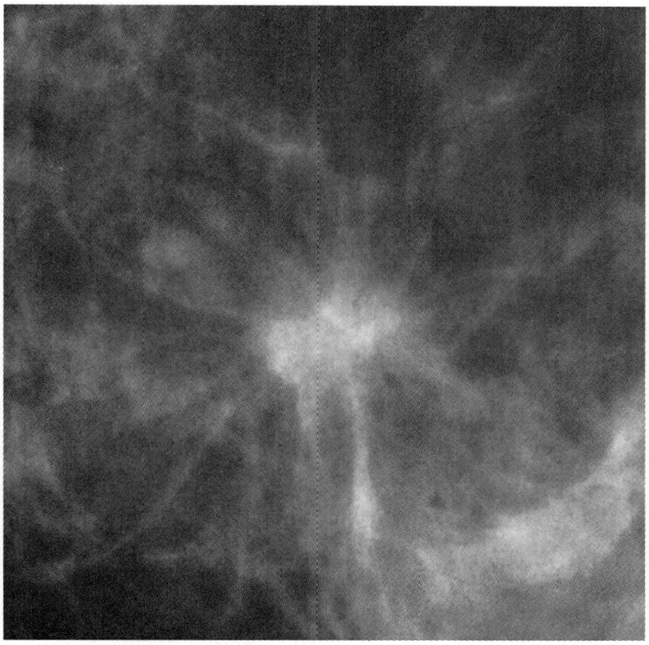

局部定点放大片

1. 本例患者是一位 25 岁的医学生，在她右侧乳腺内发现有一个令人担心的可触及区域。根据患者的年龄，首选超声检查。描述超声检查所见。建议其他影像检查是什么？
2. 因为超声检查结果高度可疑，故需加做乳腺 X 线照相检查。描述乳腺 X 线片所见，指出 BI-RADS 分类。
3. 在组织学上，颗粒 esonophilic 细胞质成束状伴致密纤维基质。如果需要，下一步该如何做？
4. 该患者的预后如何？

病例 139

颗粒细胞瘤

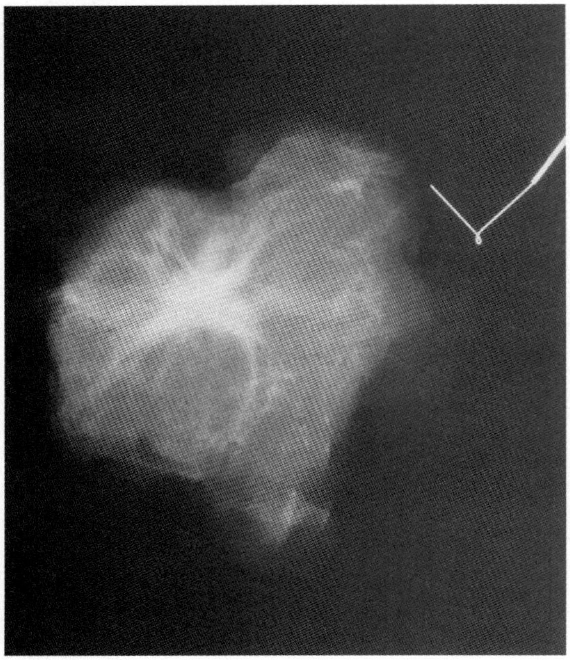

标本

1. 可见一个不规则性的低回声性小肿瘤，其后方有声影。
2. 乳腺 X 线片显示令人担心的可触及区域有一个针样肿块。BI-RADS 分类 4：可疑，建议活检。
3. 组织学结果值得关注，但这不是浸润性导管癌的指征。这是颗粒细胞瘤的表现，需要手术切除。
4. 大多数这样的病灶是良性病灶。因此，在完全性手术切除之后，预后会很好。

参考文献

Feder JM, Shaw de Paredes E, Hogge JP, Wilken JJ: Unusual breast lesions: Radiologic-pathologic correlation, *RadioGraphics* 19:11-26, 1999.

相关参考文献

Ikeda, *Breast Imaging: THE REQUISITES*, p 91.

点　评

颗粒细胞瘤并不常见，是一种良性病变。最初认为这种病变来源于肌肉，但目前认为来源于 Schwann 细胞。大多发生于舌和身体其他软组织中，乳腺的发生率约为 8%。与乳腺癌患者的年龄相比，这种病变多发生于更为年轻的人群中，女性多于男性。

颗粒细胞瘤的临床表现、超声检查和乳腺 X 线照相特征与乳腺癌类似。临床通常表现为无痛、活动性差、质硬，并固定在胸肌筋膜或胸壁上；在乳腺 X 线片上呈针样改变，很少有微小钙化灶；超声表现为不规则性肿瘤，与 BI-RADS 分类 5 的浸润性乳腺癌很难鉴别。通常它引起的皮肤回缩或凹陷临床表现，也高度怀疑乳腺癌。本病例病灶非常小，可触及，它在超声检查和乳腺 X 线片上的特征都是高度怀疑恶性的病灶。针芯活检确诊是良性颗粒细胞瘤。大多数这样的肿瘤应能通过广泛局部切除治愈，但偶有罕见恶性颗粒细胞瘤的报道。

病例 140

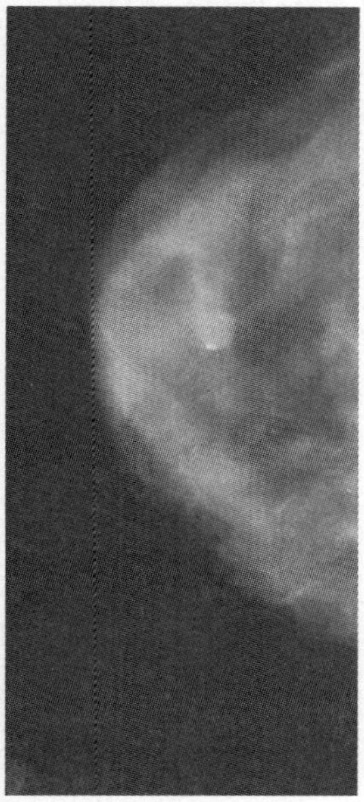

假体 CC 位

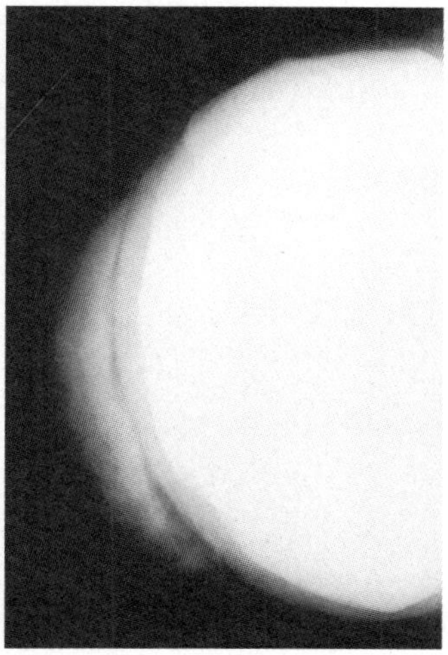

假体 CC 位

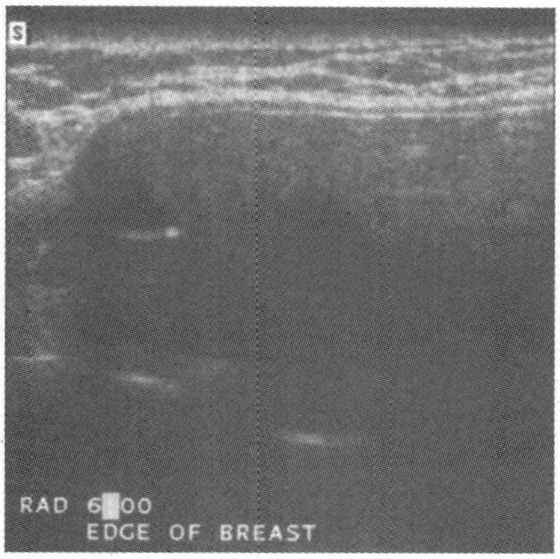

超声显示假体

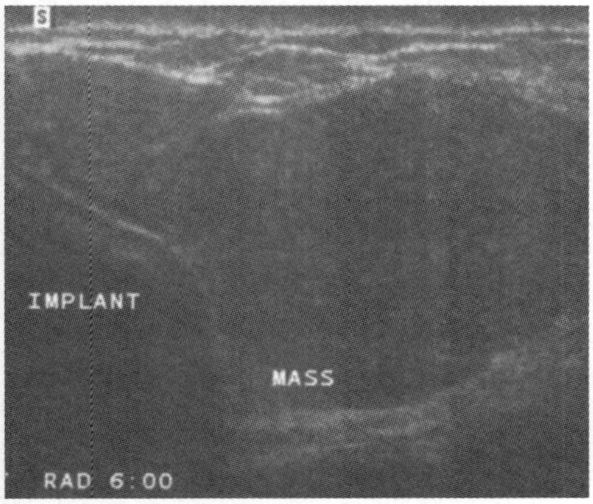

超声显示肿块

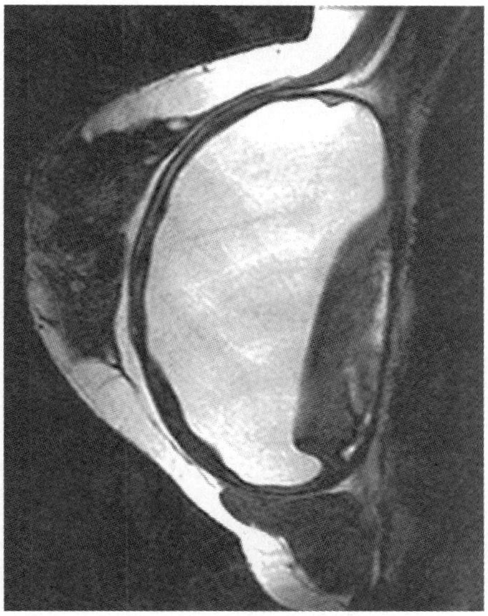

MR T1 矢状位

1. 本例患者右侧乳腺硅酮植入体后方中线处有一个肿块。乳腺 X 线片检查对于这样的肿瘤没有帮助，因为肿块被前面的硅酮植入体遮挡，而变得模糊不清。描述超声检查和 MRI 所见。
2. 本例患者最可能的鉴别诊断应该是什么？
3. 该肿块与她的植入体有关吗？
4. 它的 BI-RADS 分类是什么？下一步的建议是什么？

病例 140

硬纤维瘤

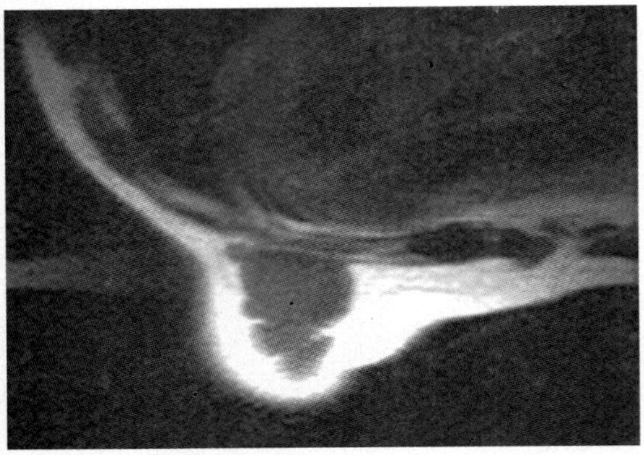

假体下部 MR T1 轴位像

1. 超声检查和 MRI 显示：恰好在植入体后面有一个均质性实性大肿块。
2. 最可能的鉴别诊断应该是巨大纤维腺瘤、腹外硬纤维瘤或某种肉瘤。
3. 应将硬纤维瘤描述为发生于植入体植入切口处。
4. BI-RADS 分类 4，建议针芯活检。

参考文献

Feder JM, Shaw de Paredes E, Hogge JP, Wilken JJ: Unusual breast lesions: Radiologic-pathologic correlation, *RadioGraphics* 19:11-26, 1999.

相关参考文献

Ikeda, *Breast Imaging: THE REQUISITES*, p 309.

点　评

本例患者有一个腹外硬纤维瘤，这是一种极为罕见的良性增生性肿瘤。由成熟的成纤维细胞和局灶增生性胶原所构成。较为典型的硬纤维瘤多位于腹壁。腹外硬纤维瘤通常表现为固定、质硬的可触及肿块，偶尔发生于胸肌筋膜或胸壁。病变局部的皮肤可发生凹陷、回缩或水肿，在临床和影像表现上与癌都非常类似。硬纤维瘤也可发生于外科手术切口处，本病例就是沿硅酮植入体外科切口下方发生。

腹外硬纤维瘤或乳腺纤维腺瘤的发生可能与 Gardner 综合征有关。确诊应由针芯活检做出。因为这种良性病变是局部浸润，因此一旦诊断，就需要广泛切除。术后 5 年局部复发率约为 20%。如果在乳腺 X 线片上可见，那么它常常表现为针样肿块。超声检查表现为低回声性实性肿块，且伴有不同程度的后方声影。

病例 141

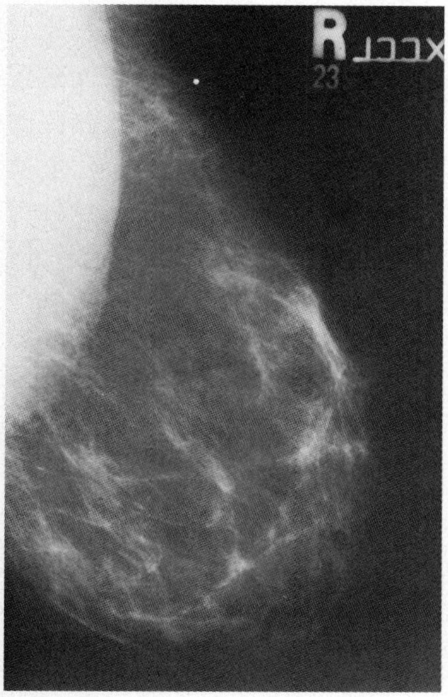

外侧旋转 CC 位

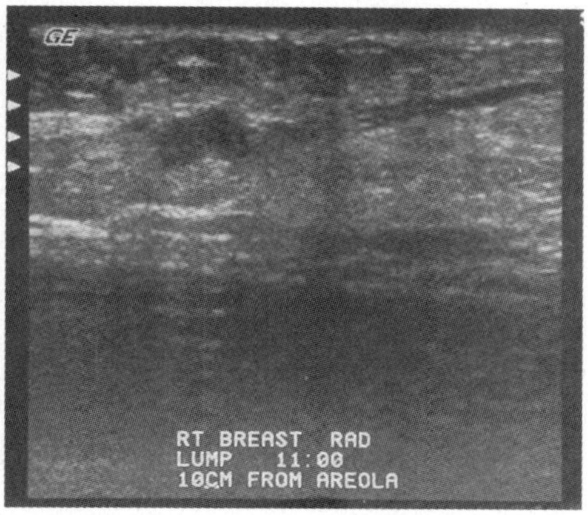

超声

1. 女，47 岁，右侧乳腺腋尾部有一个可触及的索条样区域。描述乳腺 X 线片所见。
2. 描述超声所见。
3. 最可能的诊断是什么？
4. 这些所见的临床意义是什么？

病例 141

Mondor 病

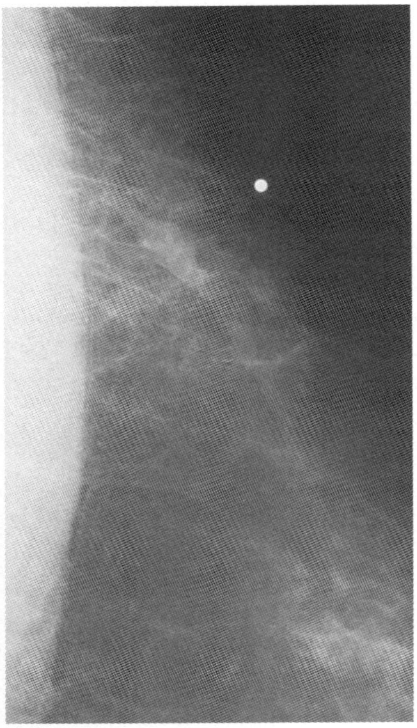

旋转 CC 位（剪裁图像）

1. 在乳腺 X 线片上可见串珠样迂曲的血管，与担心的可触及区域相吻合。
2. 超声检查显示有一个扩张的盲端样血管，并伴有充盈缺损，多普勒超声显示无血流信号。
3. 本病例是 Mondor 病或乳腺浅表的血栓性静脉炎。
4. 这种病变不常见。多与外伤有关，罕见与乳腺恶性肿瘤相关。

参考文献

Conant EF, Wilkes AN, Mendelson EB, Feig SA: Superficial thrombophlebitis of the breast (Mondor's disease): Mammographic findings, *Am J Roentgenol* 160:1201-1203, 1993.

相关参考文献

Ikeda, *Breast Imaging: THE REQUISITES*, pp 305-306.

点 评

Mondor 病或乳腺浅表静脉的血栓性静脉炎常常伴有局部皮肤发红、疼痛、柔韧和可触及的索条样结构；有时也可能表现为局部皮肤的凹陷和回缩，这种表现很可能会误认为是恶性肿瘤的表现。通常这种病变可能是自发的，也可能与乳腺的某种创伤有关，例如外科手术、针芯活检或过度的体育活动，还可见于严重脱水的患者。浅表性血栓性静脉炎最常受累的静脉是胸腹上部和侧胸部的静脉。这种病变非常罕见与原发性乳腺的恶性肿瘤有关。

在乳腺 X 线片上，静脉血栓表现为局部非对称性索条样或串珠样改变，常位于乳腺外上象限或腋尾部。在超声检查上，表现为浅表静脉内有等回声性或低回声性充填物，多普勒显示血管内无血流信号或表现为血流突然中断。这种病变通常在对症治疗（即热敷）6 周内消失。临床表现结合影像检查结果很容易做出良性病变的诊断，无需做穿刺活检。但应该仔细观察影像图像，以除外罕见的同时合并的恶性肿瘤。

病例 142

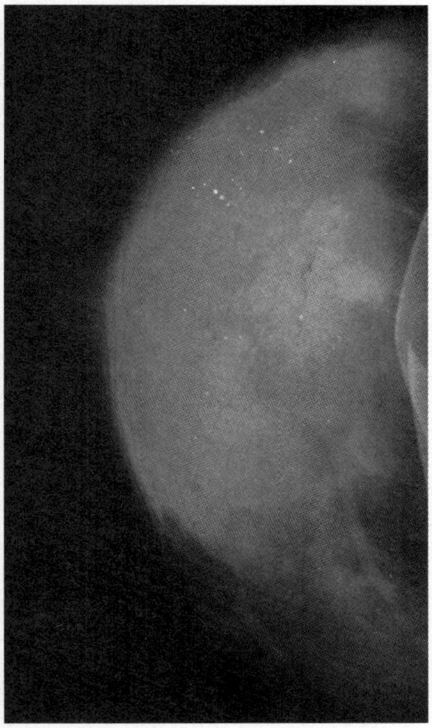

左侧 CC 位（剪裁图像）

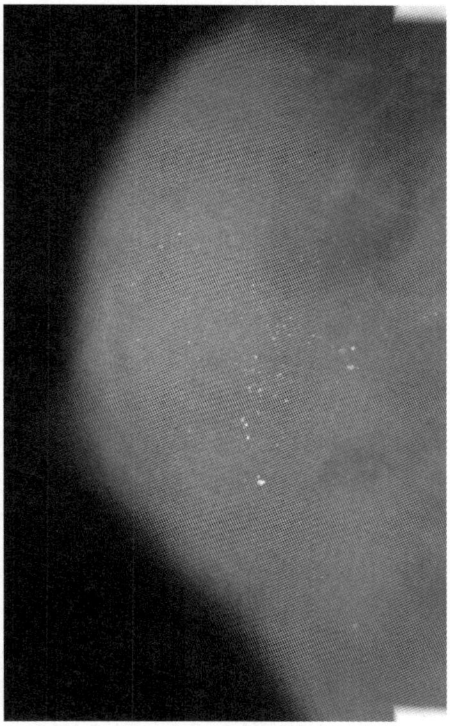

左侧 MLO 位（剪裁图像）

1．如何描述这些微小钙化灶的特点？
2．迄今为止，患者一直在哺乳。病变与哺乳有关吗？
3．你能确定这是良性钙化灶吗？
4．如果对钙化灶有担心，超声检查有用吗？

病例 142

哺乳期的钙化灶

1. 大部分钙化灶呈逗点样，无定形，呈节段性分布。
2. 钙化灶与哺乳有关。
3. 不能，虽然大多数钙化灶表现为良性逗点状，但是也有一些钙化灶表现为不确定性、无定形和轻微的不规则形。
4. 可以利用超声评价任何与伴有钙化灶相关的可疑性肿瘤。

参考文献

Mercado CL, Koenigsberg TC, Hamele-Bena D, Smith SJ: Calcifications associated with lactational changes of the breast: Mammographic findings with histologic correlation, *Am J Roentgenol* 179:685-689, 2002.

Stucker DT, Ikeda DM, Hartman AR, George TI, Nowels KW, Birdwell SL, Goffinet D, Carlson RW: New bilateral microcalcifications at mammography in a postlactational woman: Case report, *Radiology* 217:247-250, 2000.

相关参考文献

Ikeda, *Breast Imaging: THE REQUISITES*, p 287.

点 评

女，38 岁，有母系乳腺癌家族史，最近刚刚结束哺乳。基础筛查性乳腺 X 线片显示双侧乳腺内有微小钙化灶，左乳较右乳更明显。多数钙化灶呈逗点状，但也有部分钙化灶呈无定形、间断性分布。这种表现可疑恶性，BI-RADS 4。

微小钙化灶大多是良性病变的结果，例如纤维囊性变，钙化灶位于小囊内或基质内。在导管原位癌中，钙化灶位于导管内，表示肿瘤细胞有坏死。在乳腺 X 线片上钙化灶可以表现为：明确良性钙化灶或高度可疑恶性钙化灶和不确定性钙化灶。本病例的钙化灶表现为有一定程度的可疑性，因此，建议穿刺活检。

钙化灶可发生于哺乳期或最近刚刚停止哺乳的妇女。这些钙化灶可能与导管内浓缩的乳汁有关，也可能与哺乳停止后乳腺内复旧变化有关。当然，在这些人群中也可能发生癌，如果钙化灶表现可疑，就需要穿刺活检。

本例患者因为超声检查结果显示正常，故做了立体定位穿刺活检。钙化灶的组织学诊断证实这些钙化灶是良性哺乳期改变。

病例 143

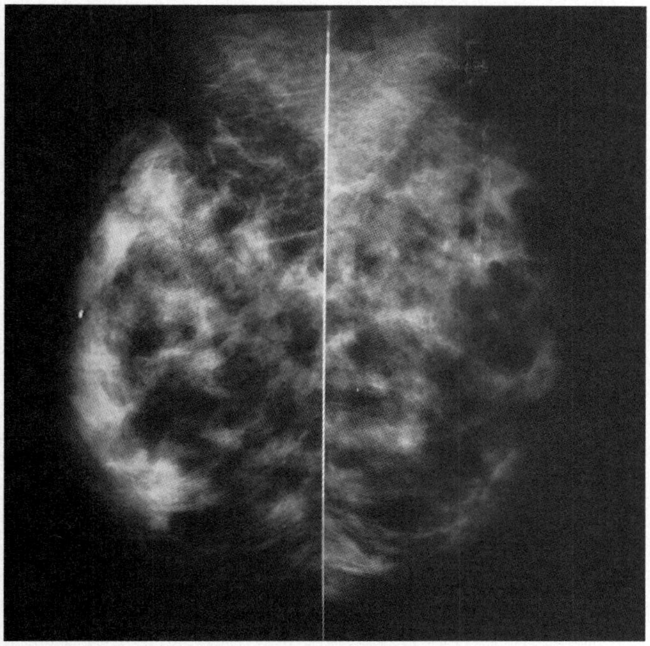

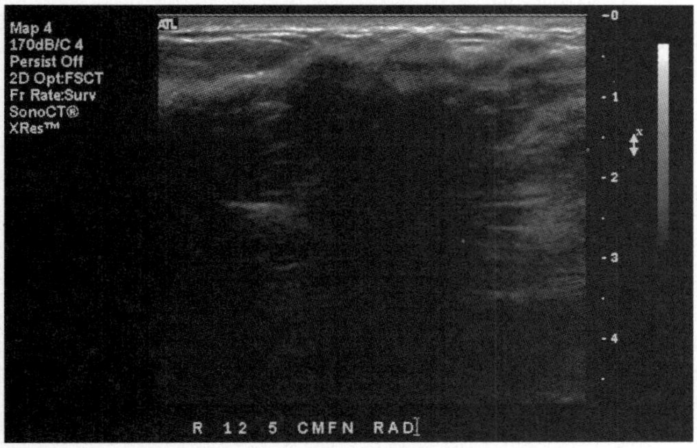

超声

1. 本例患者是一位伴有肾病的胰岛素依赖型糖尿病患者。在其右侧乳腺 12 点处，有可触及的病灶。其鉴别诊断是什么?
2. 乳腺 X 线片显示致密性乳腺，但无局灶性肿块。这种现象常见吗?
3. 在鉴别诊断中，超声检查有帮助吗?
4. 该患者以前的超声检查显示有类似表现，过去多次穿刺活检结果显示为良性病灶。是否有除针芯活检外的其他检查方法?

病例 143

糖尿病性乳腺病

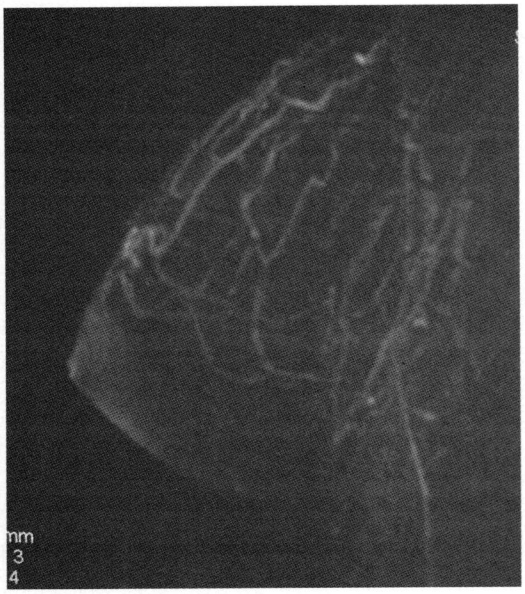

MR 最大信号像素投影（MIPP）

1．鉴别诊断应包括糖尿病性乳腺病、恶性肿瘤、良性肿瘤和囊肿。
2．多数糖尿病性乳腺病患者的乳腺都呈致密性，常无局灶性病灶能解释可触及的包块。
3．超声检查显示肿块为边界不清晰的低回声性肿块，其后方有声影。这种表现是可疑恶性肿瘤的超声表现。
4．为了除外恶性肿瘤，最佳方法是穿刺活检。该患者在超声引导下做了针芯穿刺活检术。因为知道该患者有糖尿病性乳腺病，故也可以做 MRI 检查，以除外可疑增强区域。

参考文献

Gabriel HA, Feng C, Mendelson EB, Benjamin S: Breast MRI for cancer detection in a patient with diabetic mastopathy, *Am J Roentgenol* 182:1081-1083, 2004.

Logan WW, Hoffman NY: Diabetic fibrous breast disease, *Radiology* 172:667-670, 1989.

Weinstein SP, Conant EF, Orel SG, Lawton TJ, Acs G: Diabetic mastopathy in men: Imaging findings in two patients, *Radiology* 219:797-799, 2001.

相关参考文献

Ikeda, *Breast Imaging: THE REQUISITES*, pp 308-309.

点　评

糖尿病性乳腺病发生于长期依赖胰岛素的糖尿病患者，典型患者多为年轻女性，偶见于男性。在体检中，常常在乳腺内发现有一个可触及的固定肿块或者双侧乳腺内有多发的可触及的固定肿块。糖尿病性乳腺病的乳腺 X 线片表现为致密性或局灶非对称性。无可疑所见——无微小钙化灶、局限性肿块或实质紊乱区。类似恶性肿瘤的糖尿病性乳腺病的超声伴有表现包括：局灶低回声区，边界不规则，后方伴有声影。

本例患者右侧乳腺内有一个可触及的新病灶。患者过去曾接受过多次穿刺活检术，组织学证实是良性糖尿病性乳腺病伴致密性纤维化。乳腺 X 线片显示致密的乳腺组织内没有局灶性肿块。超声检查显示低回声区伴有后方声影。为了避免穿刺活检术，患者要求做 MRI 检查。

在 MRI 图像上，纤维化不应该表现为可疑性增强。右侧乳腺的 MRI 图像提示无异常所见。建议患者常规随访。

病例 144

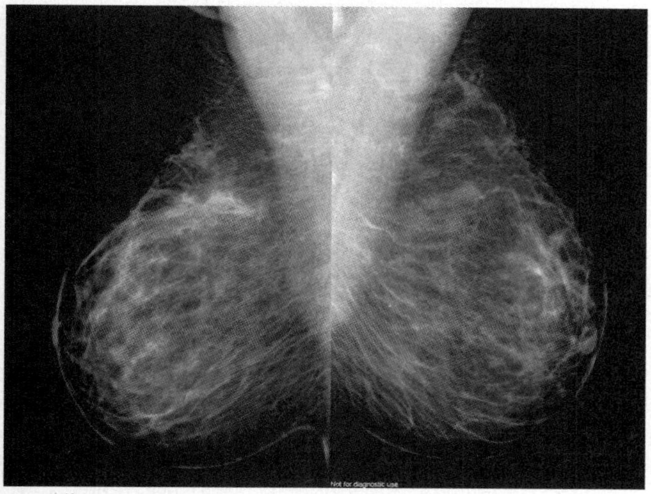

MLO 位

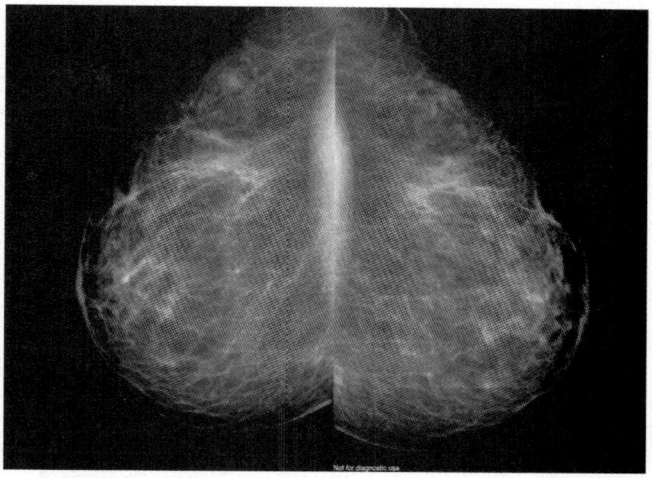

CC 位

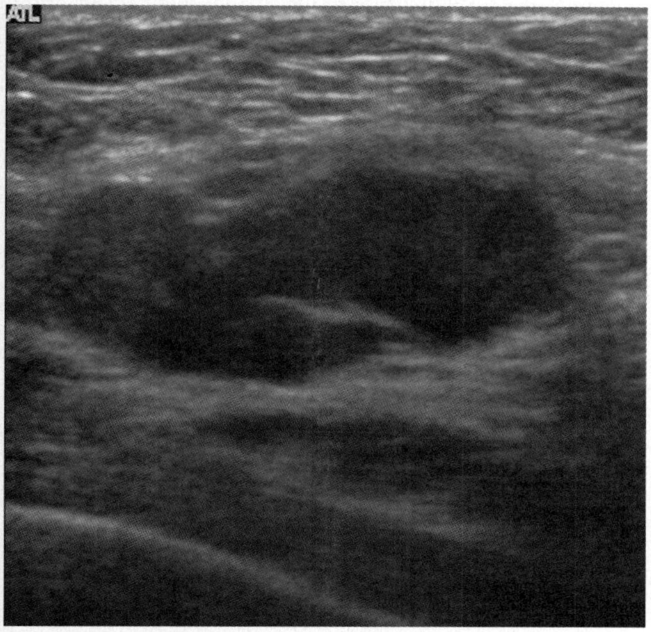

超声显示左侧腋窝结节

1. 本例患者左侧腋窝内有可触及的肿块，乳腺 X 线片中有异常所见吗？
2. 描述左侧腋窝的超声检查所见。
3. 细针抽吸确诊左侧腋窝结节是癌，其最可能来源于原发性乳腺癌。乳腺癌以乳腺腺病的形式存在，乳腺 X 线片显示阴性，这种现象常见吗？
4. 建议下一步做什么影像检查？

病例 144

腋窝淋巴结

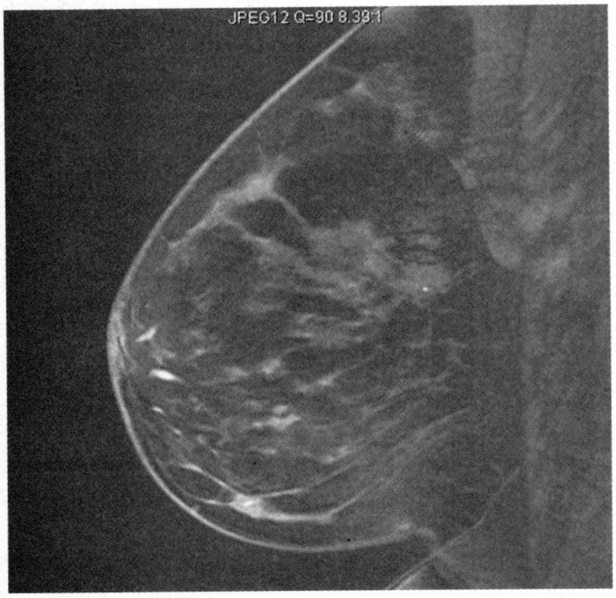

左侧乳腺增强前 MRI 像

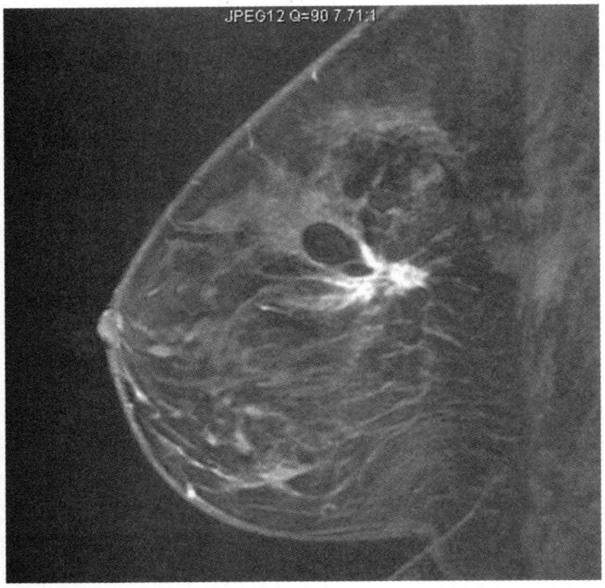

增强后

1. 乳腺 X 线片结果为阴性。
2. 超声检查显示左侧腋窝内的可触及性肿块是一个异常增大的淋巴结，表现为淋巴结门扁平或几乎消失，以及偏心性分叶状外形。
3. 乳腺癌患者其乳腺临床检查和乳腺 X 线片未见异常的情况很常见。以腋窝淋巴结异常就诊的乳腺癌患者，不足乳腺癌发病率的 1%。
4. 建议做 MRI 检查，以寻找乳腺癌原发灶。本病例 MRI 显示乳腺内有实质紊乱增强性区域和增强性肿块，其整个范围约为 4cm。穿刺活检证实为浸润性小叶癌。

参考文献

Morris EA, Schwartz LH, Dershaw DD, van Zee KJ, Abramson AF, Liberman L: MR imaging of the breast in patients with occult primary breast carcinoma, *Radiology* 205:437, 1997.

Orel SG, Weinstein SP, Schnall MD, Reynolds CA, Schuchter LM, Fraker DL, Solin LJ: Breast MR imaging in patients with axillary node metastases and unknown primary malignancy, *Radiology* 212: 543-549, 1999.

相关参考文献

Ikeda, *Breast Imaging: THE REQUISITES*, p 213.

点 评

乳腺癌患者以转移性孤立性腋窝淋巴结肿大就诊是一种相对罕见的现象（小于 1%）。这样患者的乳腺 X 线照相检查和临床检查均显示为阴性，MRI 检查对于发现这种隐匿性乳腺癌原发灶很有帮助。其检出率大约为 80%，发现原发性隐匿性癌的平均直径是 2～20mm。

过去，对这类患者的处理方式是做全乳切除术。现在的处理方式是，如果 MRI 能够发现隐匿性癌并能确立癌的病变范围，则可以做保乳手术。大量研究显示，做全乳切除术和做保乳加放疗患者的存活率无显著性差异。

本病例患者有孤立性左侧腋窝淋巴结肿大，超声检查显示淋巴结呈明显异常性增大。表现为淋巴结增大、中央淋巴结脂肪门扁平并接近消失，提示为病理性肿大的淋巴结。因乳腺 X 线片结果为阴性，故需要与反应性淋巴结、淋巴瘤、转移性肿瘤进行鉴别。细针抽吸结果显示异常增大的淋巴结为腺癌，这与原发性乳腺癌的结果相符。MRI 显示，在乳腺的后侧方有高度可疑的增强性病灶，穿刺活检证实为浸润性小叶癌。

病例 145

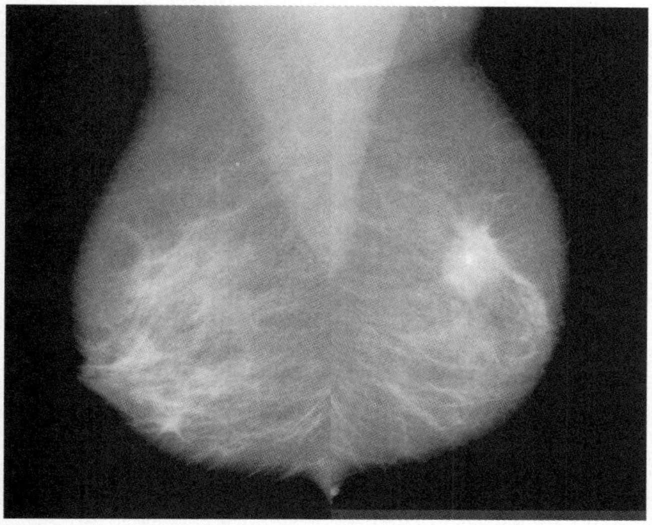

MLO 位

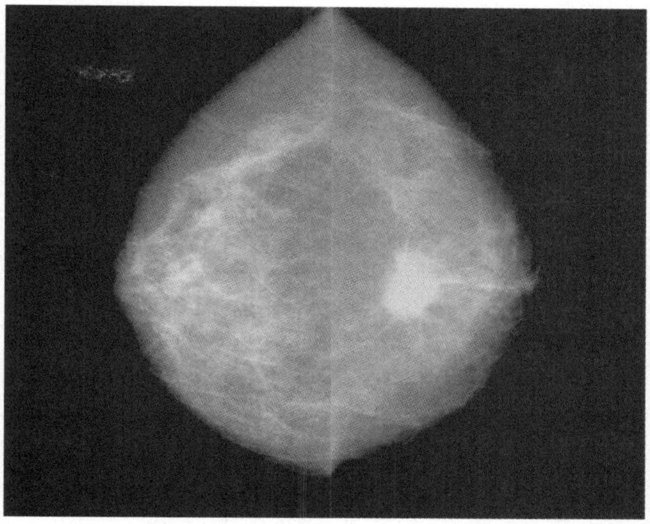

CC 位

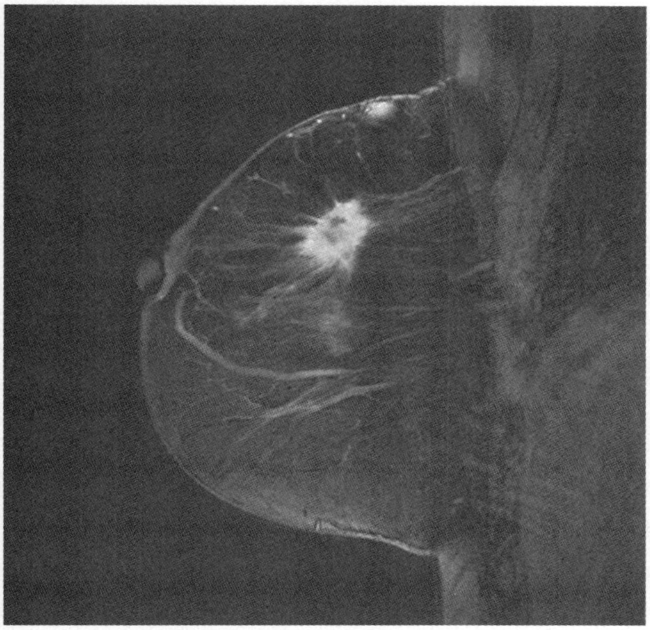

右侧乳腺 MR 减影像

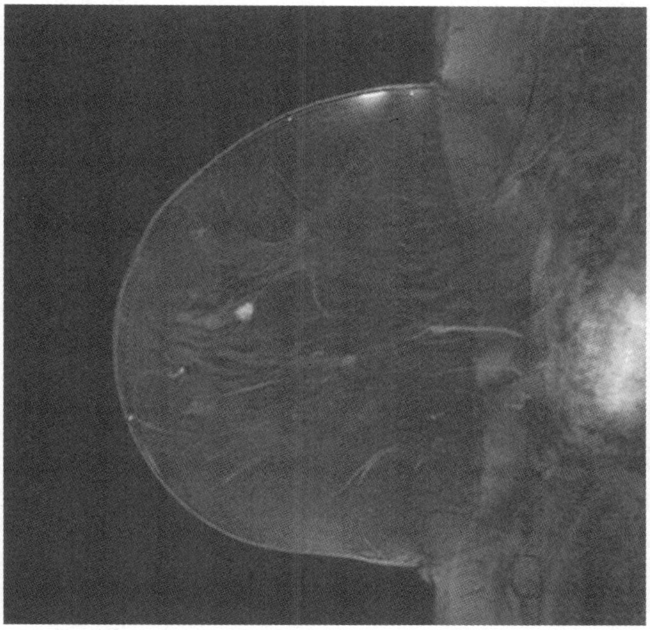

左侧乳腺

1．女，46 岁，右侧乳腺内有一个可触及的浸润性导管癌。对侧乳腺的乳腺 X 线片显示为阴性。用 MRI 对对侧乳腺进行筛查，同时发现癌的几率是多少？
2．描述右侧乳腺的 MRI 所见。
3．用 MRI 扫查对侧左乳时，只在注射钆造影剂后的图像上见到一个 7mm 的增强性肿瘤。这是可疑所见吗？
4．评价左侧乳腺 MRI 异常所见接下来的方法是什么？

病例 145

对侧乳腺的 MRI 筛查

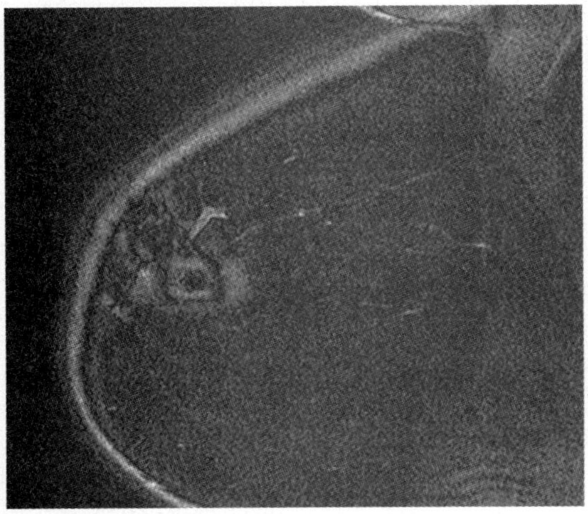

左侧乳腺外侧穿刺针

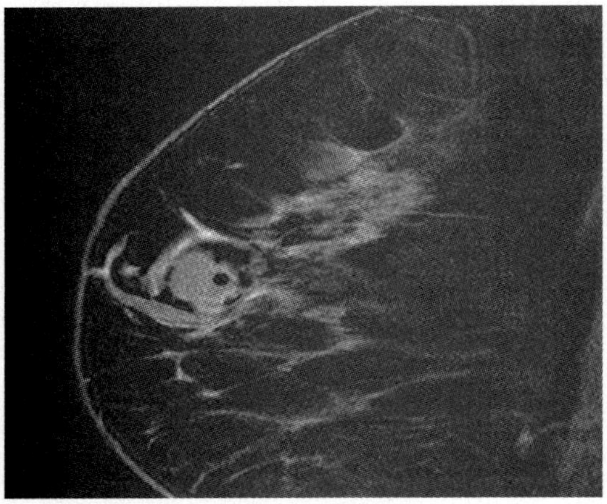

左侧乳腺穿刺后见血肿及穿刺针尖

1. 用 MRI 筛查对侧乳腺，同时发现也患有乳腺癌的检出率约为 4%～10%。
2. 在右侧乳腺中央有一个边缘增强性针样肿瘤。这是患者已知的浸润性导管癌。
3. 是的，这是一个高度可疑性所见。左侧乳腺内有一个 7mm 的肿瘤，表现为明显快速增强，然后，随时间的延长显影消失。
4. 左侧乳腺内的小病灶应该做穿刺活检。目标超声检查若能确定病灶位置，就行超声引导下穿刺活检术。另外，还可以采用 MRI 引导下穿刺活检术，本病例就是如此。

参考文献

Kriege M, et al., the Magnetic Resonance Imaging Screening Study Group: Efficacy of MRI and mam mography for breast-cancer screening in women with a familial or genetic predisposition, *N Engl J Med* 351:427-437, 2004.

Lee SG, Orel SG, Woo IJ, Cruz-Jove E, Putt ME, Solin LJ, Czerniecki BJ, Schnall MD: MR imaging screening of the contralateral breast in patients with newly diag nosed breast cancer: Preliminary results, *Radiology* 226:773-778, 2003

相关参考文献

Ikeda, *Breast Imaging: THE REQUISITES*, pp 210-211.

点 评

近来，大量研究认为 MRI 对临床上已确诊为单侧性乳腺癌患者的对侧隐匿性癌的检出率高达单侧性乳腺癌的 10%。此检出率比 MRI 应用之前发现双侧性乳腺癌的检出率高。在对单侧性乳腺癌患者的纵向研究中发现，每年双侧乳腺癌的检出率约为 1%。MRI 对双侧性乳腺癌较高的检出率，提示至少部分乳腺癌患者要进行系统性化疗，这样可以延迟或防止乳腺癌的生长。虽然双侧性乳腺癌的发现可能会影响患者的存活，但是这一事实尚未被证实。

本病例临床和乳腺 X 线照相确诊患者的右侧乳腺内有乳腺癌，但常规影像检查却不能显示其左侧乳腺内 7mm 的浸润性导管癌。目标超声检查也不能显示该肿瘤的位置。故患者只好接受 MRI 引导下的针芯活检术。这里所给出的图像就是穿刺活检过程中所获得的图像。穿刺针从乳腺侧面进入，针尖处可见一个小肿瘤。当穿刺针置于可疑肿瘤处时，就不再需要造影剂，本病例就是如此。在造影剂显影时，仔细测量从皮肤表面到病灶处的深度，通过辨认肿瘤周围持续存在的腺体和韧带组织，来确定穿刺针放置的正确性，并在皮肤上做标记。当穿刺针从乳腺侧面进入乳腺实质时，MRI 显示穿刺针体的伪影，在病灶中心处可见针尖的伪影。穿刺活检后的图像显示，在穿刺处有一个血肿。在穿刺处放置标记物，以备将来手术切除肿瘤的需要。

病例 146

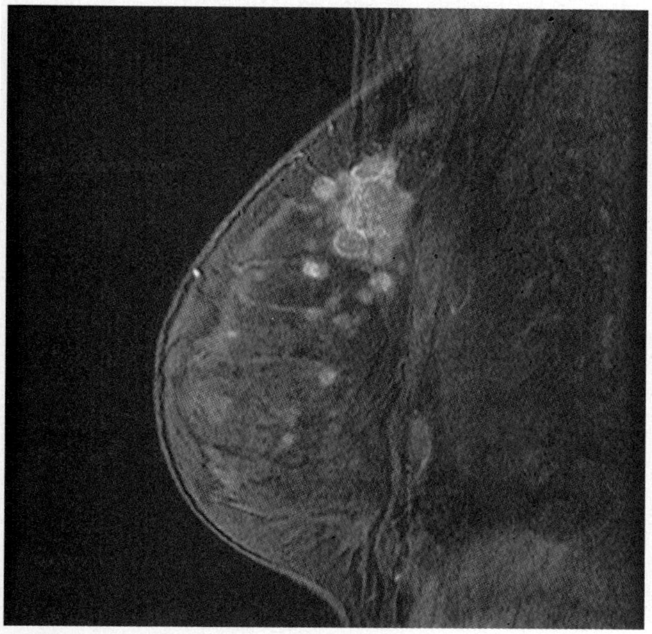

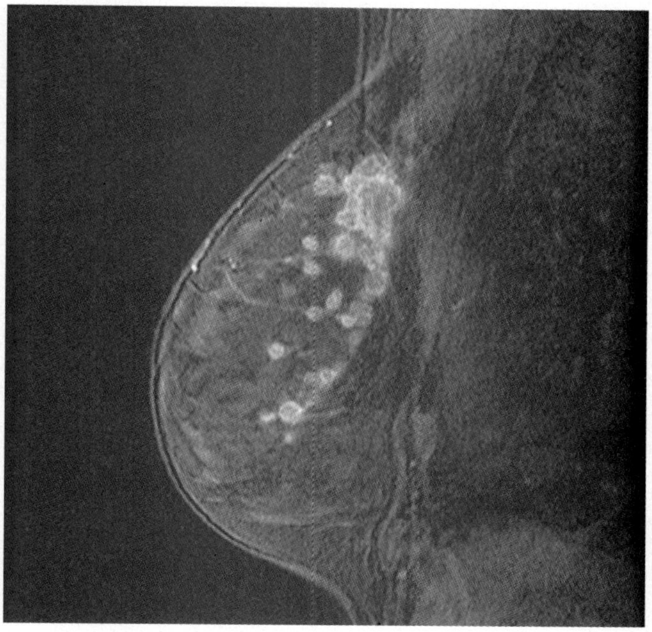

左侧乳腺 MR 增强减影后见多发病灶

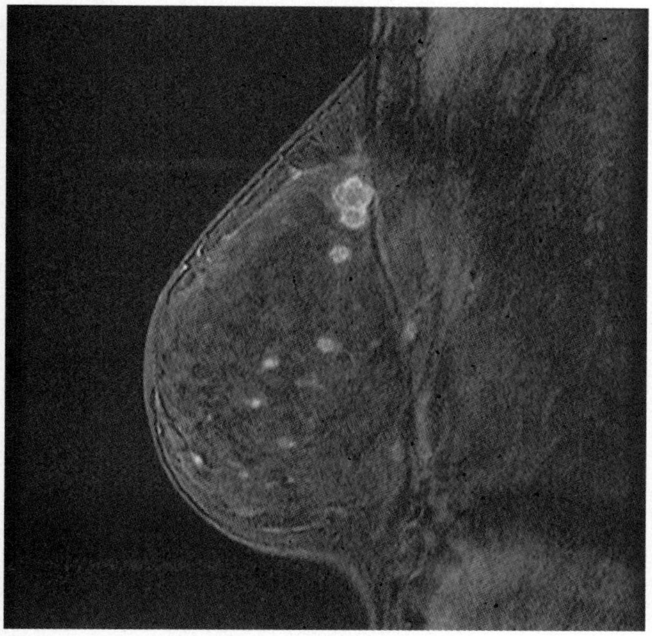

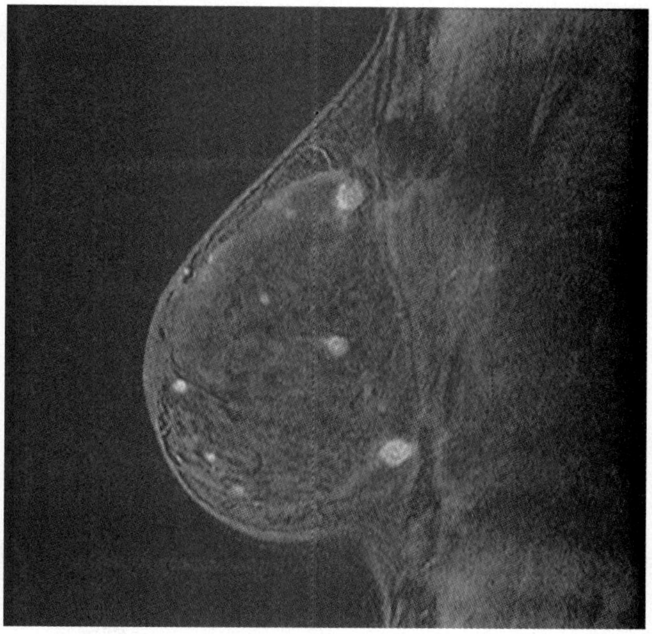

1. 本例患者，左侧乳腺外上象限内有一个可触及性肿块。在乳腺 X 线片上显示为针样肿块，且所有病灶都局限在外上象限内。多幅 MRI 图像证明了什么？
2. 多病灶性病变的定义是什么？
3. 多中心性病变的定义是什么？该患者是多病灶性病变还是多中心性病变？
4. 为什么准确描述病灶的范围很重要？

病例 146

MRI 分期

1. 在左侧乳腺内有多发性、边缘增强性肿瘤，考虑为多发性乳腺癌。
2. 多病灶性病变是乳腺癌局限在一个象限内。
3. 多中心性病变是乳腺癌发生于多个象限。本例患者是多中心性病变。在乳头的上、下两个象限内均可见病变，位于乳腺的中间和侧面。
4. 准确描述病灶范围有助于临床医生制订出合理的外科手术方案——保乳手术（肿瘤切除加放疗）或乳腺切除术。

参考文献

Holland R, Veling SH, Mravunac M, Hendriks JH: Histologic multifocality of Tis, T1-2 breast carcinomas. Implications for clinical trials of breast-conserving surgery, *Cancer* 56(5):979-990, 1985.

Jacobson JA, Danforth DN, Cowan KH, d'Angelo T, Steinberg SM, Pierce L, Lippman ME, Lichter AS, Glatstein E, Okunieff P: Ten-year results of a comparison of conservation with mastectomy in the treatment of stage I and II breast cancer, *N Engl J Med* 332:907-911, 1995.

Orel SG, Schnall MD: MR imaging of the breast for the detection, diagnosis, and staging of breast cancer, *Radiology* 220:13-30, 2001.

相关参考文献

Ikeda, *Breast Imaging: THE REQUISITES*, pp 213-214.

点 评

在影响复发率的主要因素中，接受保乳手术治疗患者的复发率与肿瘤切除术后乳腺内残留肿瘤的程度相关。临床治疗乳腺癌的标准方法，要求在肿瘤切除术后进行辅助性放射治疗。这对减少复发起着相当大的作用。据报道，这种治疗方法 10 年内原位复发率约为 19%。下列人群的复发率会更高，即患者具有广泛导管内成分、阳性外科手术边缘或外科手术边缘邻近肿瘤边缘、多局灶性病灶和多中心性病变。

临床可疑的单局灶性病变患者行乳腺切除术后，对标本进行系列切片发现，有高达 40%的患者乳腺内还有其他恶性病灶。如果能够利用 MRI 发现更为广泛的病灶，并对所有这些病灶施行更为广泛的手术切除或乳腺切除术，那么，患者的复发就会降低。但目前还没有研究资料显示乳腺癌 MRI 分期对患者存活率和复发率的影响。本例患者做了乳腺切除术，术后确诊乳腺内有多中心性浸润性导管癌。

病例 147

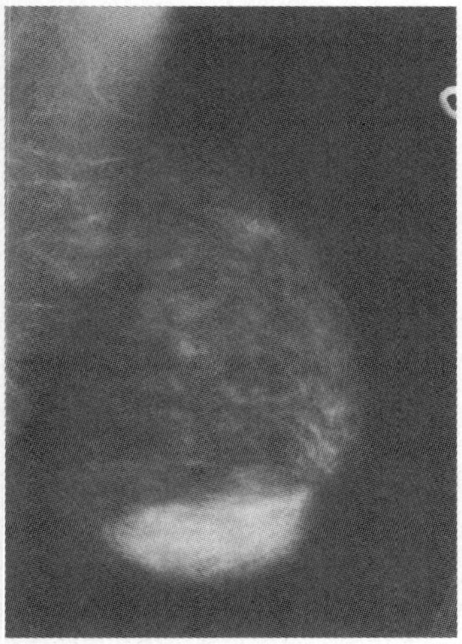

MLO 位

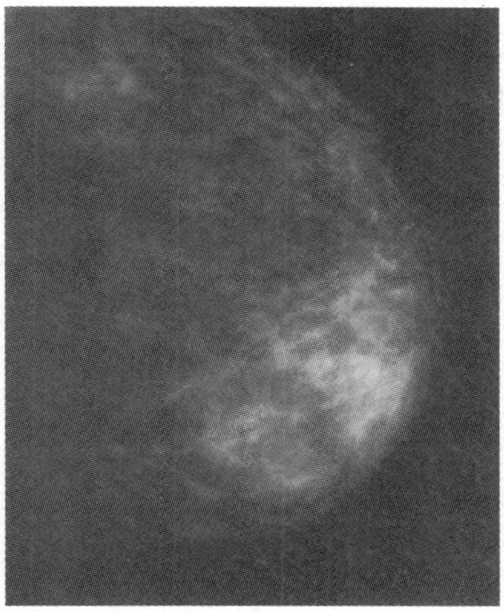

CC 位

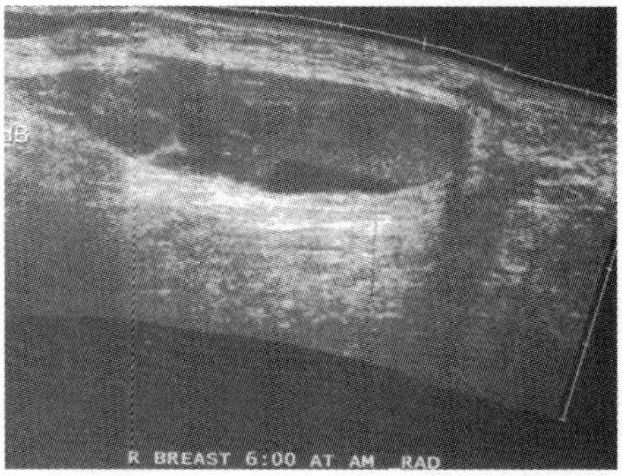

桡侧超声

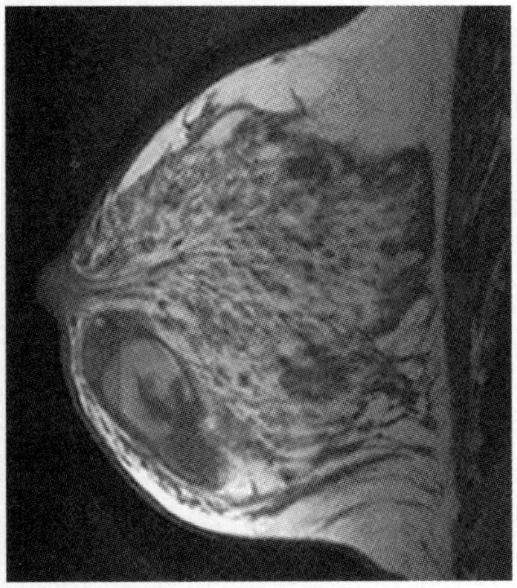

T1 像

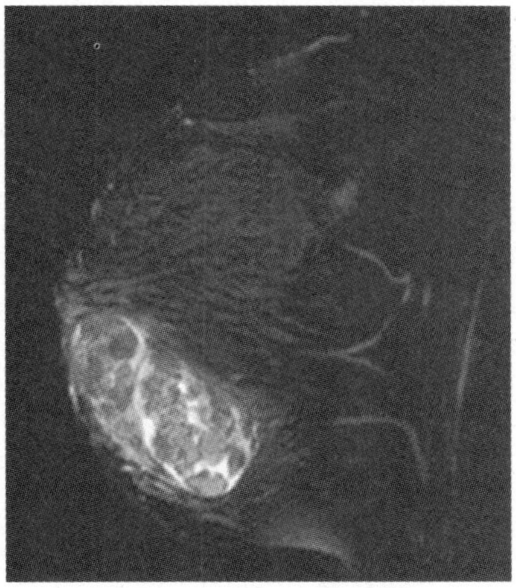

T2 像

1. 女，42 岁，筛查性乳腺 X 线片要求患者加做右侧乳腺其他方位的图像。描述乳腺 X 线片所见。
2. 描述超声检查所见。
3. 为了进一步评价病灶，患者做了 MRI 检查。描述这些图像所见。
4. 最可能的诊断是什么？它的 BI-RADS 分类是什么？

病例 147

错构瘤

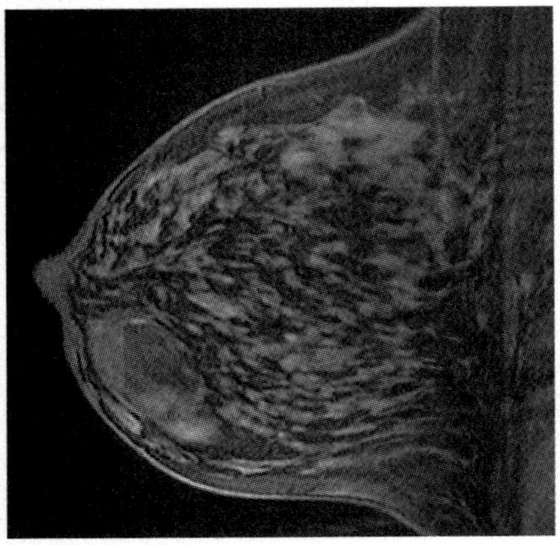

MRI 增强后

1. 在右侧乳腺下方有一个大的局灶非对称改变，呈混合密度（部分表现为脂肪性）。
2. 超声检查显示实性低回声肿瘤内有偏心性囊性区域并呈分隔样，这种超声检查特点符合良性病变，例如纤维腺瘤。但该肿瘤的乳腺 X 线片表现不符合典型纤维腺瘤的特点，在 CC 图上表现为混合性密度。
3. MRI 显示肿瘤内含有脂肪组织（T1 图像）和囊性成分。在病灶边缘 T2 抑脂图像可以更好地显示液平。注射造影剂钆后，肿块与周围乳腺组织明显增强。
4. 最可能的诊断是良性错构瘤。BI-RADS 分类 2：良性。

参考文献

Georgian-Smith D, Kricun B, McKee G, Yeh E, Rafferty EA, D'Alessandro HA, Kopans DB: The mammary hamartoma: Appreciation of additional imaging characteristics, J Ultrasound Med 23 (10):1267-1273, 2004.

相关参考文献

Ikeda, *Breast Imaging: THE REQUISITES*, p 120.

点 评

错构瘤或纤维脂肪瘤的乳腺 X 线片和超声检查表现多种多样。构成瘤体的腺体和脂肪组织比例成分不同，但这些病灶的边界都很清晰。过去认为错构瘤在乳腺 X 线片上的表现是，在瘤体与周围腺体之间有一薄的假性包膜，瘤体内的脂肪成分表现为透亮区。但最近有报道认为错构瘤内脂肪成分很少，影像表现类似纤维腺瘤。错构瘤的超声表现为均质性低回声肿瘤，边界清晰。有时很难与纤维腺瘤相鉴别。同样，这样的错构瘤在乳腺 X 线片上也表现为致密性肿瘤，伴有少量或不伴有脂肪成分。当对这些致密性实性肿瘤进行针芯活检时，良性乳腺组织或纤维囊性变的病理诊断提示该肿瘤可能是错构瘤。

本病例的 MLO 显示右侧乳腺内的实性肿块，在 CC 图上表现为一个混合密度的局灶非对称性改变。这两张乳腺 X 线片表现使我们感到困惑。在超声图上，表现为一个大的实性肿瘤，有纤维分隔和大的囊性间隙，提示该肿瘤可能是纤维腺瘤或叶柄状瘤。MRI 确定该肿瘤内有脂肪组织，符合错构瘤。要关注穿刺活检结果。

病例 148

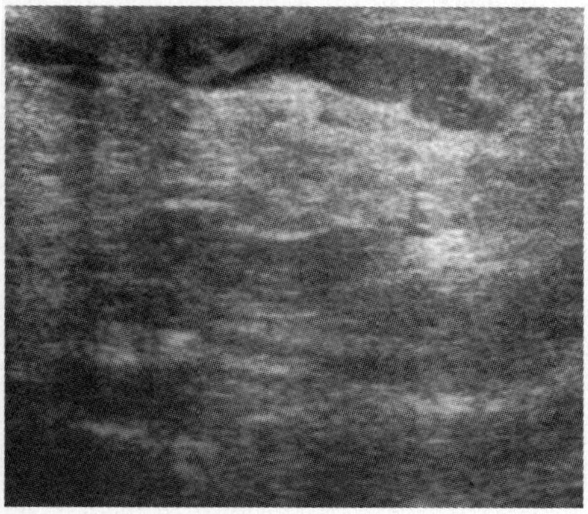

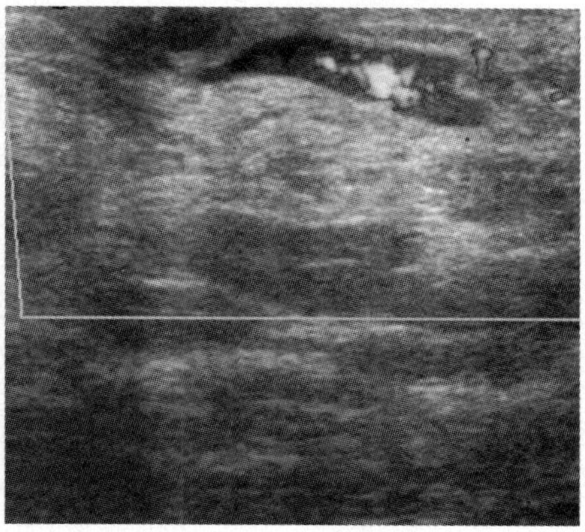

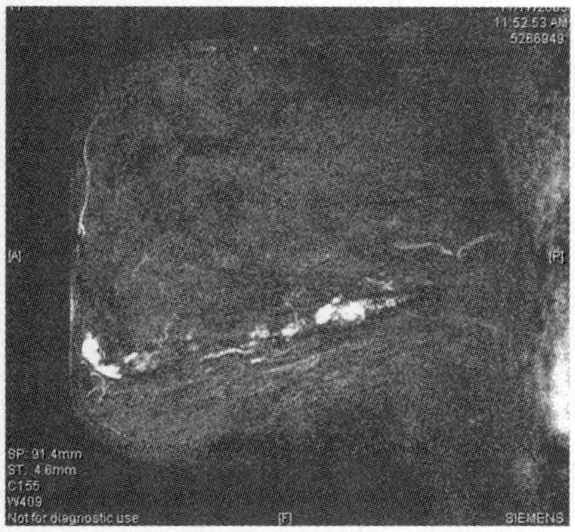

MR 减影像

1. 女，53 岁，有自发性血性乳头溢液。乳腺 X 线片未见异常。描述超声检查所见并指出鉴别诊断。
2. 建议 MRI 检查。为什么 MRI 检查对这种疾病有帮助?
3. 描述 MRI 所见并指出鉴别诊断。
4. 比较 MRI 发现原位管癌和浸润性乳腺癌的敏感性如何?

病例 148

原位管癌的 MRI 表现

1. 超声检查显示乳晕下方有一个明显扩张的导管，其内似乎有一肿块。这种征象可能是由于导管内有碎片；但多普勒显示导管内这一肿块为血管性，因此不是碎片所致。鉴别诊断包括良性乳头状瘤和原位管癌。
2. 因为 MRI 探查伴有乳头溢液患者导管的异常性非常敏感，常比乳腺 X 线照相或超声所发现的病灶范围要大。
3. MRI 减影像不仅显示与超声所见相符的乳晕下方病灶，而且还发现这些增强的可疑导管，在乳腺内向后方扩展。
4. MRI 发现原位癌的敏感性比发现浸润性乳腺癌的敏感性要低。

参考文献

Hwang SE, Kinkel K, Esserman LJ, Lu Y, Weidner N, Hylton NM: Resonance imaging in patients diagnosed with ductal carcinoma-in-situ: Value in the diagnosis of residual disease, occult invasion, and multicentricity, *Ann Surg Oncol* 10:381-388, 2003.

Orel SG, Schnall MD: MR imaging of the breast for the detection, diagnosis, staging of breast cancer, *Radiology* 220:13-30, 2001.

相关参考文献

Ikeda, *Breast Imaging: THE REQUISITES*, pp 199, 236.

点 评

本例伴有血性乳头溢液患者的切除性活检中，发现有广泛的原位管癌。有多种方法可用于评价这类患者（例如输乳管造影），但本病例患者的乳腺 X 线片为阴性，超声检查发现乳晕周围有一个孤立的导管扩张，内有实性成分，这种表现有可能只是一个良性导管的扩张。但当用多普勒显像时，发现实性成分内富含血管。提示该病灶可能是良性乳头状瘤或原位管癌。在这种情况下，可建议穿刺活检，或建议 MRI 检查，以进一步明确病变的范围。

DCIS 最常见的 MRI 表现是导管增强（本病例就是如此）或肿块局部增强。导管增强的模式在良性病变中也可以见到，例如多发性乳头状瘤或导管增生。但本病例建议做两个位置的切除性活检：前面活检的位置由超声引导，后面活检的位置由 MRI 引导。切除性活检发现原位管癌的范围，患者需要做全乳腺切除术。

已发表的资料报道，MRI 发现原位管癌的敏感性有较大变异，从 40%到 100%不一。这种敏感性明显低于 MRI 发现浸润性乳腺癌的敏感性。MRI 发现原位管癌敏感性变异较大由多种因素引起，其中包括一些研究病例数量较少、MRI 技术水平的差异，更重要的是原位管癌亚型组织学变异（特别是血管发生程度不一）大。改善图像质量可以提高检出率。最近研究表明，通过高时间和空间分辨率的平衡，有望提高原位管癌的检出率。在 MRI 探查原位管癌的研究中发现，采用高时间分辨率比采用高空间分辨率敏感性低。

病例 149

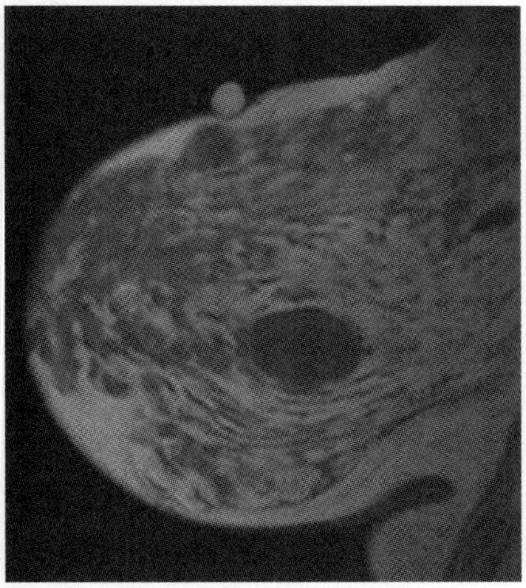

T1 像，肿块 A 和 B

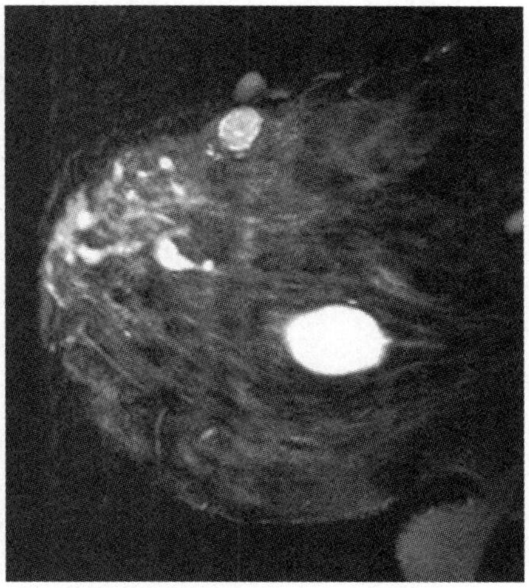

T2 像，肿块 A 和 B

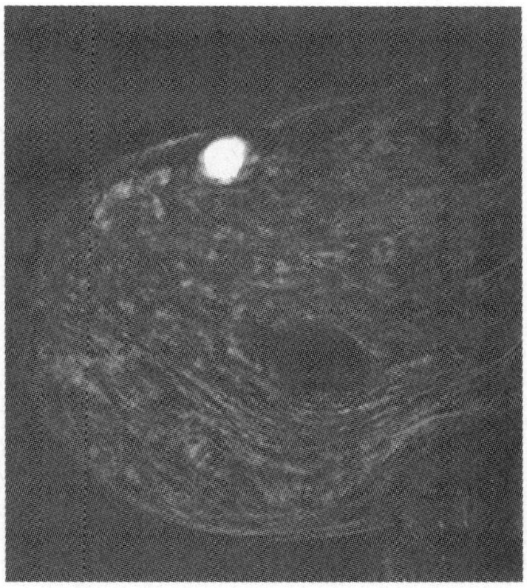

减影像，肿块 A 和 B

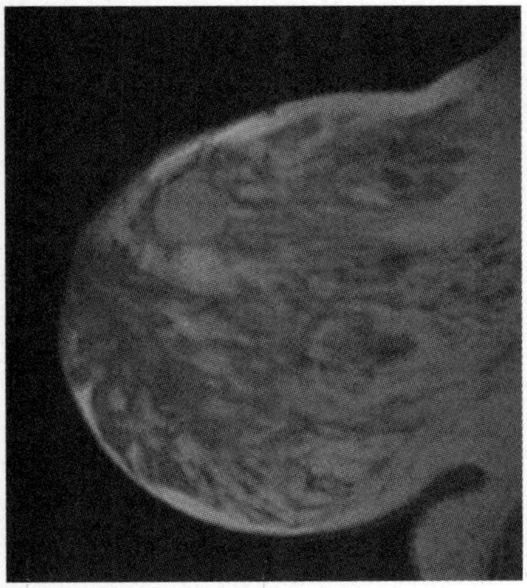

T1 像，肿块 C

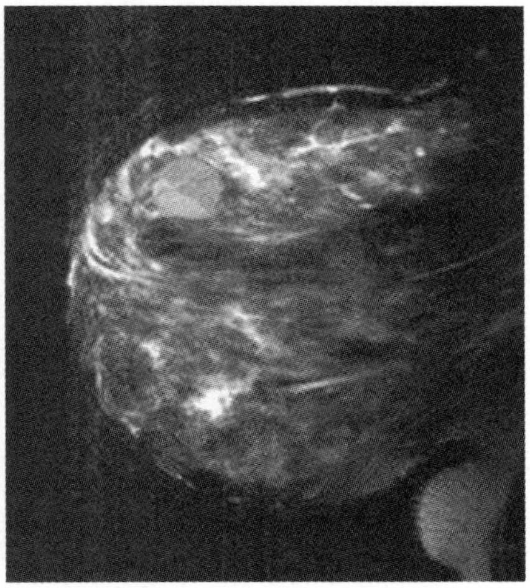

T2 像，肿块 C

1．该高危患者在乳腺检查中发现有多发性肿块，并建议做乳腺 MRI 检查。有 3 个大肿块 A、B、C（这些肿块不是都能在同一张 MRI 片上看到）。肿块 A 是可触及的肿块。为了便于 MRI 研究所担心的可触及区域，可以采用什么类型的标记物来标记这些区域?
2．根据 T1、T2 和造影后的减影图像特点，肿块 A 最可能的诊断是什么?
3．根据 T1、T2 和减影图像的特点，肿块 B 最可能的诊断是什么?
4．根据 T1、T2 和减影图像的特点，肿块 C 最可能的诊断是什么?

病例 149

MRI——多发性肿瘤

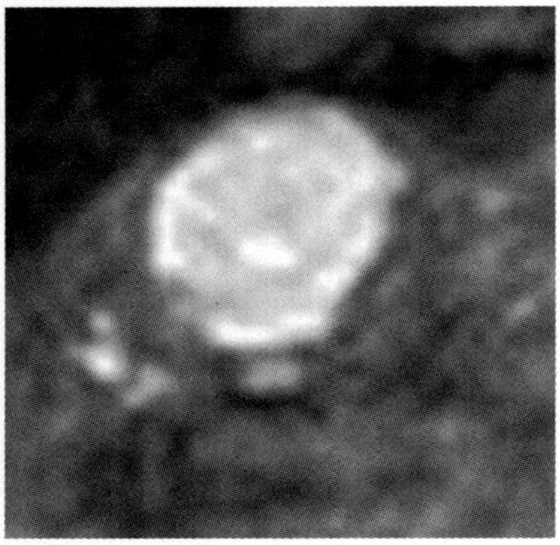

肿块 A 的 T2 局部放大图

1. 采用维生素 E 胶囊来标记这些担心的可触及区域，因为脂肪油能在 MRI 片上很好地显示。
2. 肿块 A 在 T1 上呈低信号，在 T2 上呈高信号，显示逐渐加强和在分隔内无加强。这与纤维腺瘤相符。
3. 肿块 B 在 T1 上呈低信号，在 T2 上呈高信号，显示无增强。这与单纯性囊肿相符。
4. 在肿瘤 C 内可见液性碎片。由于该复杂囊肿内无细胞碎片的存在，所以 T2 上的信号不如单纯性囊肿或纤维腺瘤的信号高。

参考文献

White Nunes L, Schnall MD, Orel SG: Update of breast MR imaging architectural interpretation model, *Radiology* 219:484-494, 2001.

相关参考文献

Ikeda, *Breast Imaging: THE REQUISITES*, pp 199-203.

点 评

本例患者左侧乳腺内有 3 个明显肿块。肿块 A 位置浅表，因其可触及，用维生素 E 胶囊做标记。因为维生素 E 胶囊或其他油性胶囊在 MRI 胶片上高度显影，故可用于标记乳腺内所担心的区域。

肿瘤 A 有很好的边界，在 T2 图像上表现为高信号。这种现象多反应肿瘤内部有液体成分或某种细胞成分所致。注射造影剂后的图像和增强曲线说明该肿瘤是渐进性模式的实性肿瘤——这种表现常为良性实性肿瘤，而非囊性肿瘤的特征。囊肿可以显示非常弱的边缘增强而非内部增强。这种情况下，关键是结合 T2 图像上的高信号，渐进性增强，内部分隔无增强，这在放大的造影后图像上可以很好地看到，这种图像特点几乎是纤维腺瘤的特征性表现。黑色的内部分隔代表纤维带，常见于纤维腺瘤。在较年轻的绝经前女性，纤维腺瘤可能也显示为强的增强，甚至偶尔显示为增强的冲洗型。当在 MRI 图上看到这些不明确的特点时，应建议活检，以除外恶性肿瘤的可能。本病例表现是典型的纤维腺瘤，无需进一步评价。

肿瘤 B 和 C 是良性囊性肿瘤的变异。在 MRI 图上，囊肿一般在 T1 上显示为低信号，在 T2 上显示为高信号，这是由于其内部的液体成分所致。肿块 B 是典型的单纯性囊肿，在 T2 加权像上有液体信号，在造影后无增强。肿块 C 是一个复杂囊肿，在所有影像上都有液体碎片显示。

病例 150

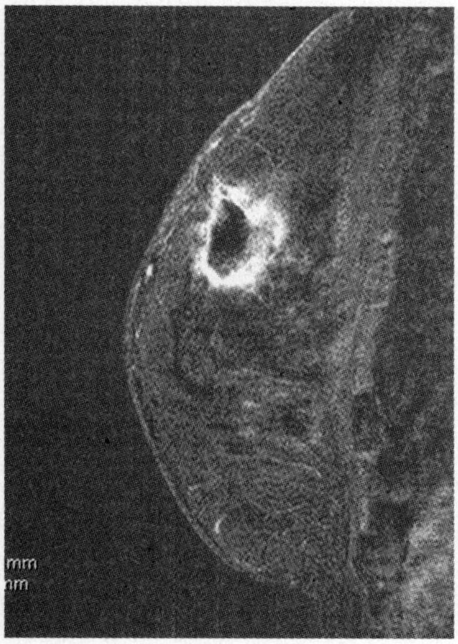

病例 A

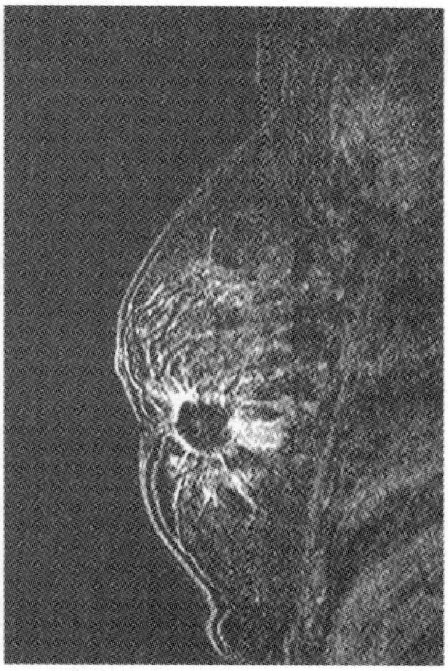

病例 B

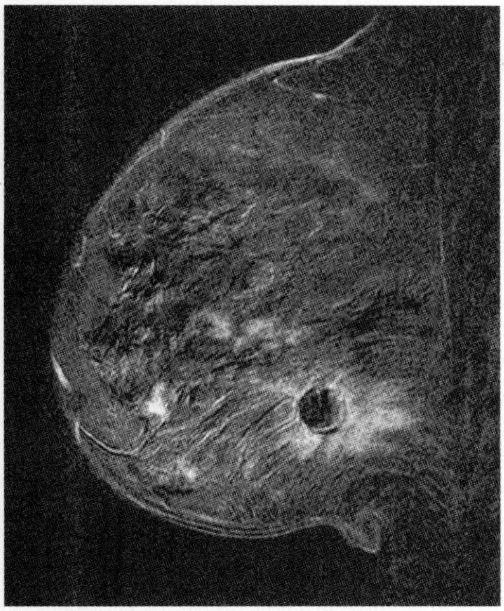

病例 C

1．这些 MRI 减影图是 3 名患者 A、B、C 的图像，都是肿块切除术后大约 3 周获得的。为什么 MRI 对这类患者有帮助？
2．病例 A 有一个 1cm 的浸润性导管癌和阴性的外科手术边缘。病例 B 有浸润性导管癌和阳性的外科手术边缘。病例 C 有原位管癌和阳性的外科手术边缘。描述这 3 名患者的 MRI 所见。这些所见预示这 3 名患者有残留吗？
3．肿瘤切除术后，MRI 对于评价外科手术边缘残留性病灶的特异性如何？

病例 150

MRI 评估残留性病变

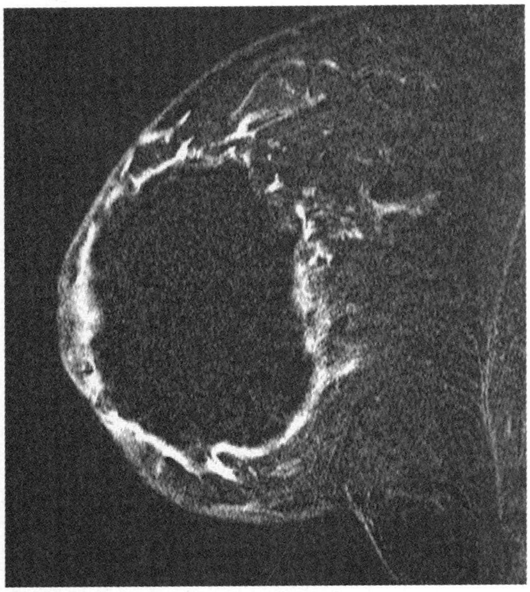

病例 D，良性病变可见薄的边缘性增强

1. MRI 不仅在发现多发局灶性和多中心性病变中有价值，而且在预示某些病例手术边缘的残留性病变也很有价值。
2. 病例 A，在手术切除周围有一个厚的增强性边缘。病例 B，在穿刺活检处后方边缘有一个增强性肿块。病例 C，在手术切除周围组织内有一个非常可疑的增强性区域，朝向乳头方向，前面有一个线样增强性区域。
3. 病例 A 其图像所见是一种非特异性表现，结合阴性的外科手术边缘，考虑这种增强很可能是良性颗粒性组织。病例 B 其后方边缘处的增强性肿块，应高度怀疑残留性病变。病例 C 在穿刺活检处周围的增强，应考虑残留性病变，前面线样区域，应考虑另外的或多发性局灶性原位管癌。病例 D（前述病例）在大的血清性囊肿周围有良性、薄的边缘性增强。
4. MRI 的特异性很好，但如果术后不久就做 MRI 检查，由于手术边缘炎性组织所引起的增强，可能会发生假阳性。

参考文献

Frei KA, Kinkel K, Bonel HM, Lu Y, Esserman LJ, Hylton NM: MR imaging of the breast in patients with positive margins after lumpectomy. Influence of the time interval between lumpectomy and MR imaging. Am J Roentgenol 175:1577-1584, 2000.

Lee JM, Orel SG, Czerniecki BJ , Solin LJ, Schnall MD: MRI before reexcision surgery in patients with breast cancer. *Am J Roentgenol* 182:473-480, 2004.

相关参考文献

Ikeda, *Breast Imaging: THE REQUISITES*, pp 236, 240.

点 评

已经证实，MRI 是评价乳腺癌患者病变范围的一种非常准确的方法。对于保乳手术患者，完全切除所有肿瘤组织，乃是减少复发的关键。如果期望保乳手术，那么当患者最初切除的标本边缘是阳性或其边缘距肿瘤较近（<2mm），则常规需要进行二次手术。如果术前乳腺 X 线片显示病变内含有钙化灶，那么肿瘤切除后，需用乳腺 X 线片来评价残留钙化灶。但由于术后乳腺缺乏可压缩性或病灶无钙化灶或仅有极轻微钙化性，使乳腺 X 线片检查的应用受限，图像显示欠清晰。而 MRI 可以显示乳腺 X 线片可以显示和不能显示的肿瘤，指导保乳手术治疗，提出可靠的治疗方案。

最近研究表明，MRI 在发现阳性边缘或接近阳性边缘患者的敏感性、特异性和准确性分别为 61.2%，69.7%，64.6%。在血清肿周围 1mm 或 2mm 薄而规则的增强边缘，应考虑是正常现象（见病例 D），任何结节或肿瘤样局灶性增强都应考虑是可疑残留。遗憾的是，由于术后早期手术边缘形成的肉芽组织，使 MRI 对残留手术边缘评价受到限制。有时这种炎性组织显著增强，而导致假阳性的残留病灶，或由于边缘性增强模糊了本来真正残留的小病灶，而导致假阴性。为使假阳性和假阴性减到最小，选择术后 MRI 检查的时机非常重要。最近研究表明，大约在术后 4W 内进行 MRI 可以降低炎性增强的发生，同时也不会错过二次手术的时机。

病例 A 厚而规则的边缘增强是一种非特异性表现，但结合组织学阴性的手术边缘和无多发局灶性和多中心性病变的特点，认为无需进一步施行手术。病例 B 为可疑局灶增强性结节，再次切除证实是残留浸润性病变。病例 C MRI 发现在手术边缘有多发的残留性病变，在远离手术区病灶行 MRI 引导活检证实是原位管癌。患者接受了乳腺切除术，证实为多发局灶性 DCIS。